PRO AGE LIFE

DAS YOGA-PRAXISBUCH FÜR GESUNDES ÄLTERWERDEN

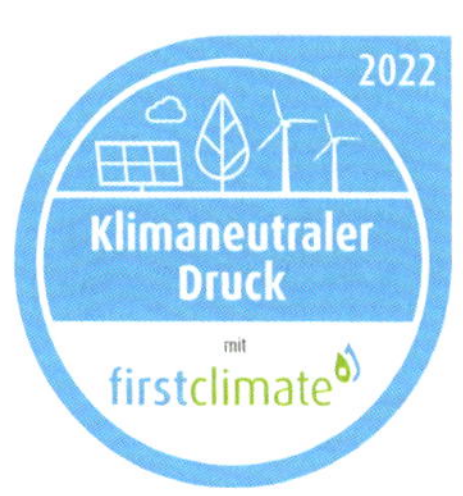

Mit Liebe zum Detail und für die Umwelt

Die Übernahme von sozialer und nachhaltiger Verantwortung ist in unserem Denken und Handeln fest verankert. Daher achten wir bei der Auswahl unserer Inhalte auf Kompetenz, Relevanz, Sinnhaftigkeit und Qualität. So können wir mit Herz und Seele hinter unseren Büchern, Hörbüchern und Online-Angeboten stehen, die wir mit viel Liebe und Achtsamkeit bis ins letzte Detail fertigen.

 Wir drucken fast ausschließlich auf 100% Recyclingpapier

 Wir produzieren weitgehend klimaneutral

 Über 90% unserer Produkte fertigen wir in Deutschland

 Dadurch gewährleisten wir kurze Transportwege

Inspirationen, interessante und wertvolle Neuigkeiten, Wahres, Schönes & Gutes kannst du regelmäßig in unserem Newsletter erfahren oder auf unseren Social Media Accounts:
Hier findest du zu unserer Newsletteranmeldung:
www.kamphausen.media/ueber-uns/newsletter
Hier kannst du uns auf Facebook begleiten: www.facebook.com/weltinnenraum
Unser Instagram lautet: www.instagram.com/kamphausen.media

ELENA LUSTIG

PRO AGE LIFE

DAS YOGA-PRAXISBUCH FÜR GESUNDES ÄLTERWERDEN

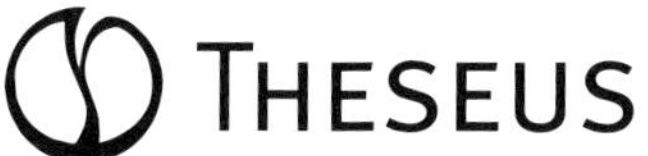
THESEUS

Haftungsausschluss:
Die im Buch enthaltenen Übungen wurden von der Verfasserin und vom Verlag sorgfältig erarbeitet und geprüft. Eine Garantie kann dennoch nicht übernommen werden. Weder die Autorin noch der Verlag übernehmen die Haftung für Schäden irgendeiner Art. Es handelt sich hierbei um Informationen, die nicht als Diagnose, Behandlung oder Ersatz für eine medizinische Betreuung gedacht sind. Bitte befragen Sie hierzu Ihren Arzt/Ihre Ärztin.

ISBN Printausgabe 978-3-95883-531-3
ISBN E-Book 978-3-95883-532-0

Projektleitung & Lektorat: Susanne Klein, Hamburg, kleinebrise.net
Gestaltung: Stephen Paris (mehnert / paris GmbH), Berlin, mehnertparis.com
Fotos der Autorin auf dem Umschlag © Anne Smith, Berlin, annesmith.de
Druck & Verarbeitung: Westermann Druck Zwickau GmbH

www.kamphausen.media

1. Auflage 2022

Bibliografische Information der Deutschen Nationalbibliothek:
Die Deutsche Nationalbibliothek verzeichnet diese Publikation in der Deutschen Nationalbibliografie; detaillierte bibliografische Daten sind im Internet über http://dnb.de abrufbar.

Wie hat dir das Buch gefallen?
Teile gerne deine Meinung mit uns!

https://www.kamphausen.media/pro-age-life/t-9783958835313

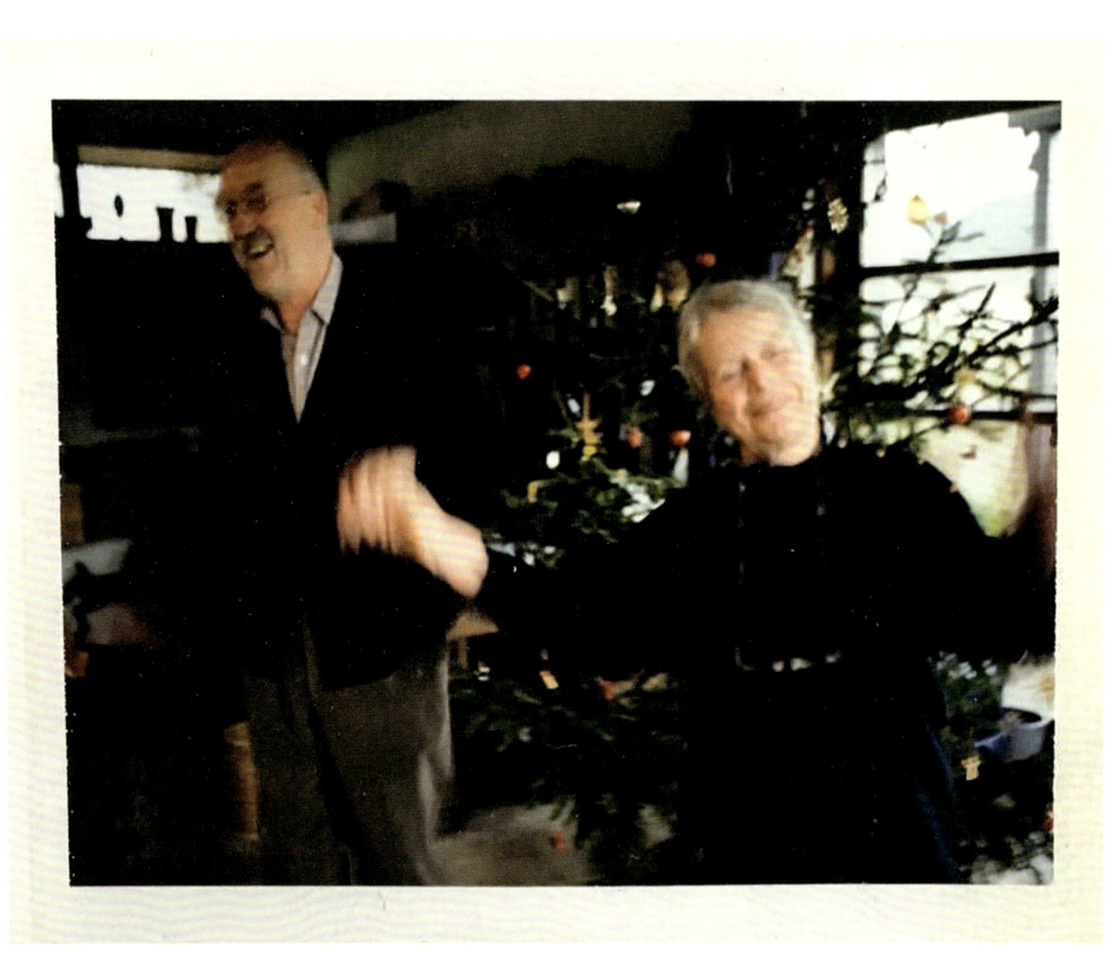

Ich widme dieses Buch meiner Mama, die 2006 an Krebs gestorben ist.
Durch sie habe ich gelernt, dass alt zu werden ein Geschenk ist und dass es auch in den schwierigsten Situationen möglich ist, den Humor nicht zu verlieren!

10
ALLGEMEIN

18
PHYSISCHES YOGA

120 ERNÄHRUNG

170 MENTALES YOGA

VORWORT

„Du wirst zu dem, was du siehst. Was du siehst bestimmt, was du glaubst." Diese Sätze wurden zu meiner täglichen Affirmation von dem Tag an, als ich vor fast vier Jahren begann, Frauen über 40 zu portraitieren. Mich selbst mit passenden Vorbildern zu umgeben veränderte meine Haltung zum Leben.

Indem wir in der Gegenwart leben und nach vorne schauen anstatt zurück, befreien wir uns von dem, was vergangen ist. Wir leben in einer Welt des Jugendwahns, aber wir alle werden jeden Tag älter (wenn wir Glück haben). In jungen Jahren denken wir über das Älterwerden kaum nach, und jung zu sein hat etwas Energisches an sich. Wir denken, dass wir unsterblich sind und ewig leben. Und das mit Recht, denn diese Gedankenlosigkeit gehört zum Jungsein dazu und die Lektionen des Lebens lernen wir erst durch das Älterwerden.

Seit ich mich auf die Schönheit des Älterwerdens fokussiere, hat sich mein eigenes Schönheitsideal verändert: Ich vergleiche mich nicht mehr mit jüngeren Frauen. Im Grunde vergleiche ich mich mit niemandem mehr, weil das Älterwerden mit dem Selbstbewusstsein und der Erkenntnis einhergeht, dass wir alle einzigartig sind. Doch lasse ich mich gerne inspirieren, und im Prozess der Selbsterkenntnis ist es wichtig, uns mit Lehrerinnen zu umgeben, die diesen Weg schon vor uns eingeschlagen haben. Es ist an der Zeit, dass Frauen ihr Wissen und ihre Weisheit mit der Welt teilen und weitergeben. Nachfolgende Generationen brauchen diese Weisheit, und langsam, aber sicher zeigen sich immer mehr Frauen, stehen zu sich selbst und werden zunehmend sichtbar.

Mit ca. 38 traf mich das Altern wie ein Schlag und vollkommen unvorbereitet. Etwas Unbekanntes kam auf mich zu, und ich hatte keine Vorstellung von meinem Leben jenseits der 40. Ich wusste nichts über so zentrale Themen wie Perimenopause, körperliche Veränderungen und – noch viel entscheidender – mentale Veränderungen. Ganz zu schweigen von der Vorstellung, wie ich so gesund, vital und positiv wie möglich in dieses Stadium der Lebensmitte eintreten könnte. In den Medien war wenig Positives zum Thema Älterwerden zu finden, und ich sah keine positiven Beispiele von Frauen, die ihr Alter, ihren Körper und ihre „zweite Lebenshälfte" freudig annahmen, zumindest nicht in der Presse. Alles, was ich damals entdeckte, war irgendwie angestaubt und altmodisch, und ich finde es nun aufregend zu sehen, was sich seitdem getan hat.

Jetzt, acht Jahre später, bin ich auf Social Media und im echten Leben umgeben von Frauen, die der Welt zeigen, dass das Leben nicht vorbei ist, nur weil wir älter werden. Diese Frauen sind Beispiele dafür, dass das Älterwerden ein natürlicher Prozess ist und dass die Veränderungen, die passieren, normal und schön sind. Ich freue mich sehr über alle Initiativen, die Frauen ergreifen, um andere zu inspirieren und ihnen dabei zu helfen, selbst mit einer positiven Haltung älter zu werden, wie das ProAgeYoga-Konzept von Elena Lustig und ihr neues Buch „Pro Age Life“.

Wenn wir unseren zauberhaften weiblichen Körper gut behandeln, während er sich mit den Jahren verändert, werden wir in diesem Prozess noch attraktiver.
In einer Welt, in der das Bewusstsein eine so wichtige Rolle spielt, schaffen wir ein Verständnis dafür, dass das Älterwerden und ein alternder Körper normal sind. Wir alle werden älter und wünschen uns, dies mit Freude zu erleben und dabei durch Bewegung und gesunde Ernährung unseren Körper so fit wie möglich zu halten. Und dabei brauchen wir Vorbilder: Menschen, die ihre Weisheit mit ihrer Community und auch auf Social Media teilen, um die Welt für Frauen zu einem besseren Ort zu machen.

Denise Boomkens

Denise Boomkens ist Fotografin und betreibt seit 2018 einen Blog und eine sehr erfolgreiche Instagram-Seite: @and.bloom. Sie portraitiert Frauen ab 40 nicht nur, indem sie sie fotografiert, sondern auch, indem sie ihre Geschichten erzählt, ihnen ein Forum bietet und ihnen so Aufmerksamkeit und Sichtbarkeit verschafft. Ihr positiver und liebevoller Blick auf das Älterwerden ist für viele eine große Inspiration und Bereicherung.

EINLEITUNG

DIE
SCHLECHTE
NACHRICHT
ZUERST:
WIR WERDEN
ALLE STERBEN.

Das ist das Einzige, was wirklich sicher ist im Leben – alles andere ist optional. Zwar können wir nicht wissen, wie, wann und wo wir sterben werden, aber dass es passieren wird, ist sicher. Und weil es uns alle treffen wird, ist es etwas, das uns miteinander verbindet.

Die gute Nachricht kommt gleich hinterher: Wir können bis zu einem gewissen Maß selbst entscheiden, wie wir unseren Lebensweg gehen und wie wir älter werden wollen. Indem wir täglich Entscheidungen treffen, gestalten wir unsere Zukunft. Natürlich passieren immer wieder Dinge, die wir nicht beeinflussen können, aber wir können entscheiden, wie wir damit umgehen und in vielen Bereichen Einfluss nehmen: Ob wir uns gesund ernähren, ob wir uns bewegen, ob wir unseren Geist trainieren, bestimmen wir selbst.

Wir MitteleuropäerInnen[1] werden immer älter, unter anderem weil wir Zugang zu ausreichend Nahrung, Wasser und Gesundheitsversorgung haben. Das ist nicht selbstverständlich und in vielen anderen Teilen der Welt ein großes Problem. Deswegen sollten wir dankbar sein dafür, dass wir ein langes Leben führen dürfen – auch wenn das bedeutet, dass man uns unser Alter irgendwann auch ansieht.
Nicht alt zu werden bedeutet, jung zu sterben. Alt zu werden bedeutet, einem gewissen körperlichen und mentalen Prozess ausgesetzt zu sein, den wir teilweise ablehnen und nicht haben wollen. Dabei gehört das Konzept der Vergänglichkeit und des Todes zur Evolution. Sogar bei der Entstehung eines Embryos im Mutterleib werden schon Zellen aussortiert. Im Laufe unseres Lebens geschieht das immer häufiger, bis sich schließlich unser gesamtes System irgendwann verabschiedet.

Die innere Haltung „ProAge" hilft uns anzuerkennen, dass wir älter werden, und anzunehmen, dass sich unser Körper und unser Geist verändern. So wird es möglich, darin ein Geschenk zu sehen, das uns das Leben macht. Denn durch unsere Endlichkeit können wir das Leben noch mehr schätzen lernen.

Und: Wir sind unserem körperlichen und mentalen „Verfall" nicht hilflos ausgesetzt. Im Gegenteil: Je achtsamer wir mit uns selbst umgehen und je konsequenter wir unsere Erkenntnisse umsetzen, desto besser fühlen wir uns und leben wir.
Dankbarkeit zu kultivieren für das, was uns an Gutem widerfährt, und Zuversicht zu entwickeln in Bezug auf das, was uns herausfordert, sind die Geheimnisse der Zufriedenheit und die beste Begleitung auf unserem Weg von jung zu alt.

[1] Ich habe mich in diesem Buch dazu entschieden, nur gelegentlich zu „gendern", obwohl ich diesen Ansatz grundsätzlich befürworte. Man möge es mir nachsehen.

„Pro Age Life“ ist der Nachfolger von „Pro Age Yoga“ und zeigt einen ganz praktischen Zugang zu den drei Grundlagen des gesunden Älterwerdens: Bewegung, Ernährung, innere Haltung. Denn auf diesen drei Ebenen können wir für uns sorgen und so leben, dass wir die besten Voraussetzungen für körperliche und mentale Gesundheit beim Älterwerden schaffen.

Mit „Pro Age Life“ bekommst du Lifehacks, also ganz konkrete Tipps:

- ***für eine Yogapraxis, die gesundes Älterwerden unterstützt und bei bestimmten körperlichen Einschränkungen hilfreiche Anpassungen anbietet,***
- ***für eine optimale Ernährung beim Älterwerden und***
- ***für Methoden, die dir helfen, dich mental stabil aufzustellen.***

Yoga ist eine sehr alte und damit auch gründlich erprobte Methode, den Geist zu beruhigen und Gelassenheit zu entwickeln. Durch Yoga lernen wir, unseren Körper als unseren Verbündeten zu betrachten und ihn auch so zu behandeln. Traditionell gab es – und gibt es noch – zahlreiche Yogapraktiken, die zum Ziel hatten, uns zur Erleuchtung zu führen. Wir können uns aber auch kleinere Ziele setzen und Yoga dazu nutzen, ein achtsames, gesundes und erfülltes Leben zu führen und um mit unseren Mitmenschen und der Natur in Einklang zu leben.
Yoga ist so viel mehr, als mehr oder weniger komplizierte Stellungen auf der Matte einzunehmen. Yoga ist vor allem eine innere Haltung, die sich in unserer Lebensführung widerspiegelt und uns hilft, unseren Lebensweg weiser zu gestalten.

Ich werde immer wieder gefragt: Für welches Alter ist denn Pro Age Yoga oder in diesem Fall Pro Age Life gedacht? Ich frage dann zurück: Ab wann wirst du denn älter?

Du kannst also jederzeit damit anfangen – je früher, desto besser.
Auch wenn du jenseits der 50 bist: Es ist nie zu spät, die Dinge in deinem Leben in die Hand zu nehmen, die du verändern und gestalten möchtest. Du entscheidest und ich helfe dir dabei, den für dich richtigen Weg zu finden!

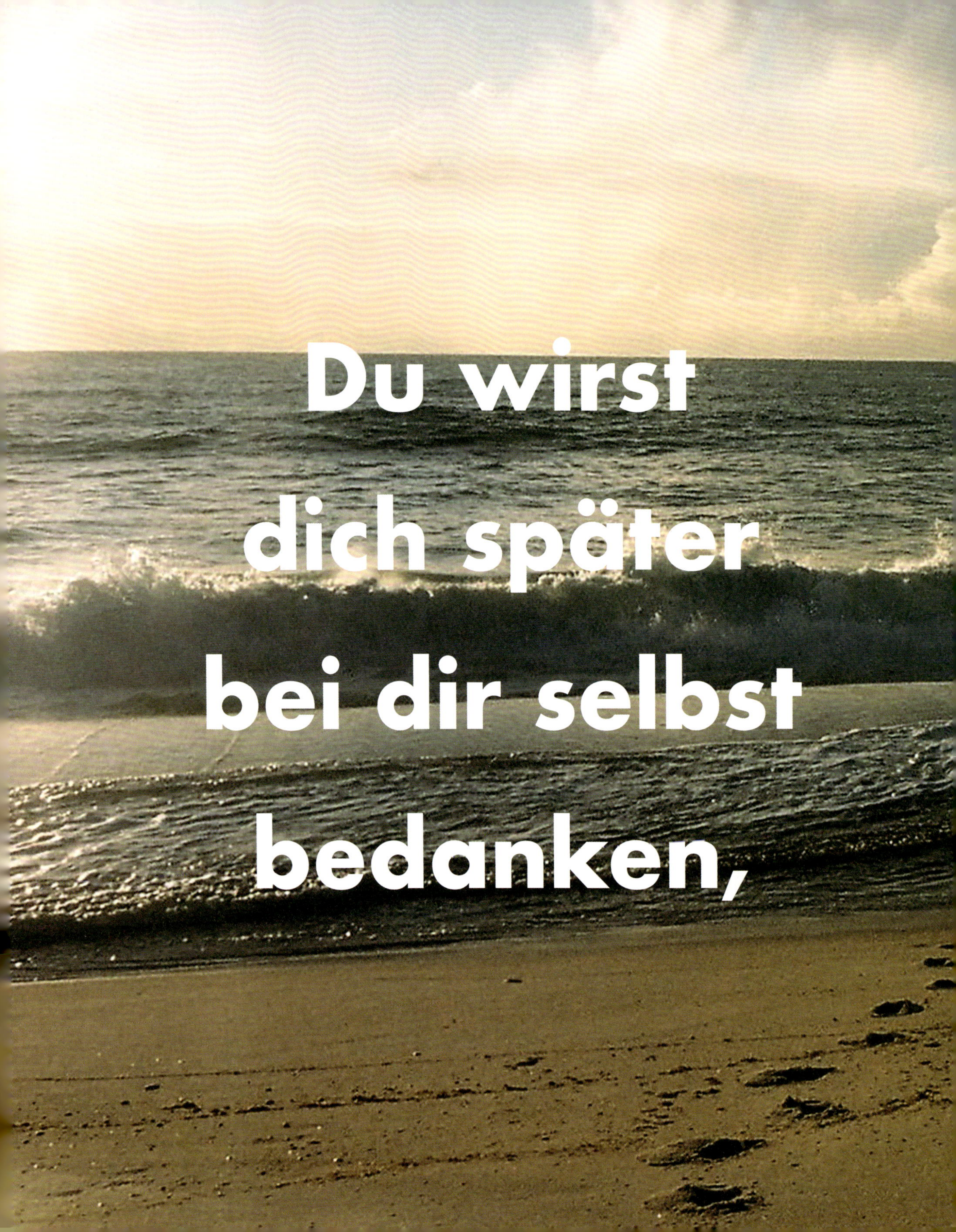

Du wirst
dich später
bei dir selbst
bedanken,

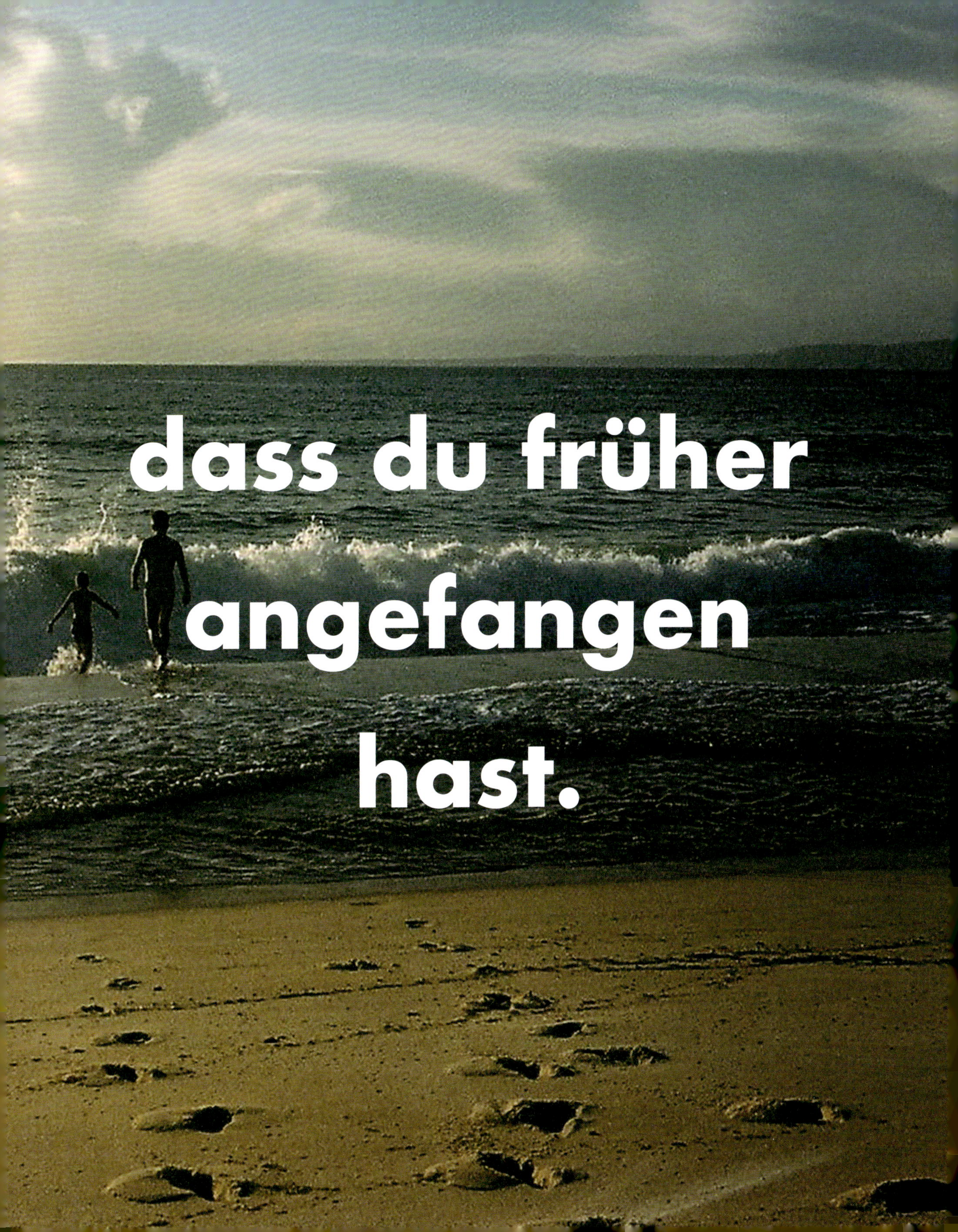
dass du früher
angefangen
hast.

KAPITEL 1

PHYSISCHES YOGA
UNSERE ÄUSSERE HÜLLE

WENN
WIR GLÜCK
HABEN,
WERDEN WIR
ALT.

Für uns ist es ganz selbstverständlich, dass wir einen Körper haben. Natürlich lässt es sich biologisch erklären, wie dieser Körper entstanden ist, aber wie wir zu der Person werden, die wir ICH nennen, wird sehr unterschiedlich aufgefasst, erklärt und verstanden. Tatsache ist, dass dieser Körper das Zuhause unseres Geistes bzw. unserer Seele ist, bis der Tod eintritt und er sich wieder auflöst. Der Körper dient sozusagen als Gefäß und als Mittel, um uns durch dieses Leben zu bewegen, uns bemerkbar zu machen, zu kommunizieren und Teil des Lebens auf der Erde zu sein.
In meiner Vorstellung ist es so, als würden wir wie ein Tropfen Wasser, der aus einem großen Ozean heraustropft, für kurze Zeit eine individuelle Form annehmen, um uns nach einer mehr oder weniger langen Reise dann irgendwann wieder mit dem großen Ozean zu verbinden.

Wenn wir zur Welt kommen und damit unsere äußere Form bekommen, sind viele Dinge gesetzt und in unseren Genen verankert: unsere Haut- und Haarfarbe, eventuell auch gewisse Krankheiten oder Allergien, aber auch viele besondere und einzigartige Fähigkeiten. Wir sind alle unterschiedlich, und selbst eineiige Zwillinge haben ganz verschiedene Persönlichkeiten und Lebensläufe.
Ob wir unseren Körper mögen oder nicht – wir haben ihn und müssen irgendwie mit ihm umgehen. Wir entscheiden, was wir unserem Körper zumuten und was wir ihm schenken.
Wir entscheiden, was wir essen, was wir trinken, wie viel wir uns bewegen. All das formt und gestaltet unseren Körper und auch unsere Einstellung zu ihm im Laufe der Jahre. Dabei zählt jeder Tag, denn unser Leben besteht aus der Summe unserer Erlebnisse und Entscheidungen.
Natürlich gibt es Situationen und Probleme, für die wir uns nicht entschieden haben: Wenn wir zum Beispiel mit einer Behinderung geboren wurden oder einen Unfall oder eine (psychische) Krankheit haben, die uns mit körperlichen und mentalen Problemen konfrontieren – unter Umständen sogar mit langfristigen Folgen. Oder wir sind schwierigen Bedingungen ausgesetzt wie Nahrungs- und Wassermangel, Krieg, Flucht, Vertreibung – sogar in Mitteleuropa.

Jeder Mensch kommt mit seinem eigenen Mix an Bedingungen und Herausforderungen auf diese Welt, und unsere Aufgabe ist es, daraus etwas zu machen. Denn egal, wie schwierig die Umstände auch sein mögen, jeder Mensch geht unterschiedlich damit um und hat die Möglichkeit, etwas zu bewegen und zu verändern.

Wenn wir Glück haben, werden wir alt. Die durchschnittliche Lebenserwartung ist in Deutschland zwischen 1970 und 2020 um 10 Jahre gestiegen! Das ist ein großes Geschenk, wenn wir es zu nutzen wissen. Wir wollen ja nicht einfach nur 10 Jahre länger irgendwie existieren, sondern wir wollen mit möglichst hoher Lebensqualität leben, uns gesund und fit fühlen, am Leben aktiv teilnehmen, Freunde und Familie genießen und einen Beitrag zur Gesellschaft leisten!

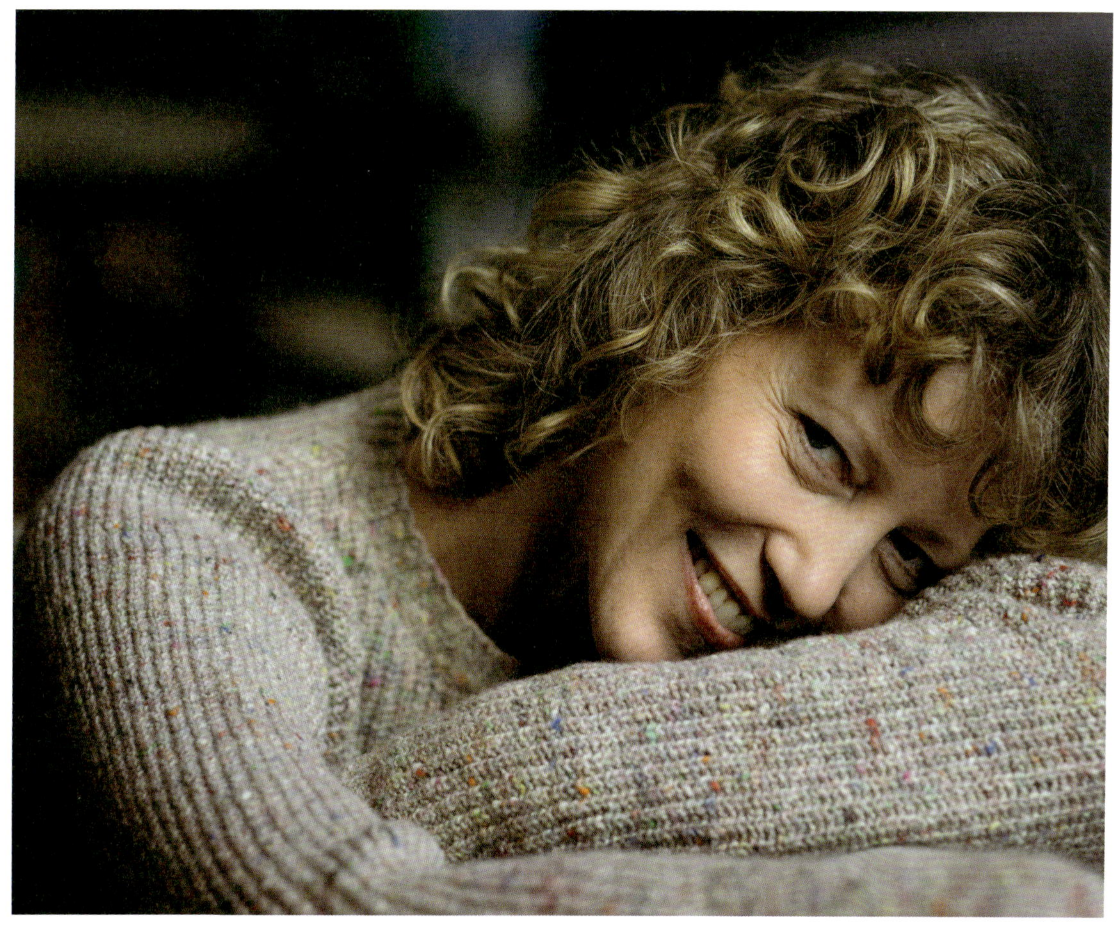

WIESO WIR ALT WERDEN

Um zu verstehen, wie wir auf gute Weise älter werden, müssen wir uns zunächst einmal anschauen, warum wir überhaupt altern und was genau im Körper passiert.

Der Alterungsprozess beginnt tatsächlich schon ungefähr ab Mitte 20 – zunächst unmerklich. Unsere Aufbau- und Wachstumsphase ist dann weitgehend abgeschlossen, der Höhepunkt unserer Zellteilungsaktivität somit auch. Wir stagnieren sozusagen auf hohem Niveau. Aber irgendwann beginnt unsere Alterung auch sichtbar zu werden: Unsere Haut wird langsam, aber sicher faltiger, unsere Haare beginnen grau zu werden, die Augen werden schlechter und das Immunsystem baut ab. So steigt kontinuierlich auch die Gefahr von Herz-Kreislauf-Erkrankungen, Alzheimer, Krebs und Diabetes.

Ein Blick ins Innere unserer Zellen erklärt diesen Prozess genau: In jeder einzelnen Körperzelle befindet sich ein Zellkern, der in Form von Chromosomen unseren kompletten genetischen Code enthält (unsere DNS). Bei jeder Zellteilung wird unser gesamter Chromosomensatz kopiert und an die neuen Zellen weitergegeben.
Manche unserer Zellen teilen sich im Laufe unseres Lebens Tausende Male, wodurch unser Gehirn, unser Herz, unsere Organe und unser Immunsystem funktionsfähig bleiben. Andere Zellen teilen sich weniger häufig, erfüllen aber natürlich denselben Zweck: unser System am Laufen zu halten.
Am Ende der Chromosomen befinden sich die sogenannten Telomere. Sie haben eine Schutzfunktion für die Enden der Chromosomen und sorgen dafür, dass der neue Chromosomensatz nicht schadhaft ist. Bei jeder Zellteilung verkürzen sich die Telomere an den Enden der Chromosomen, und im Laufe der Jahre lässt ihre Schutzfunktion dabei immer mehr nach. Sie werden kürzer und brüchiger. Irgendwann fallen die Telomere ab und die Zelle stellt die Zellteilung ein – wir altern: Unsere Hormonproduktion verändert sich, unser Stoffwechsel wird langsamer, unsere Muskulatur wird schwächer und baut ab, wir werden immer steifer.
Die gute Nachricht ist: Wir verfügen über ein Gegenmittel, die Telomerase.
Denn um das Ende der Zellteilung so lange wie möglich hinauszuzögern, stellt unser Körper das Enzym Telomerase her, das dafür sorgt, dass die Telomere lang und intakt bleiben.[2] Dabei geht es nicht darum, unsterblich zu werden, sondern darum, unsere Gesundheit und unser

[2] Siehe dazu den Ted Talk „The science of cells that never get old“ von Elisabeth Blackburn auf Youtube: www.youtube.com/watch?v=2wseM6wWd74 (Stand: 10. 09. 2021).

Wohlbefinden sicherzustellen und dafür zu sorgen, dass wir lange eine hohe Lebensqualität haben können.
Es gibt einige Faktoren, die den Erhalt von möglichst langen Telomeren begünstigen oder aber die Bedingungen dafür eher verschlechtern. Schlechte Ernährung, Umweltgifte, aber auch Stress zählen zu den Faktoren, die unsere Telomerase-Produktion reduzieren und uns so früher altern lassen. Positive Lebensumstände, wie zum Beispiel ein unterstützendes soziales Umfeld, gesundes Essen, Meditation, Bewegung, Yoga und ein gutes Stressmanagement, helfen uns dabei, auch auf körperlicher Ebene messbar jünger zu bleiben.

Wir können zwar nichts dagegen tun, dass wir altern, aber wir können eine Menge in Bezug darauf tun, wie wir altern, wie schnell wir altern und wie wir diese Zeit gestalten.

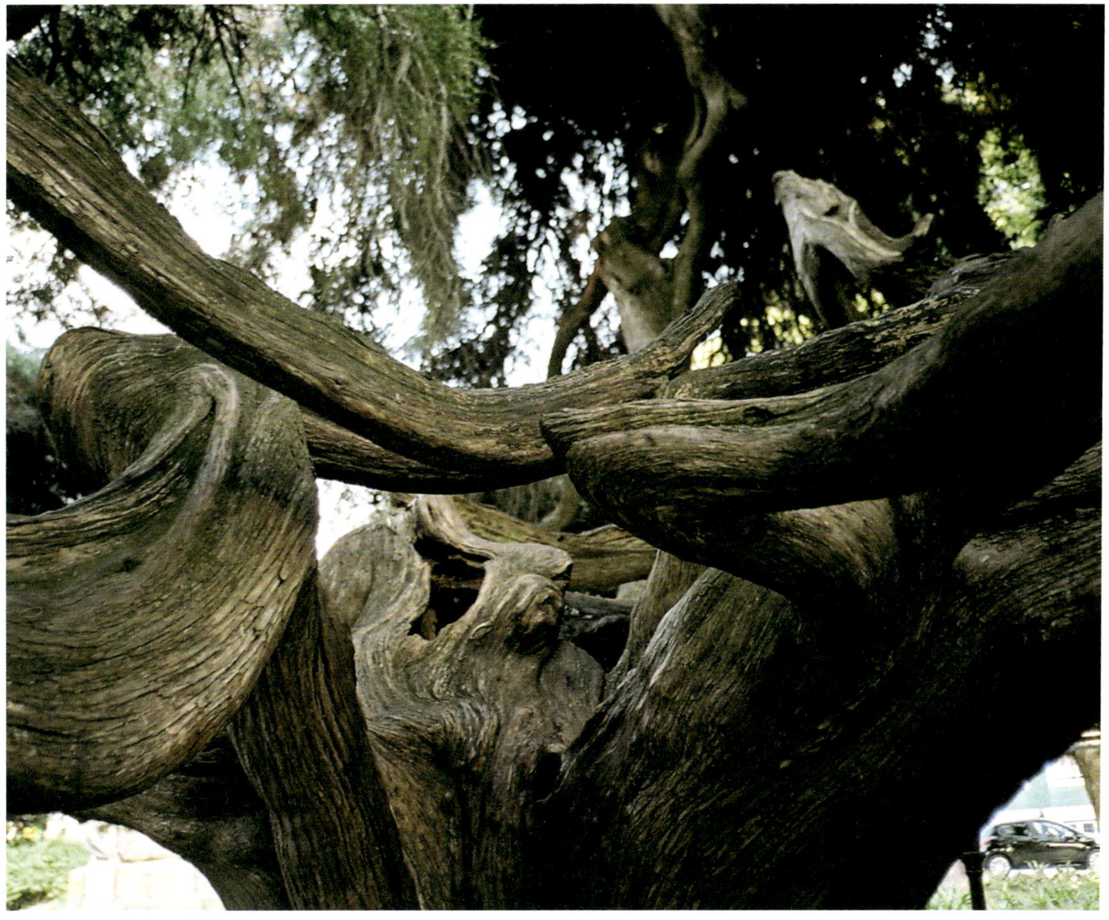

Die Frage ist nicht, wie alt wir werden, sondern WIE wir alt werden.

Wir haben nur diesen einen Körper. Wir sollten uns mit ihm anfreunden und ihn in allen Lebensphasen lieben und ehren.

Die Wahrscheinlichkeit, als Mensch geboren zu werden, ist relativ gering.

Der Unterschied zwischen Leben und Tod ist, einen Körper zu haben.

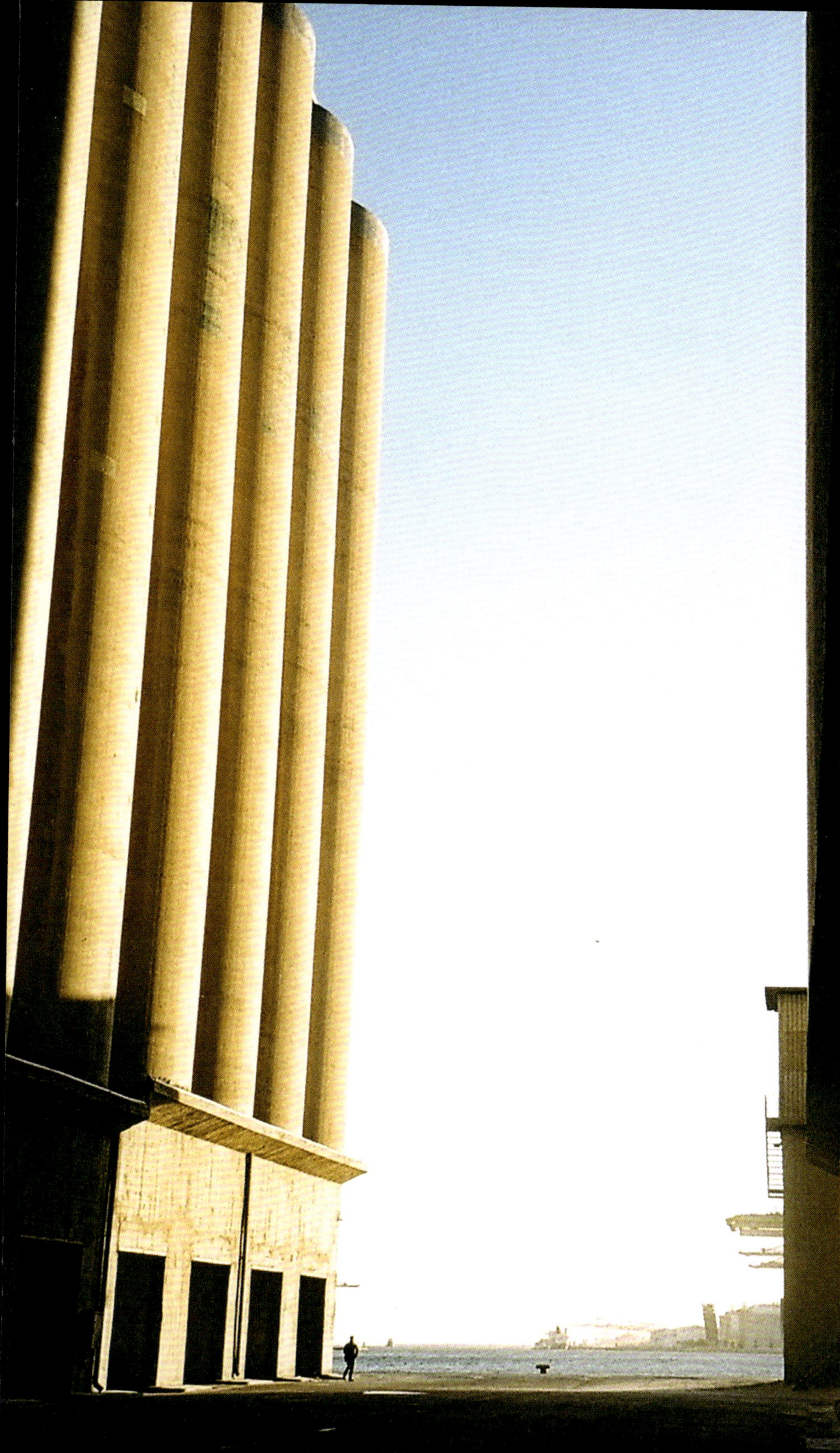

WECHSELJAHRE, MENOPAUSE UND ANDROPAUSE

Hormone bestimmen unser Leben

Eine wichtige Komponente des Alterungsprozesses ist, dass unser Hormonhaushalt sich verändert. Bei beiden Geschlechtern geht das ungefähr mit Mitte 40 los: die Menopause bei Frauen und die Andropause bei Männern. Dieser Prozess ist schleichend und zieht sich – ähnlich wie die Pubertät – über Jahre hin: Unsere hormonproduzierenden Drüsen reduzieren ihre Arbeit und unser Hormonspiegel verändert sich, was nicht nur äußerlich für Konsequenzen sorgt, sondern auch emotional.

Die Folge ist für Frauen, dass irgendwann die Periode ausbleibt und sie schließlich in der Menopause und Post-Menopause sind.

Für Männer bedeutet die Andropause zwar nicht den Verlust ihrer Fruchtbarkeit, wohl aber mentale und körperliche Veränderungen, die denen der Frauen ähnlich sind.

Durch die hormonellen Veränderungen nehmen wir leichter zu, unser Stoffwechsel verlangsamt sich, wir werden steifer, bauen Muskulatur schlechter auf, schlafen oft auch schlechter. Durch Schlafmangel wird unsere Nahrung schlechter in Muskulatur umgewandelt und stattdessen eher in Wasser und Fett im Körper eingelagert. Wenn wir darüber hinaus noch gestresst sind, entstehen überall in unseren Zellen Mikroentzündungen, die unter anderem Krebs auslösen können. Außerdem sorgt Schlafmangel dafür, dass wir uns langsamer und schlechter regenerieren, was wiederum für mehr Stress im Leben sorgt. Und durch Gewichtszunahme steigt außerdem die Gefahr, eine Altersdiabetes zu entwickeln. Ganz zu schweigen vom inneren Bauchfett, das sich auf unseren Organen ablagert und dort die Gefahr von Herz-Kreislauf-Erkrankungen erhöht. Außerdem beeinflusst Bauchfett hormonelle Prozesse im Körper und wirkt sich negativ auf unseren Fettstoffwechsel aus. Von Hitzewallungen und Schweißausbrüchen ganz zu schweigen.[3]

Auch emotional tut sich einiges: Unsere sexuelle Lust lässt nach, wir werden „dünnhäutiger“, stressanfälliger, können uns schlechter konzentrieren.

Diese Begleiterscheinungen der Hormonumstellung betreffen Männer wie Frauen, mehr oder weniger stark. Und ich spreche hier davon, womit wir im Allgemeinen rechnen müssen.

[3] Vgl. dazu Dr. med. Sheila de Liz, „Woman on Fire“, S. 129–131.

Es wird uns nicht alle in allen Punkten gleich heftig treffen und natürlich gibt es da auch Ausnahmen von der Regel.
Bei Frauen kommt noch hinzu, dass das Sexualhormon Östrogen bisher dafür sorgte, die Bedürfnisse anderer vor ihre eigenen zu stellen, um so die Aufzucht des Nachwuchses sicherzustellen. Wenn der Östrogenspiegel nachlässt, wird auch die Bereitschaft geringer, sich „aufzuopfern". Frauen in den Wechseljahren erleben oft eine Art Wiedergeburt, wenn die Kinder in der Pubertät sind oder schon das Haus verlassen haben, und nicht wenige beginnen noch einmal von vorne: sei es im Beruf oder in der Partnerschaft.

In jedem Fall wird uns allen aber spätestens mit 50 klar, dass wir die Hälfte unseres Lebens vermutlich hinter uns haben. Die nächsten Jahre und Jahrzehnte finden unter neuen Voraussetzungen statt, und wir müssen uns mit der Frage auseinandersetzen, ob wir unser Leben neu gestalten wollen oder es so bleiben darf, wie es ist. Wir haben nicht mehr unendlich viel Zeit, um „Fakten zu schaffen". Daher häufen sich in diesem Alter radikale Entscheidungen, und es ist der perfekte Zeitpunkt, sich endlich konsequent um das eigene Wohlbefinden zu kümmern!

Veränderung ist die einzige Konstante im Leben.

Menopause kann die Halbzeit im Leben sein. Wir haben so viel vor uns, wie wir hinter uns haben. Nutzen wir die Zeit!

Lasst uns auch über die Veränderungen bei den Männern ab der Lebensmitte sprechen – die Andropause.

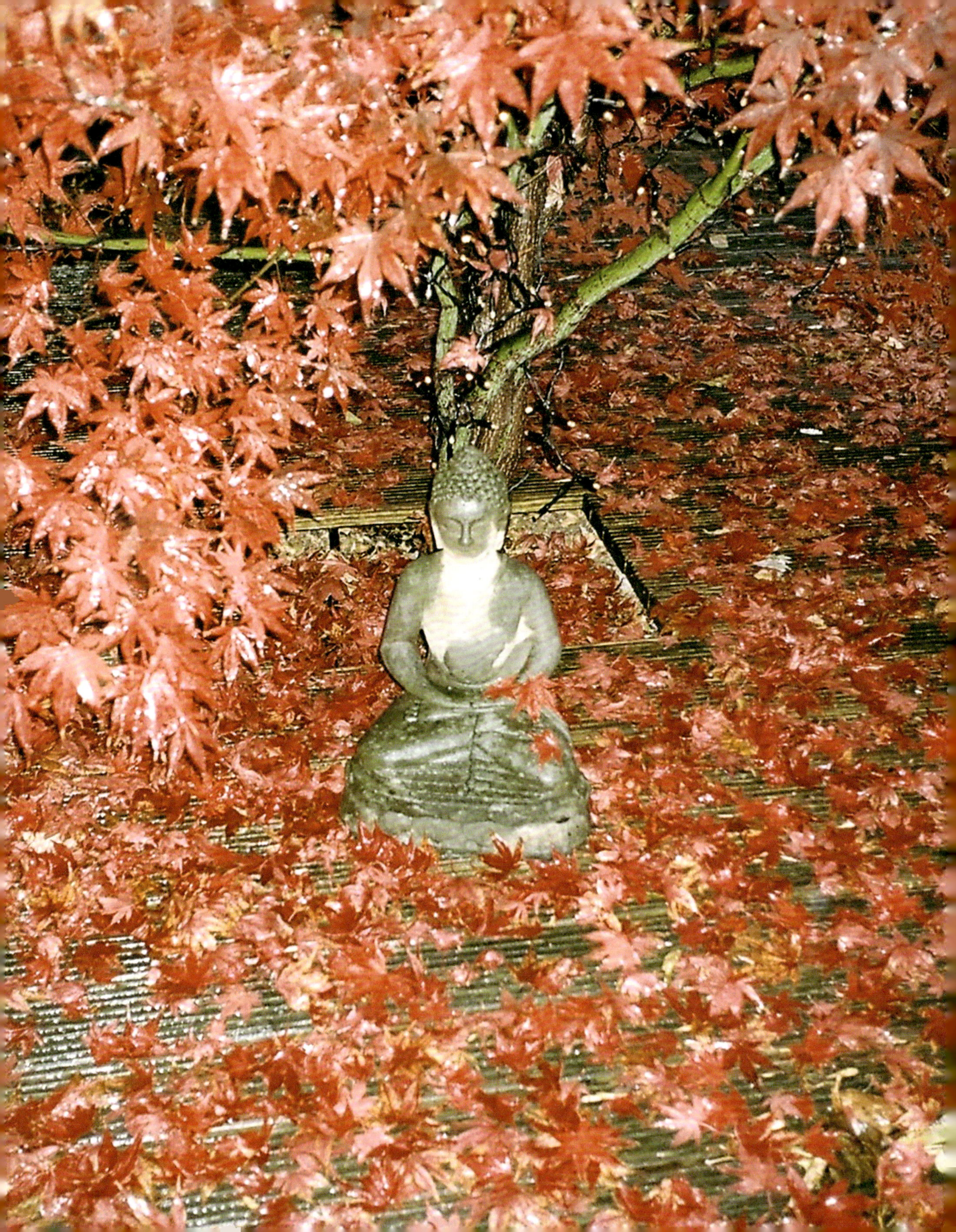

Die Wechseljahre der Frau

Zeit der Transformation und des Neubeginns

Wechseljahre – dieses Wort wird immer leise ausgesprochen, oft auch hinter vorgehaltener Hand, als ob man sich dessen schämen müsste.

„Bist du schon in den Wechseljahren?" – „Nein, meine Periode kommt noch regelmäßig." Diesen leicht verschämten Dialog führen Frauen, wenn überhaupt, nur wenn keine Männer dabei sind. Und viele Frauen sind unangenehm berührt, wenn andere Frauen mit diesem Thema offen und laut umgehen. Wechseljahre haben kein gutes Image und, was fast noch schlimmer ist, sie werden auch in der Wissenschaft und Forschung nicht mit der gebührenden Aufmerksamkeit bedacht, die wir Frauen eigentlich bräuchten und verdient hätten, denn die Hälfte der Menschheit ist irgendwann davon betroffen.

Aber weil es weder besonders sexy ist noch ein gesundheitliches Problem, das auch Männer betrifft, fällt es in der Regel medizinisch und gesellschaftlich hinten runter.

Der Grund, warum ich dieses Kapitel am Anfang des Buches platziere, ist, weil die meisten Frauen erst mit Beginn der Wechseljahre erkennen, dass sie in einen neuen Lebensabschnitt wechseln: von der jungen Frau zur reifen Frau. Die Veränderungen sind unumkehrbar und betreffen unseren Körper genauso wie unsere innere Haltung zum Leben. Durch die gestiegene Lebenserwartung haben Frauen heute ungefähr genauso viele fruchtbare Jahre wie Jahre nach der Menopause. Deswegen gilt es, dieser zweiten Lebenshälfte mit mindestens der gleichen Aufmerksamkeit und Selbstfürsorge zu begegnen wie der ersten. Die Wechseljahre sind nämlich nicht nur das Ende der fruchtbaren Jahre, sondern oft auch der Anfang einer Zeit, in der Frauen unabhängiger und selbstbestimmter leben können.

In einer Gesellschaft, in der die Schönheit und der Wert einer Frau auf Sexyness, Fruchtbarkeit und Jungsein reduziert wird, ist es doppelt schwer, irgendwann zum „alten Eisen" zu gehören oder sich zumindest so zu fühlen. Viele Frauen setzen sich selbst stark unter Druck, um auch in oder nach den Wechseljahren immer noch möglichst jung auszusehen. Gegen jugendliches Aussehen ist zwar an sich nichts einzuwenden, wir sollten uns aber unbedingt fragen, ob dies die einzige Art ist, gut auszusehen, oder ob wir auch als ältere Frauen attraktiv und sexy sein können, ohne dabei möglichst faltenfrei zu sein. Und wir sollten uns fragen, ob der Aufwand, den wir eventuell dafür betreiben, gerechtfertigt ist. Dies aber nur am Rande.

Wir sollten dringend mehr über die Wechseljahre lernen, darüber kommunizieren und das Thema genauso in die Mitte der Gesellschaft rücken wie die Pubertät, die einen ähnlich tiefen Einschnitt im Leben junger Frauen bedeutet wie die Wechseljahre später im Frauenleben. Auf der Konsumebene ist das auch interessant, weil es zum Beispiel keine Anti-Pubertäts-Kosmetik gibt, aber einiges gegen Pickel. Für die Wechseljahre findet sich wenig kosmetische Begleitung, aber dafür gibt es jede Menge Anti-Aging-Produkte, als ob man damit das Älterwerden irgendwie aufhalten oder verhindern könnte.

Die Wechseljahre beginnen, wenn die Eier in den Eierstöcken ein gewisses Alter erreicht haben und die Eierstöcke die Hormonproduktion langsam reduzieren, was bei manchen Frauen schon mit Mitte 30 passiert. Das Resultat ist, dass irgendwann die Periode ausbleibt. Ich dachte früher immer, das Ausbleiben der Periode sei der Beginn der Wechseljahre, dabei ist es genau umgekehrt: Die Wechseljahre sind ein langsamer und schleichender Prozess, der unter Umständen viele Jahre andauert und nicht erst mit dem Ausbleiben der Regel beginnt.
Diese Phase läutet das Ende der fruchtbaren Jahre einer Frau ein und ist schon allein deshalb ein großer Einschnitt.

Es gibt genau genommen vier Phasen:[4]
Prämenopause – kann bis zu 10 Jahre vor Aussetzen der Regel beginnen
Perimenopause – die Phase rund um das Ausbleiben der Regelblutung
Menopause – ab der letzten Regelblutung
Postmenopause – ab ein Jahr nach der letzten Regelblutung

[4] Dr. med. Sheila de Liz, „Woman on Fire“, S. 20.

Um zu verstehen, welche tiefgreifende Veränderung die Wechseljahre bedeuten, müssen wir uns erst einmal der Aufgabe zuwenden, die die weiblichen Hormone im Lauf eines Zyklus haben, und verstehen, was die körperlichen und mentalen Konsequenzen sind, wenn diese Hormone langsam immer weniger werden.

AUFGABEN VON ÖSTROGEN (1. ZYKLUSHÄLFTE):

WIRD HAUPTSÄCHLICH IN DEN EIERSTÖCKEN PRODUZIERT.

- Wassereinlagerungen im Körper
- Schleimhautaufbau in der Gebärmutter
- Weibliche Kurven und Brustentwicklung in der Pubertät
- Vaginale Feuchtigkeit und Gesundheit
- Kollagenaufbau in Haut und Bindegewebe
- Starke Knochen – Schutz vor Osteoporose
- Schutz gegen Atherosklerose
- Gehirnschutz
- Emotionalität, Drama, Stimmung
- Versorgerhormon

AUFGABEN VON PROGESTERON (2. ZYKLUSHÄLFTE):

PROGESTERON WIRD VON DER LEEREN EIHÜLLE NACH DEM EISPRUNG PRODUZIERT. WENN KEIN EISPRUNG MEHR STATTFINDET, STEHT AUCH FAST KEIN PROGESTERON MEHR ZUR VERFÜGUNG.

- Entwässert den Körper.
- Entspannt die Brustdrüsen.
- Baut Gebärmutterschleimhaut auf.
- Sorgt für Entspannung und guten Schlaf.

AUFGABEN VON TESTOSTERON, DAS MIT ÖSTROGEN ZUSAMMEN PRODUZIERT WIRD:[5]

(JA, AUCH FRAUEN HABEN TESTOSTERON!)

- Muskelaufbau
- Libido
- Sorgt für einen klaren Kopf.
- Tatkraft

[5] Dr. med. Sheila de Liz, „Woman on Fire“, S. 25 ff.

Durch die insgesamt nachlassende Hormonproduktion und den schwankenden Östrogenspiegel können in den Wechseljahren einige Probleme auftauchen, die später teilweise wieder nachlassen:

SYMPTOME DES ÜBERGANGS:[6]

- Unregelmäßige Periode, leichter oder schwerer als sonst
- Hitzewallungen, Nachtschweiß
- Depressionen
- Entwicklung oder Verstärkung von Ängsten
- Wutanfälle
- Schlafstörungen
- Denk- und Merkschwierigkeiten
- Haarverlust
- Hautprobleme
- Gelenkschmerzen
- Migräne, Kopfschmerzen
- Herzrhythmusstörungen
- Häufige Blasenentzündungen, häufiger Harndrang – auch nachts
- Scheidentrockenheit
- Schmerzen beim Sex, brennende Vagina, Ausfluss
- Sexuelle Unlust
- Starkes PMS
- Tinnitus, Hörverlust
- Gewichtszunahme, besonders am Bauch
- Schwindelanfälle

Nicht alle Frauen leiden unter den Wechseljahren und viele haben nur die ganz typischen Symptome, wie zum Beispiel Hitzewallungen. Ungefähr ein Drittel der Frauen durchlebt die Wechseljahre auch ohne große Probleme.

[6] Dr. med. Sheila de Liz, „Women on Fire“, S. 52.

Es kann außerdem auch sein, dass wir gar nicht darauf kommen, dass die Liste der anderen Probleme, die wir in dieser Zeit haben, mit unseren Wechseljahren zusammenhängen könnten. Daher sollten wir unbedingt mit unserer Gynäkologin bzw. unserem Gynäkologen sprechen, um auch auf dieser Ebene ansetzen zu können.
Eine hartnäckige Blasenentzündung kann zum Beispiel mit der sogenannten „Scheidentrockenheit" zusammenhängen, einer degenerativen Folge der Menopause, bei der die Schleimhaut der Scheide dünn, rissig und empfänglich für Bakterien wird, was immer wieder zu einer Blasenentzündung führen kann.

Durch Hormoncremes kann die Schleimhaut wiederaufgebaut und geschmeidig werden, was definitiv auch noch andere Vorteile mit sich bringt.

Aber auch wenn wir die Wechseljahre hinter uns haben und in der Postmenopause angekommen sind, ist es weiterhin wichtig, auf die nun fehlenden Hormone und die Folgen, die sich daraus ergeben, zu achten. Frauen leiden dadurch oft an arterieller Verkalkung, haben ein höheres Schlaganfall- und Herzinfarktrisiko, Arthrose, Neigung zu Diabetes, Gedächtnisprobleme und Osteoporose.

Je nachdem, wie und wie stark wir unter den Wechseljahren leiden: Wir können und dürfen etwas dagegen unternehmen. Entweder mithilfe von Medikamenten oder Hormonen, durch einen konsequent auf diese Lebensphase angepassten Lifestyle oder durch beides!

Und wir sollten uns darüber klar sein, dass alle Suchtmittel im wahrsten Sinne des Wortes Gift für uns sind. Natürlich ist gegen ein Glas Wein hin und wieder nichts einzuwenden, aber Alkohol greift in unseren Hormonhaushalt ein[7], und mit zunehmendem Alter vertragen wir Alkohol immer schlechter. Dazu mehr im Kapitel über Ernährung.
Und auch Zigaretten lassen uns tatsächlich alt aussehen. Durch Nikotin verengen sich unsere Gefäße in der Haut, aber auch in den Eierstöcken. Dadurch produzieren wir noch weniger Östrogen, was wiederum die Collagenproduktion in der Haut in Mitleidenschaft zieht und uns so noch faltiger werden lässt.

[7] Dr. med. Christiane Northrup, „Die Weisheit der Wechseljahre", S. 257 und S. 462.

Gesunde Ernährung, Bewegung und Sport, Yoga und Meditation, ein gutes soziales Umfeld – all diese Faktoren können unsere Gesundheit und unser Lebensgefühl stark positiv beeinflussen und so dafür sorgen, dass auch die Wechseljahre und die Zeit danach für uns zu einer guten Lebensphase werden.

In jedem Fall beenden Wechseljahre das Kapitel der fruchtbaren Zeit einer Frau und bestimmen damit den Anfang einer völlig neuen Lebensphase, in der sich viele Frauen selbstbestimmter und leichter fühlen. Themen wie Verhütung und Familienplanung fallen weg, und weil unsere Lebenserwartung uns fast so viele Jahre nach den Wechseljahren schenkt wie davor, ist es umso wichtiger, diese gut zu gestalten – und zwar auf allen Ebenen. Wir sollten also nicht nur darauf schauen, was wir durch die Wechseljahre verlieren, sondern uns viel intensiver damit beschäftigen, was wir durch sie gewinnen!

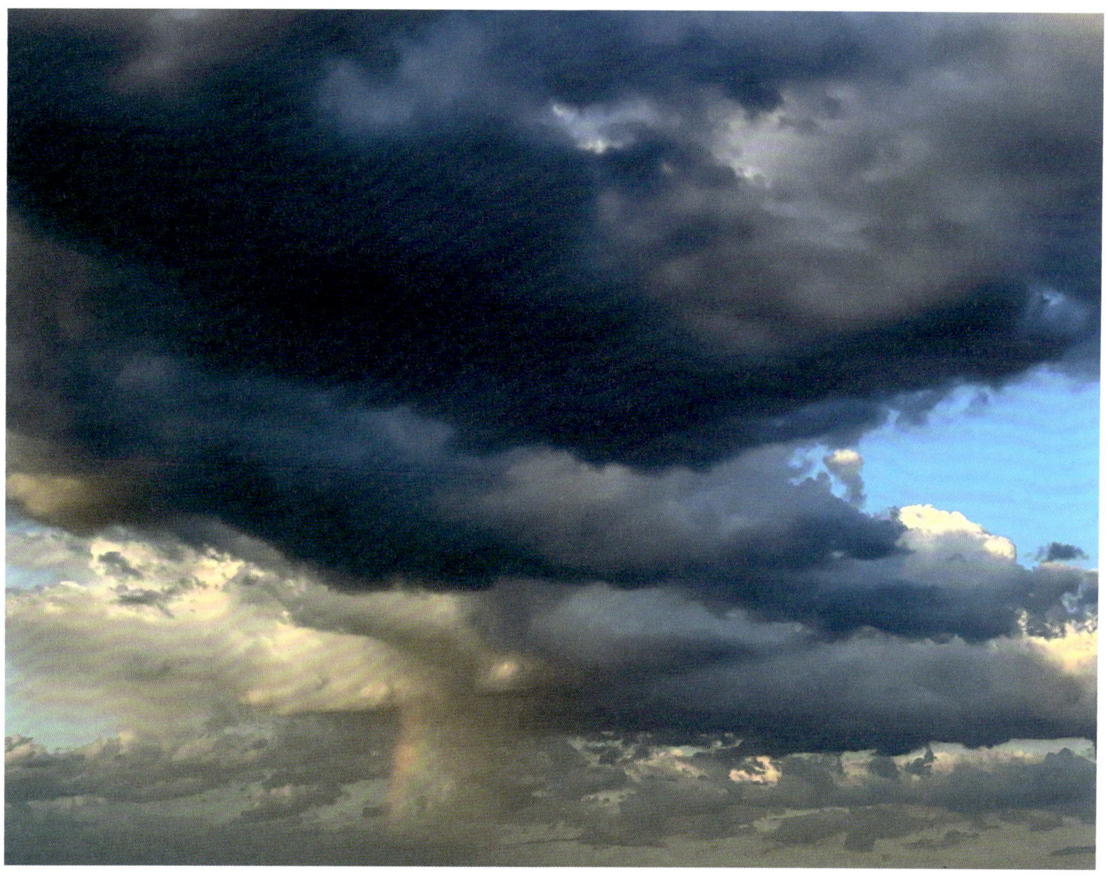

Die Wechseljahre sind ein Ende und ein Anfang zugleich.

Je länger wir leben, desto länger wird die Zeit nach der Menopause.

Wir sind als Frauen wertvoll, egal ob wir fruchtbar sind oder nicht.

Die Wechseljahre brauchen dringend ein Re-Branding! Sie sind wesentlich besser als ihr Ruf!

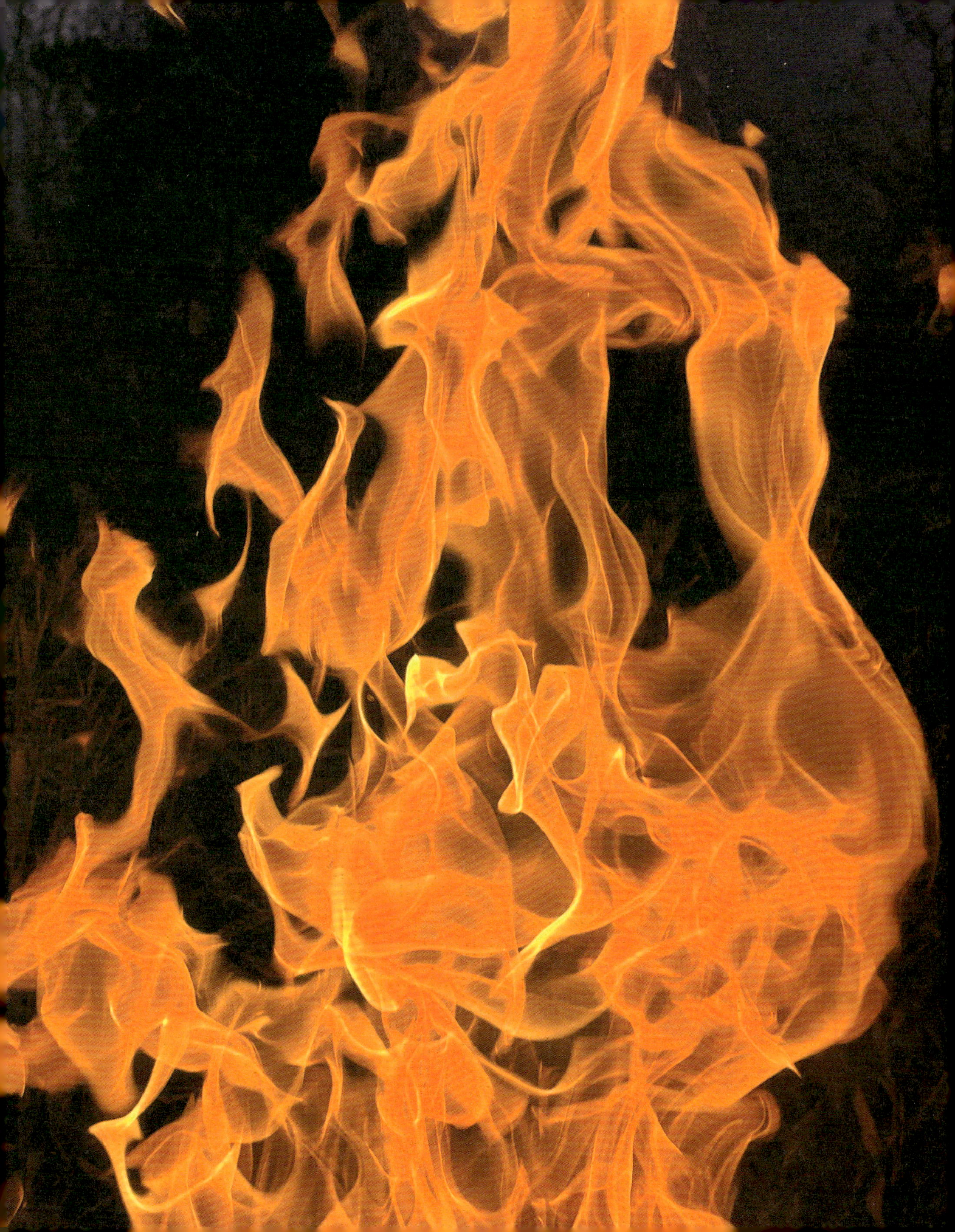

Die Wechseljahre des Mannes

Wir sitzen alle im selben Boot

Bevor ich anfing, für dieses Buch zu recherchieren, kannte ich das Wort „Andropause“ gar nicht, auch „Klimakterium virile“ genannt. Ich kannte nur die sogenannte Midlifecrisis, die klassischerweise eher Männern zugestanden wird. Ein Mann in der Lebensmitte kann durch ähnliche Zustände und mentale und körperliche Veränderungen gehen wie eine Frau. Die männliche Hormonumstellung beginnt mit ca. 40 Jahren, verläuft allerdings langsamer, kontinuierlicher, weniger dynamisch als bei Frauen und ist weniger einschneidend für die gesamte physische und gesundheitliche Situation der Männer.
Da es hauptsächlich um die Reduktion von Testosteron geht, sind die Begleiterscheinungen und Folgen der hormonellen Umstellung nicht so komplex und ineinandergreifend.
Das nachlassende Testosteron sorgt für Libidoverlust, Erektionsstörungen, verminderten Bartwuchs, nachlassende Leistungsfähigkeit, erhöhte Stressanfälligkeit und Gewichtszunahme.[8]
Diese Hormonumstellung bringt mit zunehmendem Alter eine nachlassende Spermienqualität mit sich, hat für Männer aber keinen Fruchtbarkeitsverlust zur Folge. Daher stellt diese Lebensphase zwischen 40 und 55 für Männer in der Regel keine so einschneidende Zäsur dar. Gesellschaftlich gesehen ist es für sie außerdem völlig in Ordnung, wenn sie sich in der Lebensmitte eine jüngere Partnerin suchen, mit ihr eventuell noch mal eine neue Familie gründen und sich so, zumindest für eine Weile, zurück in eine andere Lebensphase beamen. Natürlich fällt ihnen irgendwann körperlich auch einiges schwerer als früher, wofür aber meist allgemeine Faktoren und weniger eine Hormonumstellung verantwortlich gemacht werden, obwohl vermutlich die eigentliche Ursache doch eher bei den Hormonen liegt.

Mich erstaunt, dass über Männer, die sich im hormonellen Umschwung befinden, öffentlich noch viel weniger gesprochen wird als über Frauen. Männer dürfen allenfalls die besagte Midlifecrisis haben, aber keine Hormonprobleme. Diese werden ausschließlich Frauen zugesprochen, teilweise auch mit einem diskriminierenden Aspekt: Sie kann nichts dafür, es sind die Hormone. Vielleicht trifft das auf Männer ja genauso zu?

Wir können also davon ausgehen, dass für Männer das Gleiche gilt wie für Frauen: Die Lebensmitte ist ein neuralgischer Punkt im Leben, in dem wir die Weichen für ein gutes Älterwerden stellen. Je besser wir mit unserem Körper umgehen, desto besser altern wir!

[8] Siehe dazu u. a. den Artikel „Wechseljahre bei Männern“ von Karin Wunder auf dem Gesundheitsportal lifeline: www.lifeline.de/wechseljahre/wechseljahre-mann-id40146.html (Stand: 12. 09. 2021)

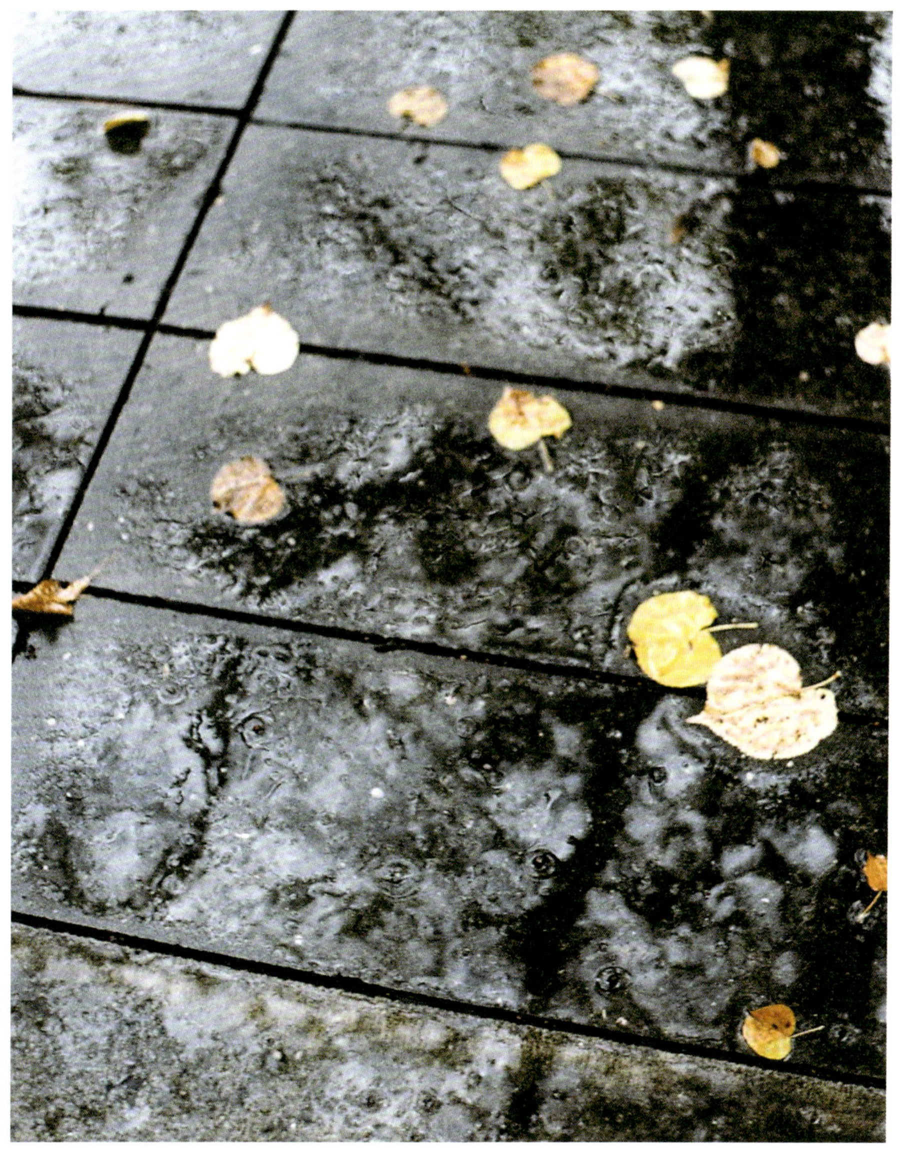

Hormonelle Veränderung beim Älterwerden gibt es bei Frauen UND Männern, sie äußert sich nur manchmal unterschiedlich.

Lass uns über die Andropause sprechen!
Die Andro-WAS???

Auch für Männer ist es nicht leicht, sich selbst beim Älterwerden zuzuschauen.

Plauze und Falten sind entweder sexy oder nicht – unabhängig vom Geschlecht.

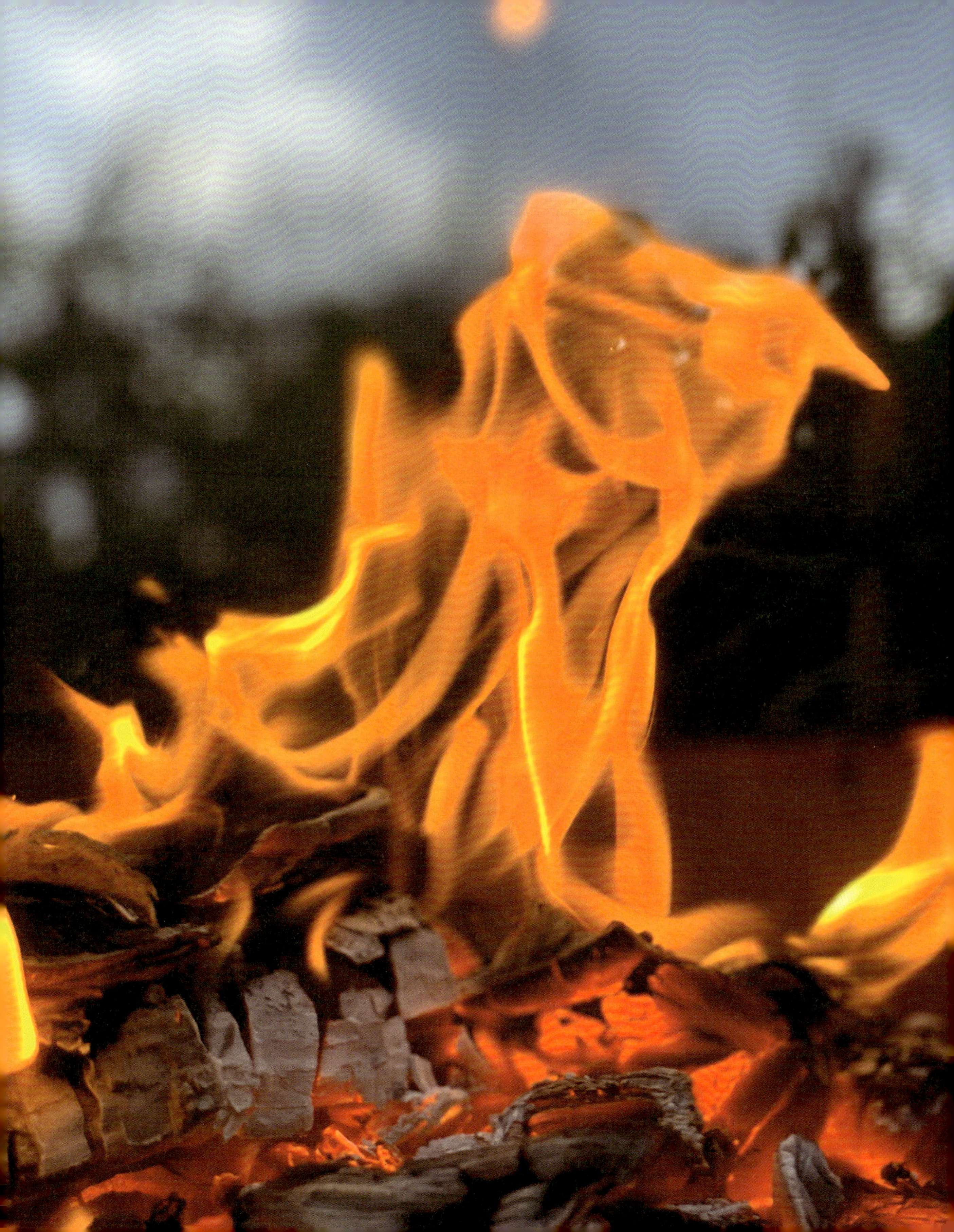

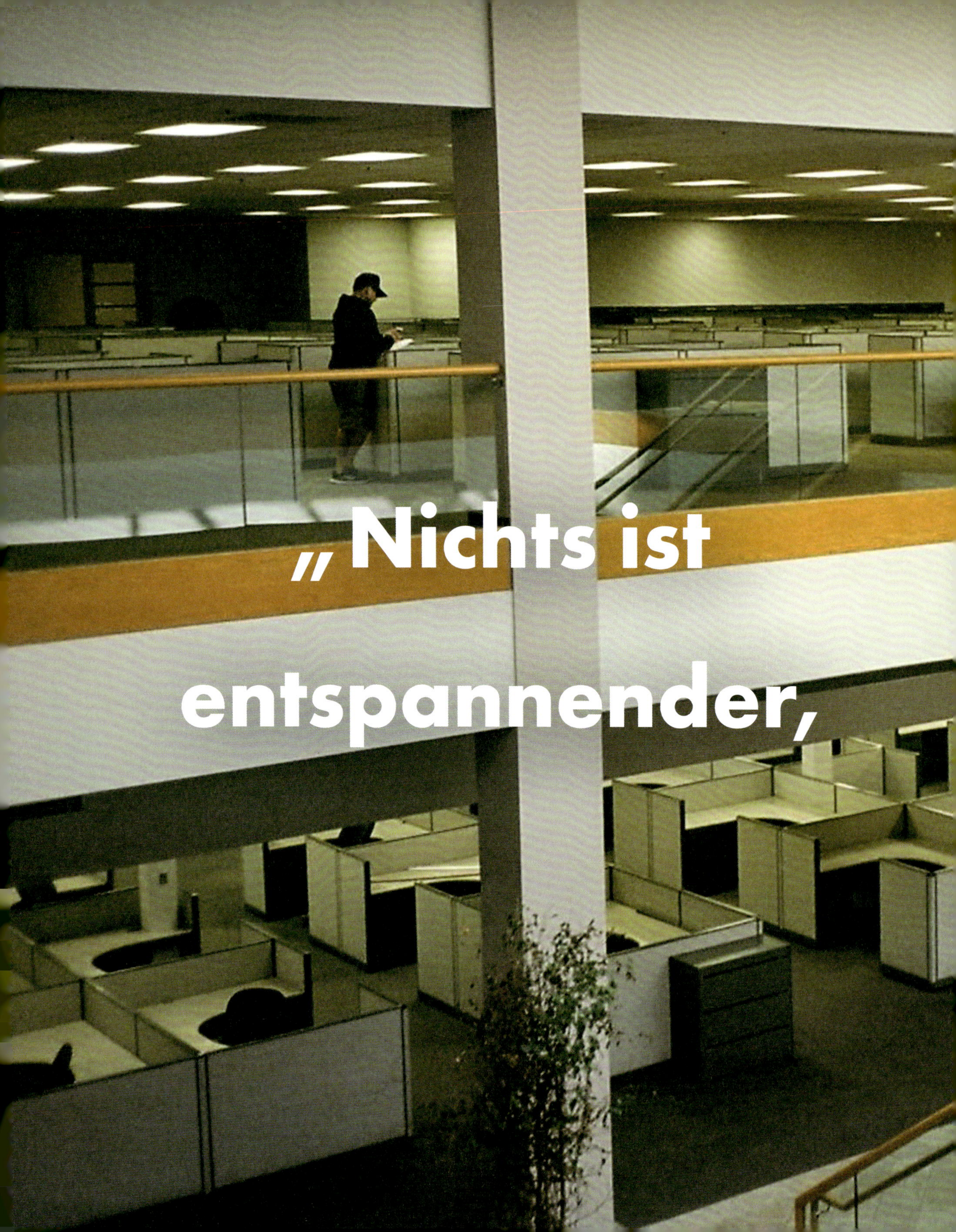

„Nichts ist entspannender,

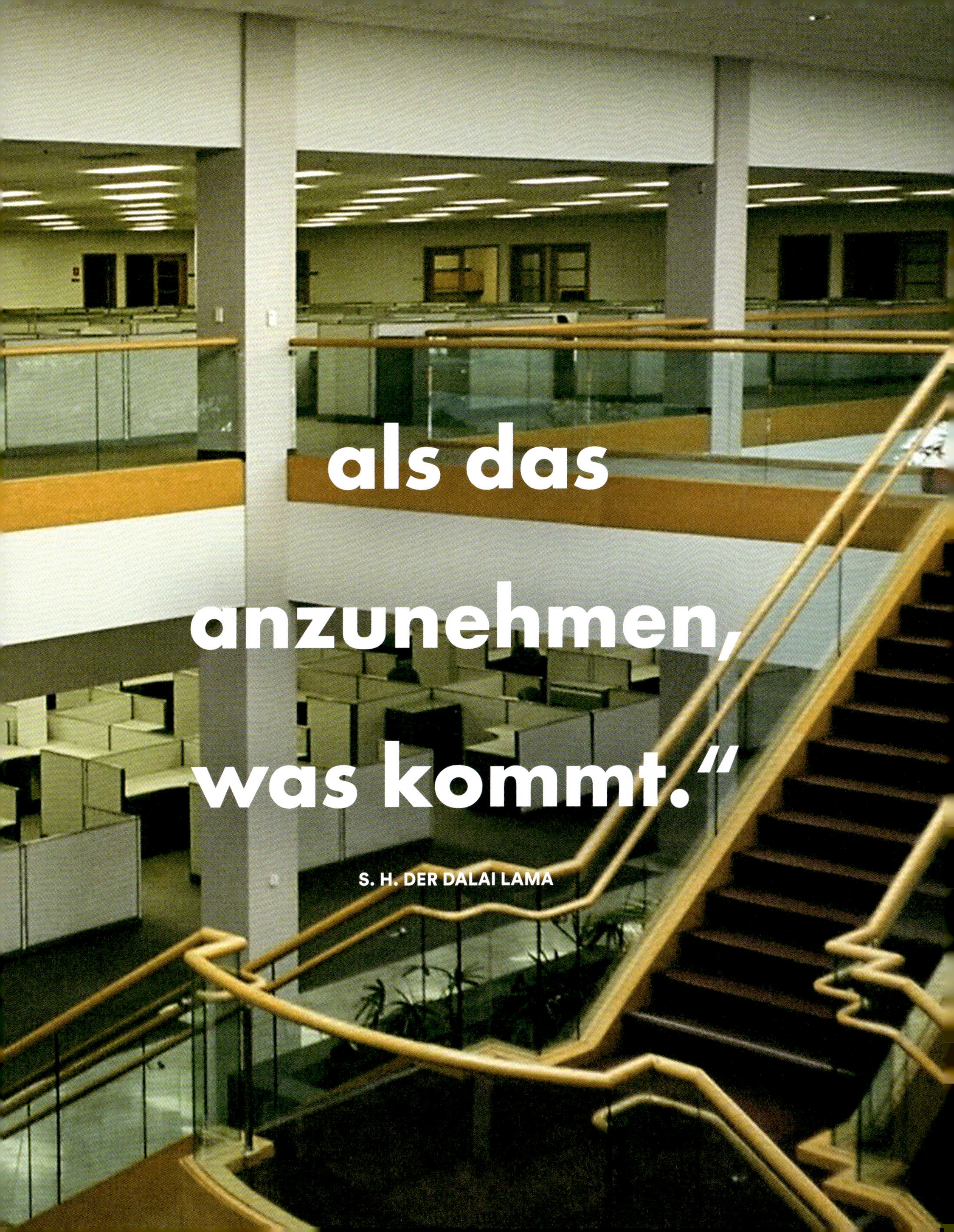

als das anzunehmen, was kommt.“

S. H. DER DALAI LAMA

MEHR ODER WENIGER – WOVON, WIE VIEL UND WIE?

Die Macht der Gewohnheit

Für einiges, was wir unserem Körper in jungen Jahren zugemutet haben, zahlen wir im Alter einen hohen Preis. Wir sollten es also langsam, aber sicher sein lassen. Und mit einigem, was wir uns in der Jugend gespart haben, sollten wir beim Älterwerden unbedingt loslegen.

Wovon genau spreche ich? Na klar, es liegt auf der Hand: Drogen, Alkohol, fettes und spätes Essen, Rauchen, Abhängen etc. (also all das, was vermeintlich so viel Spaß macht) sollten wir reduzieren, zumindest wenn wir gesund bleiben wollen.

Stattdessen ist es sehr hilfreich, mit dem anzufangen, was unsere körperliche und mentale Gesundheit unterstützt. Meistens wissen wir ganz gut, was das sein könnte, wir können uns nur oft nicht dazu aufraffen, etwas zu verändern.

Unsere Gewohnheiten sind extrem stark und haben uns fest im Griff. Wenn wir grundlegend etwas verändern wollen, kann es bis zu drei Monate dauern, bis wir uns umgestellt haben. Dabei müssen wir nicht unbedingt Dinge komplett neu und anders machen. Wir können zum Beispiel eine schlechte Gewohnheit einfach weglassen und sie später eventuell durch eine gute bzw. gesunde Gewohnheit ersetzen. Im Klartext heißt das zum Beispiel: erst einmal weniger Alkohol trinken, dann vielleicht fast keinen mehr und dann erst die Ernährung umstellen oder mit Sport beginnen.
Je älter wir werden, desto schwerer fällt es uns, dies zu tun, und je mehr schlechte Gewohnheiten wir verändern wollen, desto komplizierter wird es. Ein Schritt nach dem anderen – das ist die beste Art voranzukommen.

Die Alternative, nichts zu verändern und einfach weiterzumachen wie bisher, führt höchstwahrscheinlich zu einem Ergebnis, das uns nicht gefällt. Allein schon die Menge an Essen, die wir früher ganz easy verstoffwechseln konnten, führt heute dazu, dass wir zunehmen. Von der Qualität der Nahrung mal ganz abgesehen.
Worauf ich hinaus will, ist Folgendes: Wir müssen uns fragen, wie wir leben wollen, und wir müssen die Verantwortung für unsere Entscheidungen übernehmen.

Wer, wenn nicht wir selbst, bestimmt, wie wir leben, was wir tun, was wir essen, mit wem wir uns umgeben, wie viel wir uns bewegen?

Oft bleiben wir allein schon deshalb in alten Mustern stecken, weil sie uns vertraut sind – wir fühlen uns damit einigermaßen sicher, auch wenn wir wissen, dass diese Muster uns nicht guttun. Das Unbekannte macht uns Angst und die Veränderungen in der zweiten Lebenshälfte sind insofern bedrohlich, als sie uns unweigerlich auf unser Ende hinweisen – langsam, aber sicher.

Die gute Nachricht ist: Wir sind nicht allein mit diesen Themen, und es fühlt sich gut an, sich auszutauschen und mit anderen gemeinsam die Herausforderungen des Älterwerdens anzugehen. Dabei stelle ich persönlich immer wieder fest, dass die Probleme und Themen sehr unterschiedlich sein können – und der Umgang damit auch, sodass der Austausch selbst schon eine große Inspirationsquelle sein kann.

Es braucht also zunächst eine klare Analyse:

- *Was funktioniert gerade gut, fühlt sich gut an, passt in der aktuellen Lebensphase zu mir?*
- *Was stört mich, macht mich träge und unglücklich?*
- *Welches dieser Themen kann ich alleine angehen, ohne mir dabei zu viel vorzunehmen?*
- *Wo brauche ich eventuell Unterstützung – auf der mentalen oder körperlichen Ebene?*
- *Wer kann mir diese Unterstützung konkret geben?*
- *Da ich nicht allein bin mit diesen Themen: Wo und wie kann ich Inspiration bekommen?*

**Um Gewohnheiten zu ändern,
müssen wir sie zunächst erkennen.**

Eine neue Verhaltensweise braucht Zeit, um sich zu etablieren. Nur so kann sie zur Gewohnheit werden.

**Manchmal müssen wir Dinge
einfach nur nicht mehr machen.**

Eitelkeit kann ein guter Antreiber sein.

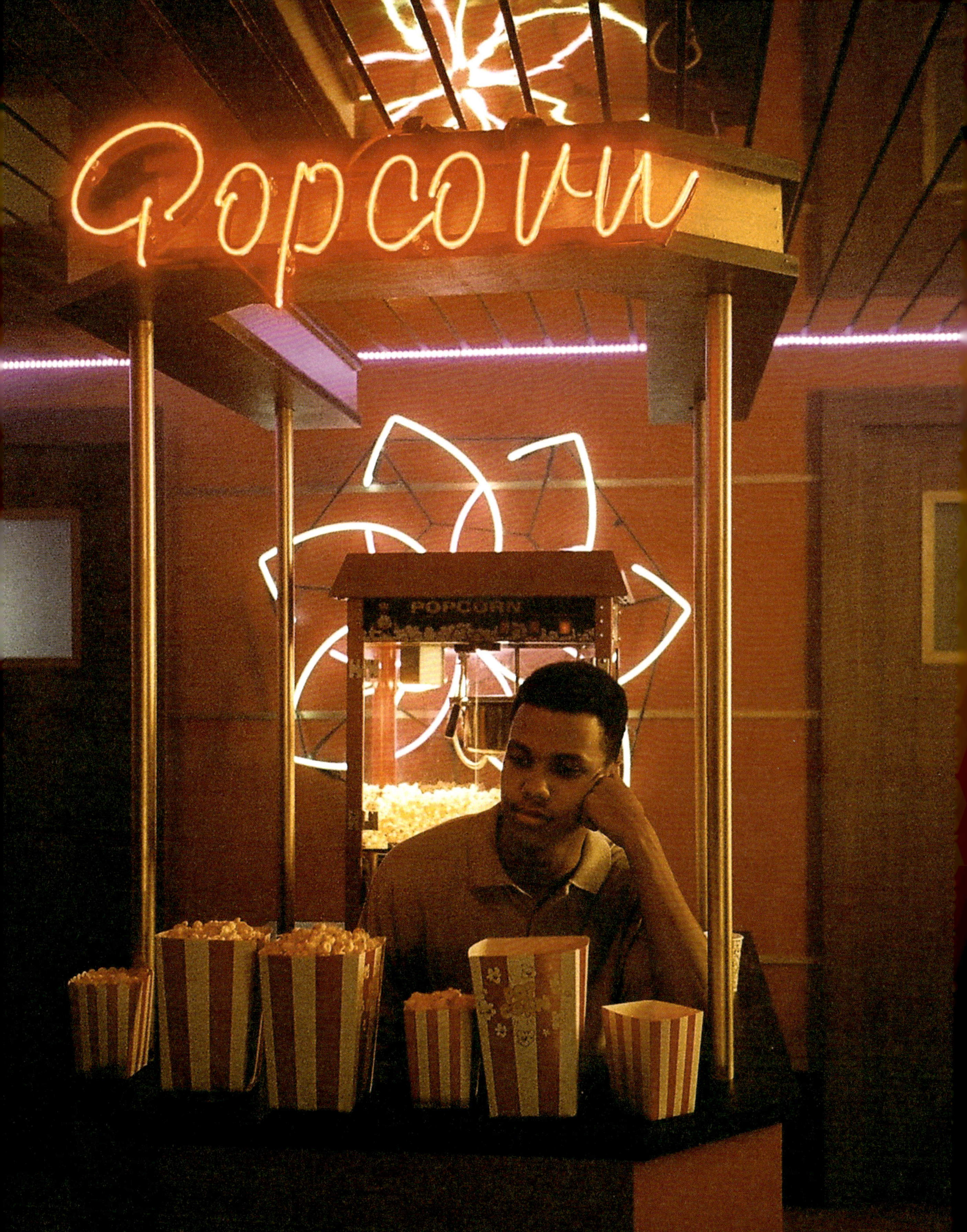
Popcorn
POPCORN

STRESS – FEIND NUMMER EINS

Wie uns Stress schneller altern lässt

Da Stress extreme Auswirkungen auf unseren Körper hat, habe ich mich dazu entschieden, im ersten Teil des Buches – „Physisches Yoga“ – darauf einzugehen, obwohl das Thema durchaus auch im Teil „Mentales Yoga“ sehr gut aufgehoben wäre. Unsere mentale Haltung ist oft die Quelle von Stress oder hindert uns am konstruktiven Umgang mit Stress. Um es hier vorwegzunehmen: Meditation und andere Entspannungsübungen steigern unsere Resilienz und helfen, Stress abzubauen oder anders zu empfinden. Dazu später mehr.

Ein wichtiger Faktor zum guten Älterwerden ist, grundsätzlich möglichst wenig Stress zu erleben. Dabei geht es hier um chronischen Stress, der unseren Körper permanent in eine Alarmhaltung versetzt und unser gesamtes System dadurch belastet.
Kurzfristiger Stress kann uns zu Höchstleistungen anspornen, unseren Körper und Geist anregen und uns extrem effizient machen. Unser Körper schaltet um auf „Fight or Flight“, also auf Kampf- oder Fluchtmodus. Unsere Verdauung fährt zurück, unsere Sinneswahrnehmungen werden geschärft, der Puls wird schneller, der Blutdruck steigt und der Körper stellt uns alles bereit, was wir brauchen, um uns entweder effektiv zu verteidigen oder um abzuhauen. Der Adrenalin- und Cortisolspiegel im Körper ist in diesem Zustand extrem hoch, damit wir leistungsfähiger sind als sonst. Doch ist diese Höchstleistung des Körpers eigentlich darauf ausgelegt, nur kurze Zeiträume zu überdauern, also bis die Gefahr vorüber ist. Wir sollten deshalb Stress möglichst relativ schnell wieder hinter uns lassen, da wir uns sonst nachhaltig körperlich schädigen.

Bei chronischem Stress ist der Adrenalin- und Cortisolspiegel im Körper permanent erhöht, was unseren Organismus nachhaltig schädigen kann.[9] Chronischer Stress sorgt dafür, dass unsere Gefäße enger werden, der Blutdruck steigt, der Stoffwechsel sich verlangsamt und wir schlechter schlafen. Dadurch steigt die Gefahr der Gewichtszunahme und der Altersdiabetes. Unsere Verdauung wird schlechter, es kann zu Magenschleimhautentzündungen und dem sogenannten Leaky-Gut-Syndrom kommen. Generell wird durch Stress das Immunsystem geschwächt, was Mikroentzündungen im Körper nach sich zieht, die Krebs und andere Krankheiten auslösen können. Auch Autoimmunerkrankungen haben oft einen stressbezogenen Aspekt.

[9] Siehe dazu den Ted Talk „The science of cells that never get old“ von Elisabeth Blackburn ca. ab Minute 9.30: www.youtube.com/watch?v=2wseM6wWd74 (Stand: 12. 09. 2021).

Außerdem lässt unsere Stressresistenz im Alter nach, genau wie unser Immunsystem. Wenn wir beides ignorieren, schaden wir uns doppelt.
Vor allem lässt uns Stress schneller altern. Chronischer Stress führt dazu, dass die im Abschnitt „Wieso wir älter werden“ (ab S.22) schon angesprochenen Telomere in unseren Zellen kürzer werden, wovon sämtliche Zellen betroffen sind und damit unser gesamtes System.
Wir können aber die Art und Weise, wie wir altern, beeinflussen, indem wir lernen, mit Stress besser umzugehen.
Und hier kommen Yoga und Meditation ins Spiel:
Schon wenige Minuten täglich sorgen hier für mehr Resilienz und besseres Stressmanagement, weil Yoga und Meditation einen positiven Einfluss auf unsere innere Haltung haben.
Ob wir Stress im Leben haben, können wir oft nicht entscheiden, wohl aber, wie wir damit umgehen.

Das, was wir also zuallererst versuchen sollten wegzulassen, ist chronischer Stress, denn es gibt daran wirklich gar nichts Positives!
Ein gutes Glas Wein am Abend oder etwas THC (Tetrahydrocannabinol bzw. Cannabis) können zwar dabei helfen, sich zu entspannen, aber der Preis für diese Art von Entspannung könnte zu hoch werden, wenn wir nicht vorsichtig dosieren.

Wovon wir dagegen unbedingt mehr brauchen, ist: Entspannung, Gelassenheit, Freude, gesundes Essen, psychische Stabilität, ein gutes soziales Umfeld. Natürlich brauchen wir das nicht erst, wenn wir älter werden, dann aber umso mehr.

Deswegen sollten wir uns dringend Strategien zulegen, die unseren (chronischen) Stress reduzieren, unser Immunsystem stärken und uns dabei helfen, Ausgleich zu finden. Entweder wir beginnen da mit dem Körper und kümmern uns um gute Ernährung, Bewegung und Schlaf.
Oder wir setzen auf der mentalen Ebene an, indem wir uns von unseren Stressquellen befreien und Techniken zur Entspannung und Resilienz erlernen.
Es gibt also nicht nur den Teufelskreis, sondern auch die positive Rückkopplung: Wer mental zufrieden und entspannt ist, fühlt sich körperlich wohler und ist weniger anfällig für Krankheiten.
Wer körperlich fit und gesund ist, fühlt sich meistens auch mental wohl.

Was auch immer uns am leichtesten fällt, damit sollten wir einfach loslegen. Es gibt keinen anderen oder besseren Zeitpunkt als jetzt!

Wichtig ist, dass wir unser Stressmanagement und unsere Resilienz im Alltag optimieren, damit wir auch auf dieser Ebene für ein gutes Älterwerden ansetzen. Das beste Wellnessevent oder der schönste Urlaub nützen auf Dauer nichts, wenn wir nicht im Alltag lernen, Stress zu reduzieren oder zumindest besser damit umzugehen!

Die Frage ist also:
Wie schaffen wir es, den Teufelskreis zu durchbrechen?

Erst einmal brauchen wir eine Art Diagnose:

- *Wie viel chronischen Stress haben wir in unserem Leben?*
- *Können wir an unseren Lebensumständen etwas ändern, sodass dieser Stress reduziert wird?*
- *Wenn das nicht geht: Sind wir eher der Typ, der aktiv ist und bei körperlichen Aktionen ansetzen kann, wie Yoga oder Cardio-Training?*
- *Oder brauchen wir eher ein mentales Stressmanagement mittels Meditation oder Atemübungen?*

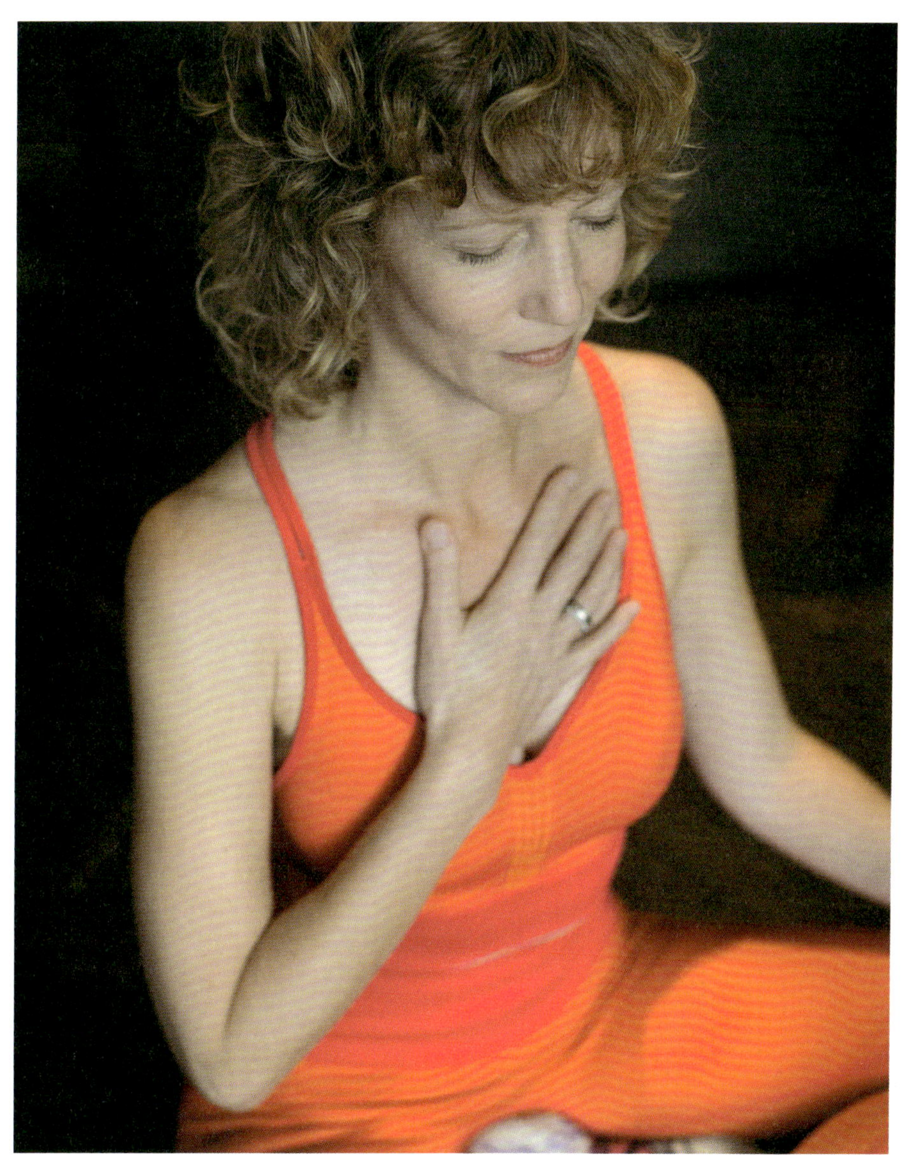

Die Aufwärtsspirale ist das Gegenteil des Teufelskreises. Manchmal braucht es nicht viel, um sie in Gang zu setzen.

Es gibt nichts Gutes, außer man tut es.

Jetzt ist der richtige Moment, um anzufangen.

Vor zehn Jahren wäre es leichter gewesen, mit Yoga anzufangen. Aber genau das werden wir in zehn Jahren auch denken, wenn wir jetzt nicht anfangen!

Weniger:
Stress, Alkohol, Zigaretten, fettes Essen, Zucker

Mehr:
Bewegung, frische Nahrung, Schlaf, Entspannung, Freude

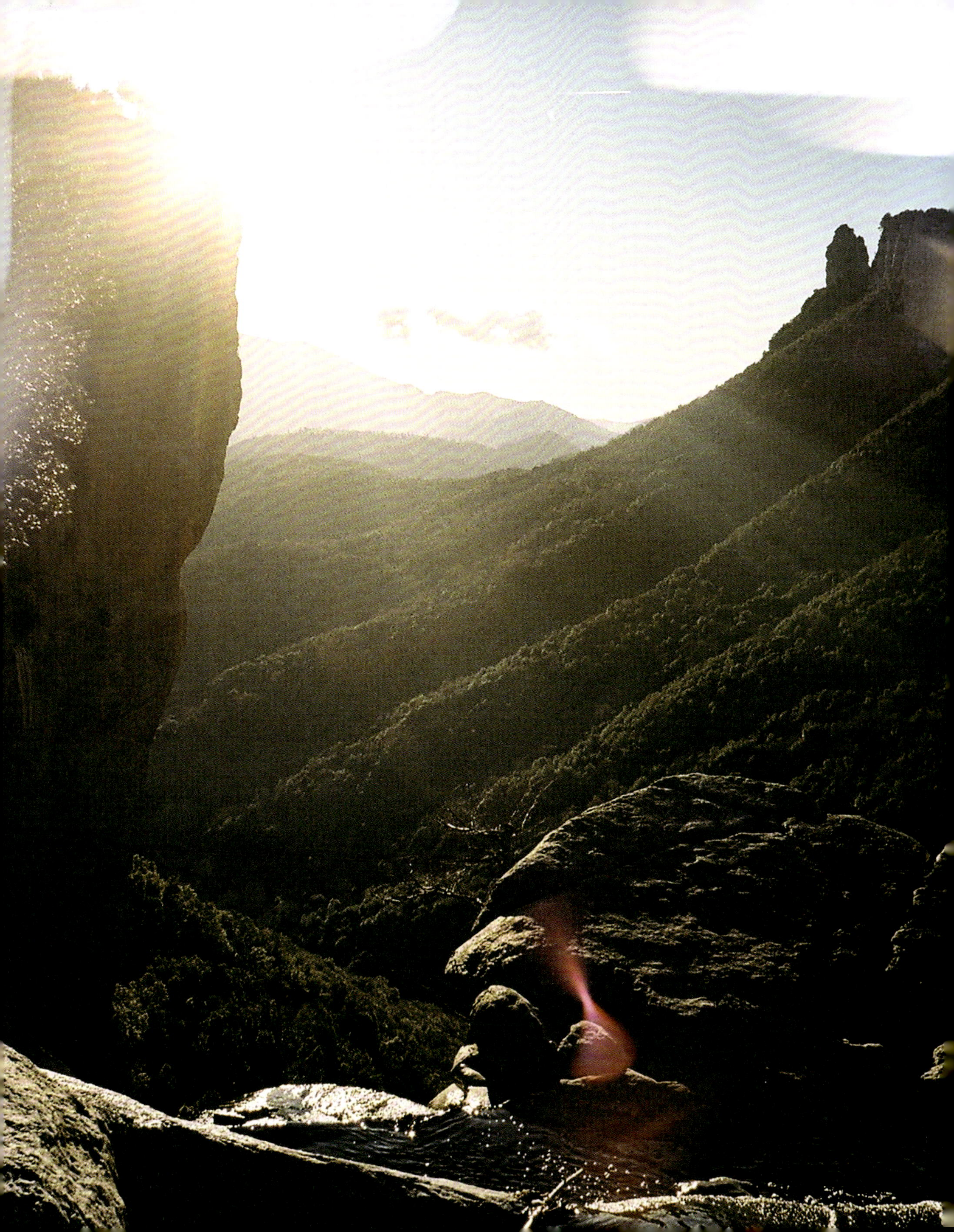

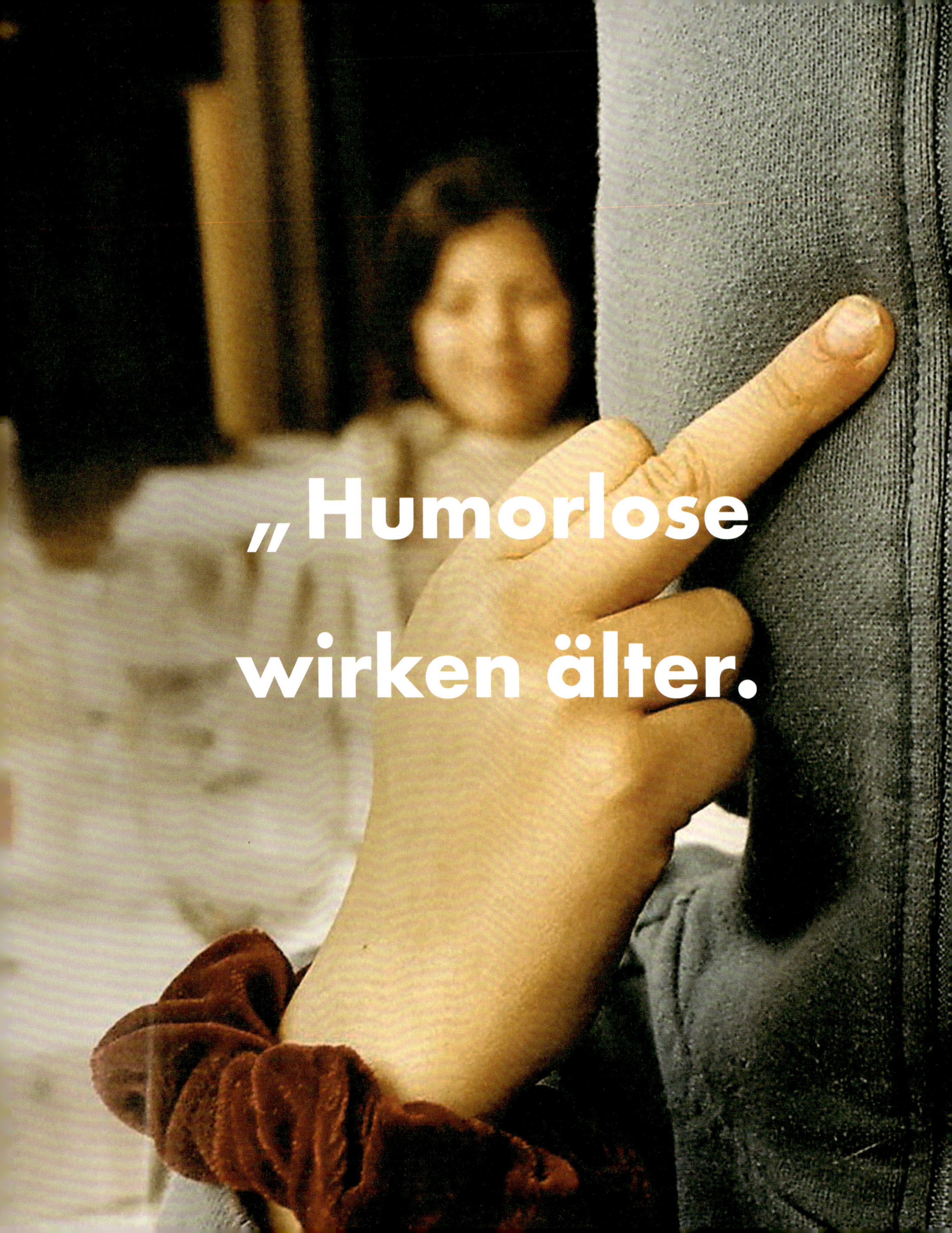
„Humorlose
wirken älter.

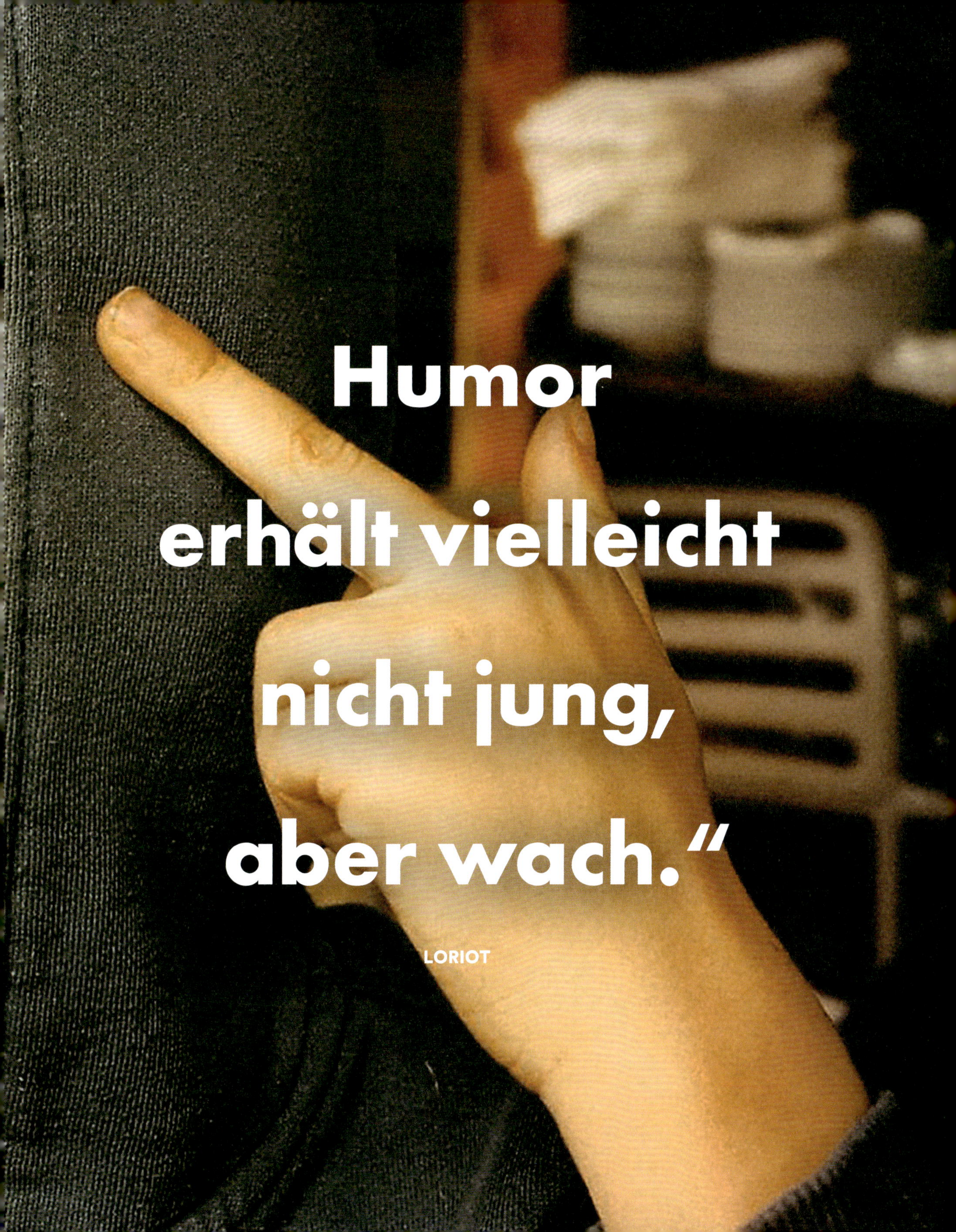
Humor
erhält vielleicht
nicht jung,
aber wach.“
LORIOT

SCHLAF – SCHLÜSSEL ZU ENTSPANNUNG UND WOHLBEFINDEN

Wie wir über Nacht gesund und schön werden

Im Schlaf regenerieren wir uns. Im vegetativen Nervensystem übernimmt der Parasympathikus das Ruder und sorgt für Regeneration. Tagsüber ist eher der Sympathikus aktiv und hält uns körperlich und mental wach.
Diese beiden Gegenspieler sind wie Yin und Yang: Sie ergänzen sich, und wir brauchen beide in Balance, um zu „funktionieren".

Wenn wir gut schlafen, läuft der parasympathische Teil unseres Nervensystems auf Hochtouren und sorgt dafür, dass die Stresshormone im Blut zurückgehen und wir entspannen. Unser Immunsystem wird gestärkt, Mikroentzündungen im Körper werden reduziert; Krankheiten wird so vorgebeugt und auch unser Alterungsprozess wird verlangsamt.
Außerdem lernen wir sozusagen im Schlaf: Die Fähigkeit, uns zu erinnern und logische Entscheidungen zu treffen, wird verbessert. Im Schlaf reguliert der Körper unsere Verdauung und unseren Appetit und wandelt unsere Nahrungsenergie in Muskelmasse um.
Außerdem träumen und verarbeiten wir im Schlaf nicht nur die Ereignisse des Tages, sondern auch schwierige oder sogar traumatische Erlebnisse. Und sogar unsere Kreativität findet ihren Ursprung im Schlaf und in unseren Träumen.

Leider ist es in unserer westlichen Gesellschaft normal geworden, dass wir zu wenig schlafen und uns dadurch eine Menge Probleme einhandeln. Denn alle Vorteile des Schlafs greifen nur, wenn wir regelmäßig und ausreichend schlafen. Sieben bis acht Stunden Schlaf pro Nacht sind optimal, und wir sollten uns auch die Möglichkeit gönnen, länger zu schlafen, also richtig auszuschlafen.

Am sichtbarsten werden die Probleme des Schlafmangels dadurch, dass im Westen immer mehr Menschen zu dick werden, da es einen direkten Zusammenhang zwischen Schlafmangel und Fettleibigkeit gibt (natürlich auch in Zusammenhang mit entsprechender Ernährung – dazu später). Denn wenn wir nicht ausreichend schlafen, haben wir mehr Appetit, essen mehr, als uns guttut, und haben zusätzlich in der Nacht nicht ausreichend Zeit, um die Nahrung gut zu verdauen und in Muskelmasse umzuwandeln. Stattdessen lagert der Körper Fett und Wasser ein. Dieses Körperfett zieht wiederum andere Probleme nach sich, denn es hat sein eigenes

Hormonsystem, das unter anderem Östrogen produziert, aber auch Insulinresistenz verursacht und so Diabetes Vorschub leistet.[10]

Zu wenig Schlaf bedeutet Stress für den Körper. Wenn wir nachts nicht ausreichend entspannen, befindet sich unser Körper durchgehend im bereits erwähnten Flucht- oder Kampfmodus. Das bedeutet unter anderem, dass unsere Darmbakterien, unser Mikrobiom, nicht richtig funktionieren können und unsere Verdauung leidet, was ein weiteres Puzzleteil für einen schlechten Fettstoffwechsel darstellt.

Der Flucht- und Kampfmodus entsteht natürlich nicht durch zu wenig Schlaf, sondern durch Stress, aber Stress führt zu schlechtem Schlaf und so entsteht ein Teufelskreis.

Unser Immunsystem sitzt auch im Darm und braucht gerade im Alter unbedingt den Verbündeten Schlaf, da es in dieser Lebensphase ohnehin schwächer wird. So kann Schlafmangel in der zweiten Lebenshälfte fatale Auswirkungen auf unsere Gesundheit haben: Wenn unser Sympathikus auch nachts weiter „feuert“, entstehen Mikroentzündungen im Körper, die viele gesundheitliche Probleme nach sich ziehen, aber vor allem Krebs begünstigen und auch die Streuung von Krebszellen im Körper.[11]

Und natürlich werden, wie bereits erwähnt, die Telomere in unseren Zellen durch Schlafmangel kürzer, die Zelle stirbt früher ab und wir altern schneller.

Übrigens wirkt sich Schlafmangel natürlich auch auf unser Hormonsystem aus: Bei Männern sorgt er dafür, dass der Testosteronspiegel sinkt, die Qualität der Spermien sich verschlechtert und die Hoden schrumpfen – von der Libido ganz zu schweigen. Und wie wir ja wissen, sorgt ein niedriger Testosteronspiegel wiederum dafür, dass Muskelmasse schlechter aufgebaut werden kann.[12]

Bei Frauen sieht es auch nicht besser aus: Der weibliche Zyklus kann durch Schlafmangel beeinträchtigt werden, und auch der Spiegel des follikelstimulierenden Hormons, kurz FSH, sinkt, sodass es schwieriger wird, schwanger zu werden.

[10] Siehe dazu Matthew Walker, „Das große Buch vom Schlaf“, S. 236.

[11] Siehe dazu ders., S. 259.

[12] Siehe auch dazu ders., S. 249.

Logischerweise ist Schlafmangel auch für Frauen jenseits der Wechseljahre extrem schädlich, selbst wenn sie nicht mehr schwanger werden können.

Wer mehr schläft, sieht besser aus. Wer mehr schläft, ist gesünder, schlanker und vitaler. Wer mehr schläft, lebt länger.

Was wir tun können, um besser zu schlafen

Um in den Genuss von lebensverlängerndem Schlaf zu kommen, können wir eine Menge tun. Zwar braucht ein älterer Mensch grundsätzlich etwas weniger Schlaf als ein junger Mensch, aber wir müssen die sogenannte „senile Bettflucht" nicht hinnehmen.

Auf der mentalen Ebene ist es wichtig zu wissen, dass wir in jedem Alter gut schlafen können. Schlaf ist ein natürliches Bedürfnis des Körpers, das wir aber leider durch unseren Lebenswandel torpedieren, oft ohne es zu wissen.

Dabei ist nicht die Qualität des Schlafs ausschlaggebend, sondern die Dauer. Denn die Dauer ist sozusagen die Qualität.[13] Denn es geht nicht darum, tief und kurz zu schlafen, sondern ausreichend lang, um durch die verschiedenen Schlafphasen zu gehen. Wir haben Phasen, in denen wir traumlos und tief schlafen, dann wiederum Phasen, in denen wir träumen und vieles verarbeiten, das uns tagsüber beschäftigt. Und wir verankern im Schlaf neu Gelerntes und sorgen so für eine gute Gedächtnisleistung.
Wir sollten also für den Schlaf mindestens acht Stunden einplanen, und wenn wir früh aufstehen müssen, dann sollten wir entsprechend früh ins Bett gehen.

Allerdings können wir schon über den Tag verteilt an unserem guten Schlaf „arbeiten", indem wir ein paar Dinge berücksichtigen.
In stressigen Zeiten können wir durch Yoga und Meditation für Ausgleich in Körper und Geist sorgen, und zwar entweder morgens, um mit mehr Energie die Aufgaben des Tages effizienter anzugehen, oder am Abend, um uns „runterzufahren". Oder wir nutzen Yoga und Meditation, um uns vom Stress weniger stressen zu lassen und mehr Resilienz aufzubauen.

[13] Mehr dazu in: Matthew Walker, „Das große Buch vom Schlaf", S. 87.

Kaffee ist ein Thema für sich: Am Morgen ist Kaffee ok, aber je später wir am Tag Kaffee trinken, desto mehr schaden wir unserem Schlaf. Unser Körper produziert einen Stoff namens Adenosin, der das Nervensystem vor Überanstrengung schützt und auch den Schlafdruck auf den Körper im Lauf des Tages erhöht. Koffein kommt aber dem Adenosin sozusagen zuvor. Es dockt an den Rezeptoren an, die eigentlich das Adenosin besetzen muss, um Müdigkeit zu erzeugen. Die Folge ist, dass wir wach bleiben, obwohl wir eigentlich schläfrig werden sollten.[14]

Die Halbwertszeit von Koffein beträgt drei bis fünf Stunden, das heißt, dass nach dieser Zeit immer noch 50 Prozent des Koffeins im Körper zirkulieren – was immer noch eine ziemlich starke Wirkung hat. Rückwärts gerechnet sollte man also die letzte Tasse Kaffee maximal acht Stunden vor dem Schlafengehen getrunken haben! Wer wirklich gravierende Schlafprobleme hat und Kaffeetrinker ist, sollte den Kaffee mal ganz weglassen.
Achtung! Das kann relativ starke Entzugserscheinungen nach sich ziehen – von schlechter Laune bis hin zu starker Migräne. An den Entzugserscheinungen kann man erkennen, welch starke Droge Koffein eigentlich ist. Mich hat das dazu gebracht, fast keinen Kaffee mehr zu trinken und stattdessen auf Matcha-Tee umzusteigen. Aber auch da nur bis zum frühen Nachmittag.

Außerdem müssen wir im Zusammenhang mit dem Schlaf über Drogen im Allgemeinen sprechen, allen voran über Alkohol.
Alkohol kann müde machen, aber der Schlaf unter Drogeneinfluss ist nicht sehr tief und daher auch nicht wirklich erholsam. Auch Substanzen wie Cannabis oder Marihuana helfen uns nicht, zur Ruhe zu kommen. Sie sind eher mit Schlafmitteln zu vergleichen, die betäuben, aber nicht den regenerativen Schlaf fördern, den unser System so dringend braucht.
Was allerdings bei nächtlicher Unruhe gut helfen kann, ist ein Wirkstoff, der auch aus Hanf gewonnen wird, aber keine berauschende Wirkung hat: Cannabidiol oder kurz CBD. CBD wird bei Schmerzpatienten eingesetzt, u. a. bei der Schmerztherapie für Krebspatienten; es hilft gegen Menstruationsschmerzen oder PMS, und auch in und nach der Menopause kann CBD helfen. Es hat keine psychoaktive, sondern eine beruhigende, entzündungshemmende und schmerzlindernde Wirkung und ist dabei ein absolut natürliches Produkt. CBD-Öl gibt es in verschiedenen Konzentrationen in der Apotheke zu kaufen.

[14] Siehe dazu ders., S. 45.

Der Geheimtipp für guten Schlaf aus der ayurvedischen Medizin heißt Ashwagandha, auf Lateinisch: Withania somnifera, auf Deutsch: Schlafbeere.
Der Name ist Programm: Ashwagandha kann bei Schlafstörungen helfen und so auch alle damit verbundenen Probleme reduzieren wie Bluthochdruck, Übergewicht etc.
Es senkt den Cortisolspiegel im Blut und sorgt so für Stressreduktion, was sich natürlich positiv auf unseren Schlaf auswirkt.

Und dann gibt es noch einen körpereigenen Stoff, der bei Schlafproblemen von außen zugeführt werden kann: Melatonin. Dieses Hormon wird vom Körper gebildet, wenn es dunkel wird. Melatonin löst wie Adenosin Schläfrigkeit aus. Wenn wir aber bis kurz vor dem Schlafengehen noch in unsere Computer oder aufs Handys schauen, simulieren wir Tageslicht. Die Melatoninausschüttung damit wird reduziert und wir schlafen schlechter.
Wer Melatonin einnimmt, sollte unbedingt darauf achten, nur eine sehr geringe Menge zu nehmen, damit der Körper die eigene Melatoninproduktion nicht einstellt. Hierzulande ist Melatonin verschreibungspflichtig, also kann der Arzt darüber gut aufklären.

Ein weiterer Punkt ist, wir ahnen es schon, unsere Ernährung, die zumindest am Abend leicht sein sollte. Ein frühes Abendessen ist für den Körper wesentlich gesünder, besonders wenn wir auf unser Gewicht achten wollen/müssen. Leichtes Gemüse, eine Suppe, wenig Fett und möglichst keinen Zucker sind die beste Vorbereitung auf die Nachtruhe.

Für diejenigen, die nachts aufwachen, um dann die Probleme des vergangenen oder folgenden Tages zu wälzen, kann es eine gute Unterstützung sein, sich Zettel und Stift neben das Bett zu legen, um die wichtigsten Themen kurz aufzuschreiben und sie damit aus dem Kopf zu haben. Hier hilft es zu wissen, dass unser Serotoninlevel nachts absinkt. Da Serotonin ein Botenstoff ist, der stimmungsaufhellend und motivierend wirkt, können nachts dann selbst kleine Probleme plötzlich viel größer erscheinen, als wenn wir sie tagsüber betrachten.

Hier ist eine kleine To-do-Liste für einen guten Schlaf:

✓ *Spätestens eine Stunde vor dem Schlafengehen das Handy bzw. den Computer ausmachen.*

✓ *Spätestens um 12 Uhr mittags den letzten Kaffee trinken.*

✓ *Ein frühes und leichtes Abendessen einnehmen, am besten vor 19 Uhr.*

✓ *Bei Sport am Abend eine Entspannungsphase danach einbauen.*

✓ *Yin Yoga am Abend kann den Weg zu einem guten Schlaf ebnen.*

✓ *Die Fußsohlen direkt vor dem Schlafengehen mit einem hochwertigen Lavendelöl einreiben.*

✓ *Bei Einschlafschwierigkeiten eine geführte Einschlaf- oder Entspannungsmeditation machen.*

✓ *CBD-Öl am Abend kann Wunder wirken.*

✓ *Regelmäßige Einnahme von Ashwagandha ist einen Versuch wert.*

✓ *Yin-Übung: Lege dich auf den Boden, das Gesäß nah an der Wand, und lege die Beine an der Wand hoch. Schließe die Augen und atme ruhig und gleichmäßig ein und aus für ungefähr fünf Minuten.*

Praxis:

Linksseitige Nasenatmung: Verschließe sanft das rechte Nasenloch und atme links ein. Lass das rechte Nasenloch weiterhin verschlossen und atme links wieder aus und dann auch links wieder ein. Wiederhole dies für ein paar Minuten.

Diese einfache Atemübung führt innerhalb kurzer Zeit zu einer Beruhigung der Atemfrequenz. Außerdem ist das linke Nasenloch mit Ida-Nadi verbunden, einem Energiekanal, der den Parasympathikus aktiviert und so für Entspannung und Regeneration sorgt. Beides, die Yin-Übung und die Atemübung, kannst du auch anwenden, wenn du bereits im Bett liegst.

Hol dir die To-do-Liste direkt auf dein Smartphone.

KÖRPERLICHE VERÄNDERUNGEN UND IHRE KONSEQUENZEN

Einschränkungen im Alter durch Verschleiß

Eine körperliche Begleiterscheinung des Älterwerdens ist, dass wir nicht mehr so stark, schnell und flexibel sind. Das passiert natürlich nicht über Nacht, aber es passiert. Je eher wir uns um unser körperliches Wohlergehen kümmern, desto weniger leiden wir unter den Begleiterscheinungen des Alterns. Trotzdem müssen wir anerkennen, dass wir uns verändern und manche Dinge einfach mühsamer werden. Allein durch die hormonellen Veränderungen (Östrogenrückgang) wird zum Beispiel unsere Knorpelmasse in den Gelenken in Mitleidenschaft gezogen, was zu Arthrose – einer Abnutzungserscheinung in den Gelenken – führen kann.
Es kann zum Beispiel passieren, dass dann die Handgelenke auf einmal unser Körpergewicht nicht mehr tragen können, die Schulter klemmt oder schmerzt – ganz zu schweigen von der „Frozen Shoulder“, bei der wir die Schulter gar nicht mehr mobilisieren können. Die Knie beginnen vielleicht zu knirschen oder tun einfach weh, der Rücken ist nicht mehr so belastbar und eventuell haben wir auch schon einen Bandscheibenvorfall hinter uns.
Auch durch Testosteronrückgang (bei Männern und Frauen) haben wir es schwerer, Muskelmasse aufzubauen, die unser Knochengerüst trägt und stützt.

Auch wenn wir das Glück hatten, bisher ohne Unfälle und deren körperliche Folgen zu leben, fordert uns das Älterwerden heraus: Wir alle machen dabei auf Dauer die Erfahrung, schwächer, langsamer, weniger belastbar und insgesamt eingeschränkter zu sein.

Und ganz abgesehen von den Verschleißerscheinungen müssen wir uns auch der Tatsache stellen, dass unsere Muskulatur nicht mehr so schnell aufgebaut werden kann, unser Bindegewebe an Elastizität verliert und wir steifer werden.
Wir müssen mehr tun, um das zu erhalten, was ist, oder andersherum formuliert: Aufbau wird immer schwerer.
Hier stellt sich also die Frage, wie wir unter diesen schwieriger werdenden Bedingungen trotzdem noch fit, gesund und schön sein können. Die Antwort darauf lautet: Indem wir unser Fitnessprogramm den veränderten Bedingungen anpassen.

Wir dürfen nicht so tun, als wäre alles wie immer – und genau hier liegt die Herausforderung: Wer will schon zugeben, dass manches schlechter funktioniert, einfach weil wir älter werden?

Auch bei der Ernährung gilt: Einfach so weitermachen führt in die falsche Richtung. Wir müssen unsere Nahrung anpassen, weniger essen, anders essen, zu anderen Zeiten essen. Dazu später mehr.

Anzuerkennen, dass unser Körper sich verändert und wir mit einem gewissen Verschleiß umgehen müssen, ist der erste Schritt in die richtige Richtung. Wir sind diesem Prozess aber nicht hilflos ausgeliefert und können mit einem entsprechenden Lifestyle eine Menge dafür tun, dass unser Verschleiß weniger dramatisch verläuft oder deutlich langsamer.

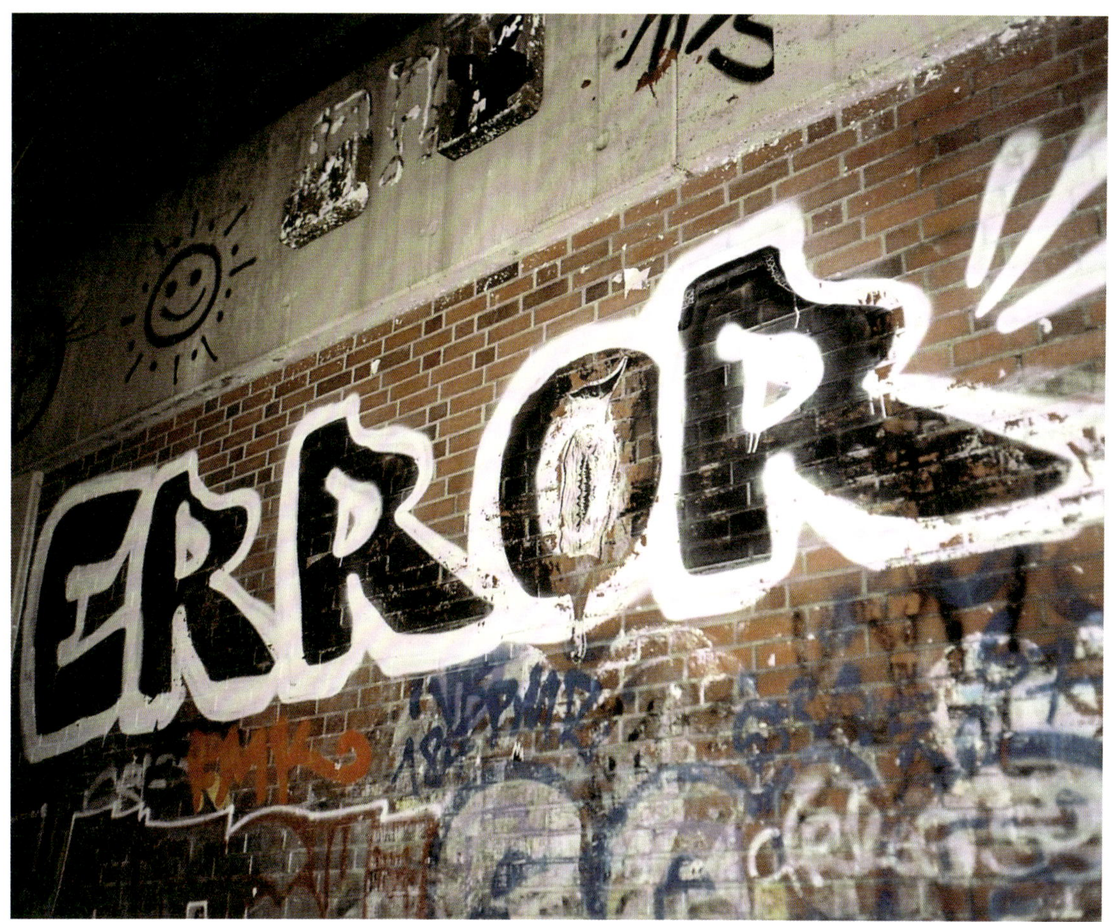

Verschleiß ist normal.

Nicht alt zu werden bedeutet, jung zu sterben.

Im Flow zu sein bedeutet, mit der eigenen Zeit zu gehen und Rücksicht auf sich selbst zu nehmen.

Durch liebevolle Selbstfürsorge können wir Verschleiß und Abbau reduzieren.

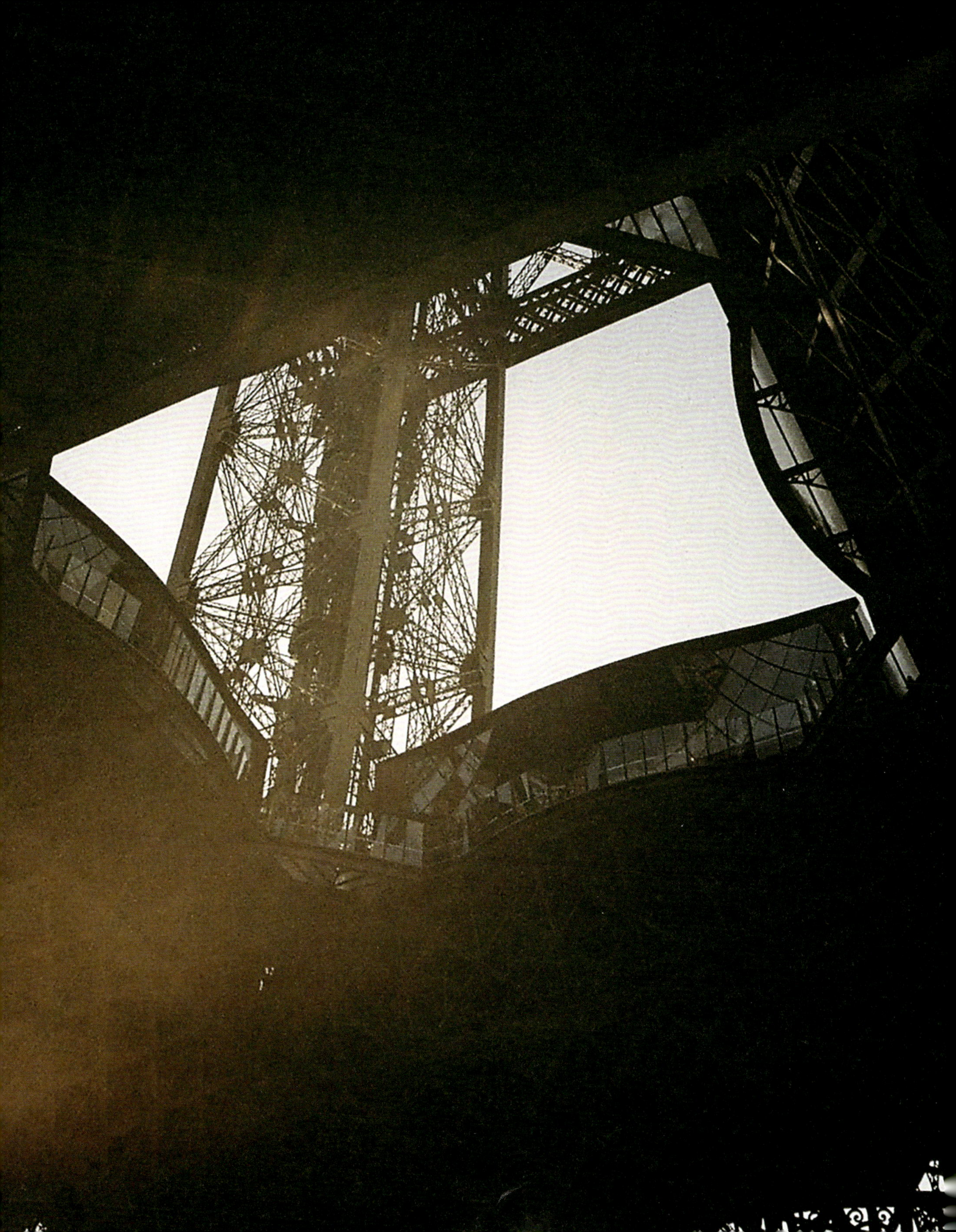

YOGA, BIS WIR 100 WERDEN

Die Yogapraxis anpassen

In den sozialen Netzwerken sieht man immer wieder ziemlich alte Frauen oder auch Männer, die unglaublich beweglich und kraftvoll Yogastellungen halten. Das ist beeindruckend, aber eher die Ausnahme als die Regel. Wir wissen meist nichts über ihr Leben, über ihren Yogaweg, ihre Gesundheit im Allgemeinen oder ob sie irgendwelche Mittel nehmen, die wir vielleicht niemals nehmen würden. Daher gilt für uns: Jeder Mensch ist anders, jeder braucht etwas anderes und alles, was gerade ist, ist okay und darf sein.

Leistungsdruck ist im Yoga immer fehl am Platz, egal in welchem Alter. Yoga soll uns dienen, nicht wir dem Yoga. Wir sollten also immer wieder einen inneren Check-up machen und genau in uns selbst hineinfühlen: Wie geht es mir? Wie ist mein Energielevel? Wie fühle ich mich? Tut mir etwas weh? Brauche ich eher eine energetisierende Yogapraxis oder eine beruhigende? Das heißt, dass wir uns diesen Check-up jeden Tag gönnen sollten und nicht nur alle paar Jahre. Es kann nämlich sein, dass wir, wenn wir unser Pro-Age-Programm ernst nehmen, uns mit 60 insgesamt besser fühlen als mit 50. Daher kann die Reise in alle Richtungen gehen.

Ich erlebe es oft, dass am Anfang meiner Yogaretreats Teilnehmende auf mich zukommen, um mir zu „beichten", was sie alles nicht können oder vor welchen Stellungen sie regelrecht Angst haben. Manchmal habe ich das Gefühl, ein Schwerpunkt meiner Arbeit als Yogalehrerin ist es, meinen Schülerinnen und Schülern den Druck zu nehmen, etwas auf der Matte leisten zu müssen. Natürlich kann ich im Rahmen eines Retreats nicht genauso auf jede Einzelne eingehen wie in einer Privatstunde, aber ich bemühe mich darum, eine Atmosphäre der Akzeptanz zu schaffen und mit allem, was wir können oder auch nicht können, liebevoll umzugehen.

Für mich ist Yoga ein Akt der Selbstliebe und Selbstfürsorge und ein Ausdruck von Gewaltfreiheit: AHIMSA – eines der Yamas, über die ich im dritten Teil des Buches noch mehr erzählen werde.

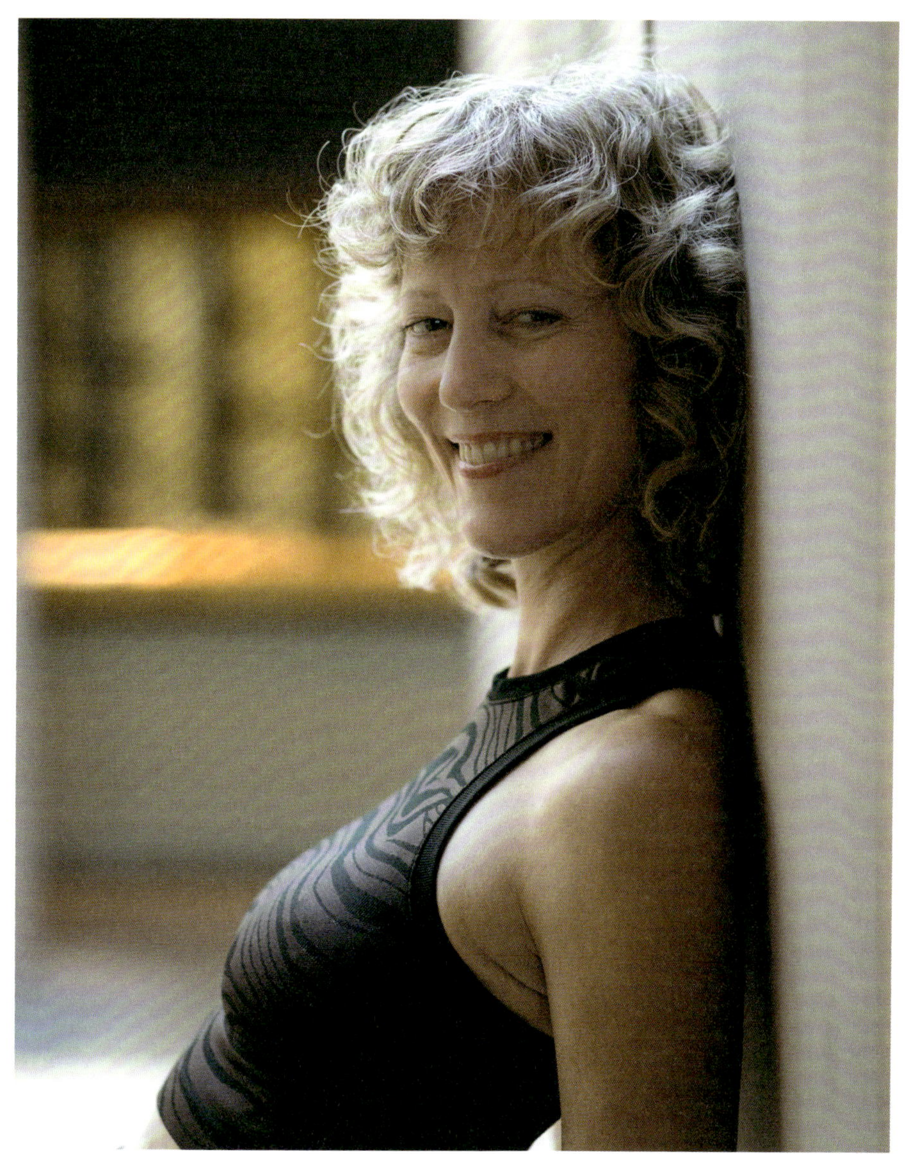

Yoga sollte uns dienen, nicht wir dem Yoga.

Ahimsa bedeutet Abwesenheit von Gewalt – für Körper und Geist.

Unsere innere Haltung bestimmt unsere körperliche Praxis.

Unsere körperliche Praxis beeinflusst unsere innere Haltung.

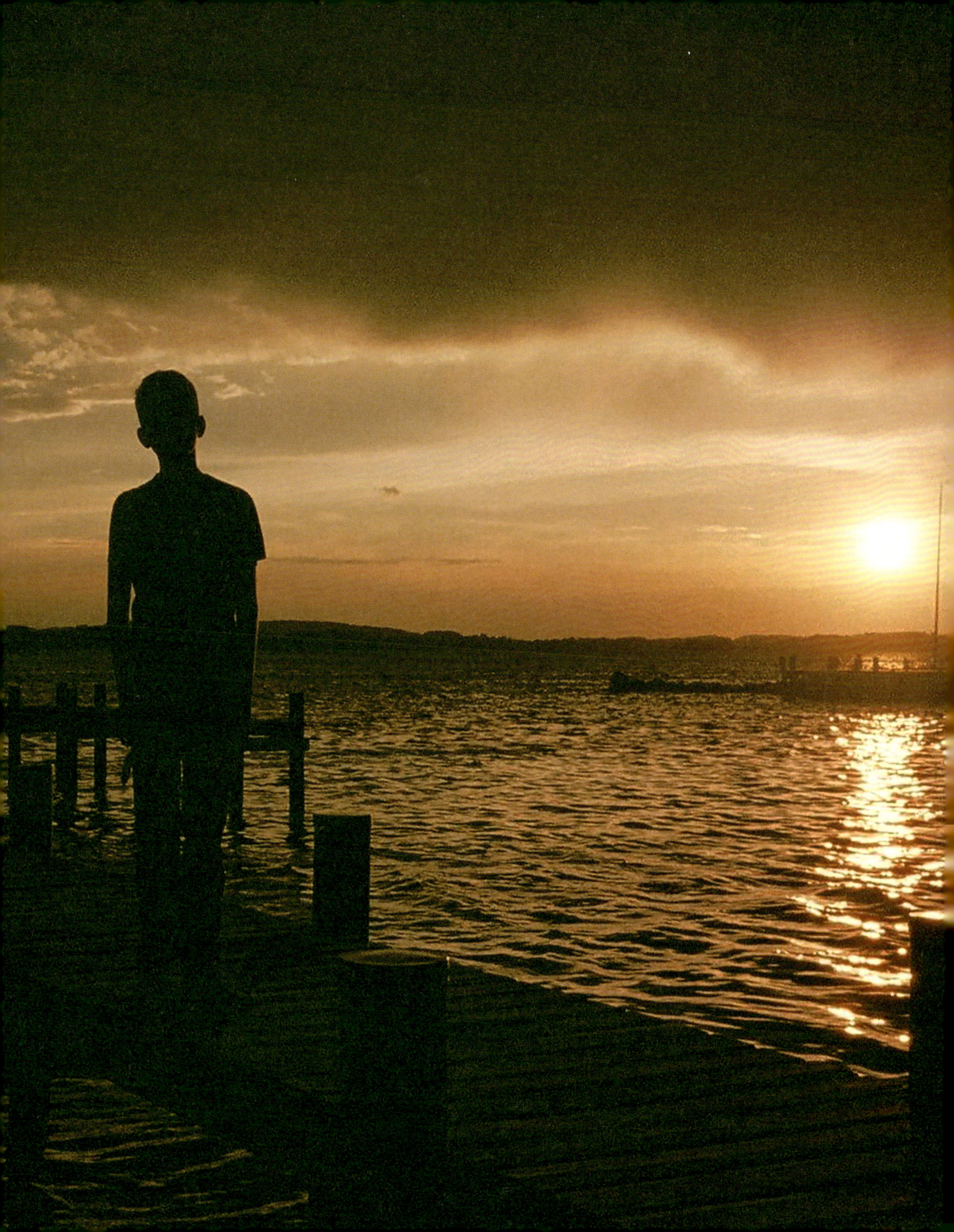

Welche Yogapraxis ist sinnvoll?

Wie schon erwähnt, fällt es uns mit zunehmendem Alter schwerer, flexibel zu bleiben und Muskulatur aufzubauen. Schon um einfach nur den Status quo zu halten, müssen wir mehr tun als früher, und um mehr Kraft oder Flexibilität aufzubauen, müssen wir nun deutlich mehr Aufwand betreiben.
Doch stärkt Yoga nicht nur die Muskulatur, sondern auch die Knochen: Indem wir unsere Muskeln im Yoga belasten, trainieren wir gleichzeitig auch unsere Sehnen, Bänder und Gelenke und fördern die Knochendichte. Ein Knochen, der nicht benutzt und belastet wird, stellt sein Wachstum ein und durch die Bewegung und Belastung beugen wir Osteoporose vor.[15]

Was aber fast noch wichtiger ist: Wenn wir flexibel und geschmeidig bleiben, können wir langfristig Schmerzen und Fehlhaltungen lindern oder gar ganz verhindern! Besonders die Wirbelsäule profitiert von einer kräftigen, stützenden Muskulatur und einer gleichzeitigen guten Beweglichkeit.

Yoga ist das optimale Mittel, um uns beim Älterwerden in alle Richtungen zu unterstützen, weil es beide Themen in sich vereint – Kraft und Flexibilität. Außerdem schenkt uns eine regelmäßige Yogapraxis nicht nur positive körperliche Resultate, sondern bringt uns auch mental auf ein neues Level.

Das Wort Yoga kann man übersetzen mit „vereinen, zusammenbringen, in Verbindung treten", und die tägliche Yogapraxis bringt Körper und Geist zusammen und vereint Kraft mit Flexibilität, Energie mit Ruhe. Yoga schenkt uns die Mitte zwischen den Extremen, Ausgleich, Achtsamkeit, Sensibilität, Resilienz. Und wenn wir auf eine für uns angemessene Art Yoga praktizieren, können wir damit sehr viel erreichen.

Mein Yogastil, den ich seit vielen Jahren praktiziere, unterrichte und in dem ich auch selbst Lehrende ausbilde, heißt ANUSARA Yoga. Anusara bedeutet, in Verbindung mit etwas Höherem zu sein und dem eigenen Herzen, dem eigenen Flow zu folgen. Dieser Yogastil verbindet eine sehr gute körperliche Ausrichtung mit den Inhalten der tantrischen Philosophie: Der Körper ist unser Mittel zur höchsten Freude. Über Yoga, die Arbeit mit dem Körper und den Geist, können wir Erleuchtung erlangen oder zumindest ein inneres und äußeres Gleichgewicht

[15] Dr. med. Christiane Northrup, „Die Weisheit der Wechseljahre", S. 455.

erreichen. Im Anusara Yoga legen wir großen Wert auf die Biomechanik im Körper und wenden sie in jedem Asana an, sodass das Verletzungs- und Verschleißrisiko gering ist. Dadurch ist Anusara Yoga auch für ältere Menschen sehr gut geeignet.
Und der Grundsatz, dass jeder Körper seiner eigenen optimalen Blaupause folgt, ist sogar Teil der Anusara-Philosophie. So können wir unsere Praxis jederzeit unseren Bedürfnissen anpassen und dafür sorgen, dass wir schmerzfrei Yoga üben können, oder falls wir Schmerzen durch Arthrose oder Ähnliches haben, gute und sichere Varianten finden. Wir müssen also nicht auf Yoga verzichten, wenn wir im Lauf unseres Lebens feststellen, dass wir manche Übungen nicht mehr machen können oder wollen. Vielmehr können wir mit den Ausrichtungsprinzipien des Anusara-Yoga, auf die ich weiter unten noch eingehen werde, bis ins hohe Alter sogar noch Fortschritte in der körperlichen Praxis erreichen. Auf der spirituellen Ebene hilft uns die tantrische Philosophie dabei zu erkennen, dass Licht und Schatten zwei Aspekte derselben Sache sind. Es geht nicht darum, zu bewerten oder zu wählen, es geht nicht um Entweder-oder, sondern um ein Sowohl-als-auch. Älter zu werden ist ein Teil unseres Lebens, genauso wie die Jugend ein Teil davon ist. Beides wertzuschätzen und als gleichwertige Aspekte derselben Sache anzunehmen ist die Hilfestellung, die wir hier bekommen. Alles darf sein, auch Verschleiß und Verfall. Sie gehören zum Leben einfach dazu. So können wir jede Phase unseres Weges mit klarem Bewusstsein für die Veränderungen gehen und damit arbeiten.

Ein weiterer Yogastil, der das Anusara Yoga wunderbar ergänzt, ist Yin Yoga, das ich so sehr liebe, dass ich auch Yin-Yoga-Lehrerin geworden bin und für Pro Age Yoga beide Stile miteinander verschmelze.

Yin steht für das Prinzip des Zulassens und Loslassens – es wirkt direkt auf den Parasympathikus ein. Yin ist die Qualität, die wir unbedingt brauchen, um gelassen älter zu werden. Im Yin Yoga dreht sich alles um die Meridiane im Körper und um die Elemente aus der TCM (Traditionellen Chinesischen Medizin). Die Yin-Yoga-Stellungen werden so ausgeführt, dass sie moderat bis wenig herausfordernd sind und sie zu jeder individuellen körperlichen Voraussetzung passen. Es gibt für jede Stellung viele Varianten und somit auch hier kein Richtig oder Falsch. Jede Stellungsgruppe kann für die Stimulierung verschiedener Meridiane eingesetzt werden und so unsere inneren Organe positiv beeinflussen. Außerdem werden die Verklebungen unseres Fasziengewebes im Körper gelöst, weil Yin Yoga in fast allen Stellungen einen dehnenden

Aspekt hat und wir meistens für mehrere Minuten in die Stellungen hineingehen.
Gerade in unserer hyperaktiven westlichen Welt ist Yin Yoga die optimale Entspannung und eine wahre Wohltat.

Yogapraxis bei unterschiedlichen Problematiken

Nicht nur durchs Älterwerden, sondern auch durch Verletzungen oder Unfälle haben viele von uns körperliche Schwierigkeiten. Das Spektrum von Yoga ist so breit, das für jedes Problem eine angemessene Variante gefunden werden kann. Dabei spreche ich sowohl von Yogastilen als auch von Stellungsvarianten.

Wie gehen wir also um mit den vielen Problemen und Möglichkeiten? Was tun wir, wenn zum Beispiel die Handgelenke unser Gewicht nicht mehr tragen können? Wenn die Schultern weh tun? Wenn wir Arthrose in den Knien haben? Bei Bandscheibenvorfällen oder Rückenschmerzen? Oder aber bei Problemen mit den Füßen?

Wichtig ist, dass wir uns prinzipiell gut ausrichten. Im Anusara Yoga legen wir Wert darauf, dass die Füße hüftweit und die Arme schulterweit ausgerichtet sind. Der Körper orientiert sich an der Mittelachse: Von der Seite aus betrachtet stehen die Knie senkrecht über den Fußgelenken, die Hüften senkrecht über den Knien, die Schultern senkrecht über den Hüften und der Kopf ist in der Verlängerung der Wirkbelsäule.
Von vorne aus betrachtet, stehen auch hier die Gelenke senkrecht übereinander: Füße und Knie sind hüftweit, Handgelenke, Ellenbogen und Schulter in einer Linie. Diese universellen Ausrichtungsprinzipien lassen sich auf jede Stellung anwenden und sorgen so für Sicherheit in der Yogapraxis und Schutz vor Verletzungen.

Wir achten hier darauf, dass die Knie- und Ellenbogengelenke nicht überstreckt werden und immer eine Minibeuge haben, und wir sorgen durch „Core Action“ dafür, dass der untere Rücken stabilisiert und gehalten wird. So arbeiten wir einem Hohlkreuz entgegen. Außerdem ist bei abgewinkelten Knien wichtig, dass das Kniegelenk immer senkrecht über dem Fußgelenk steht und nicht nach innen oder außen ausweicht. Wer diese Basis-Ausrichtung berücksichtigt, hat schon sehr viel richtiggemacht!

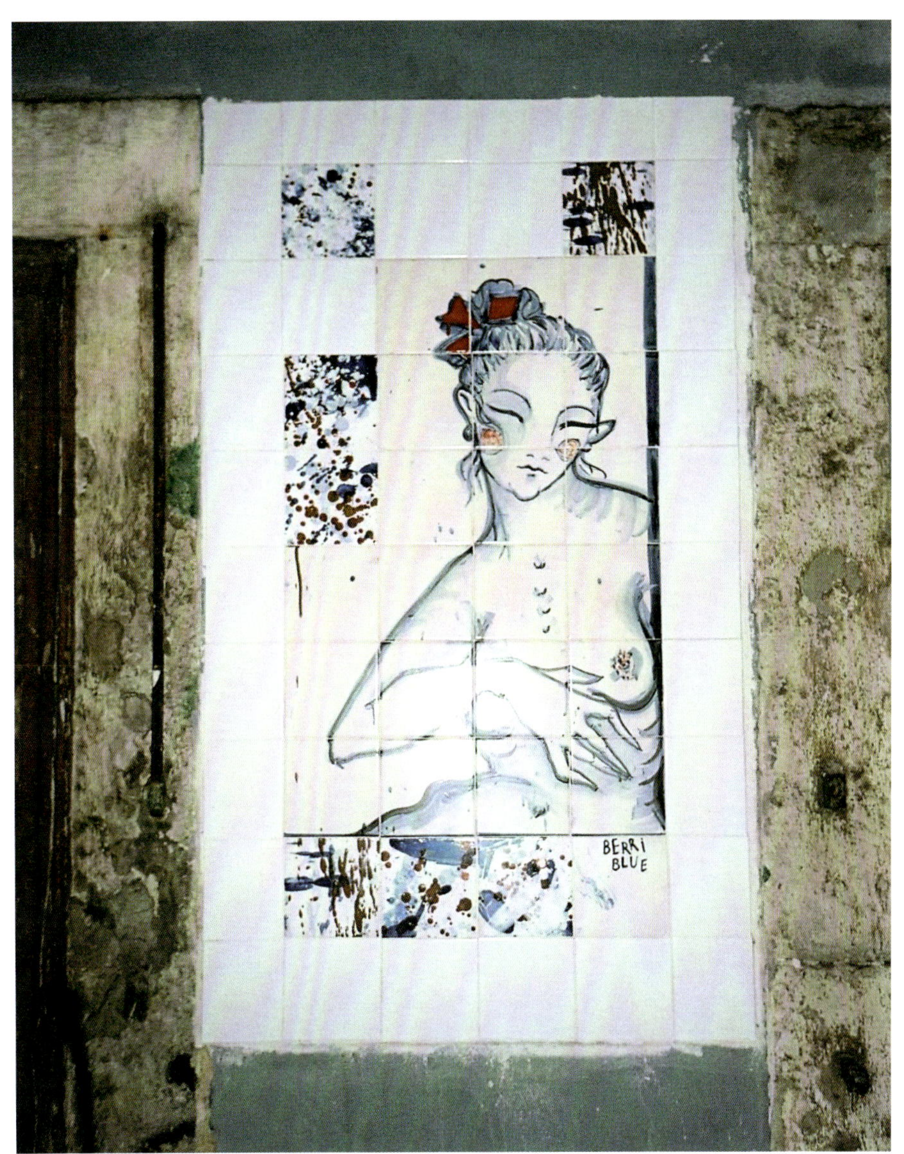
BERRI
BLUE

Grundsätzliche Ausrichtung

Ohne Atem kein Yoga! Yogapraxis ist immer eine Verbindung von Atem und Bewegung. Wir nutzen den Atem aktiv für die Übergänge von einer Yogastellung zur anderen. Auch während wir eine Stellung halten und es mal etwas anstrengender wird, können wir mit dem Atem pulsieren und so dafür sorgen, dass wir in der Stellung nicht erstarren. Das hilft uns auch jenseits der Yogamatte weiterzuatmen, wenn es mal stressig wird. So gesehen ist der Atem die wichtigste Basis unserer Yogapraxis.

Energieflüsse im Körper – Beispiel Trikonasana:

Unter Energieflüssen verstehen wir im Anusara Yoga, dass unser Körper nicht nur anatomisch korrekt ausgerichtet, sondern auch energetisch aktiv ist. Die drei Fokuspunkte im Körper werden je nach Yogastellung genutzt, um von der Basis aus Energie zu ihnen hinzulenken und von dort auch wieder auszustrahlen. Die muskuläre Energie fließt zum jeweiligen Fokuspunkt hin, mit der organischer Energie strahlen wir vom Fokuspunkt aus. Die Innere und Äußere Spirale bilden eine Art „Verschraubung“, mit der wir noch mehr Stabilität in die Stellung bringen und so für eine sichere und gelenkschonende Ausrichtung sorgen.

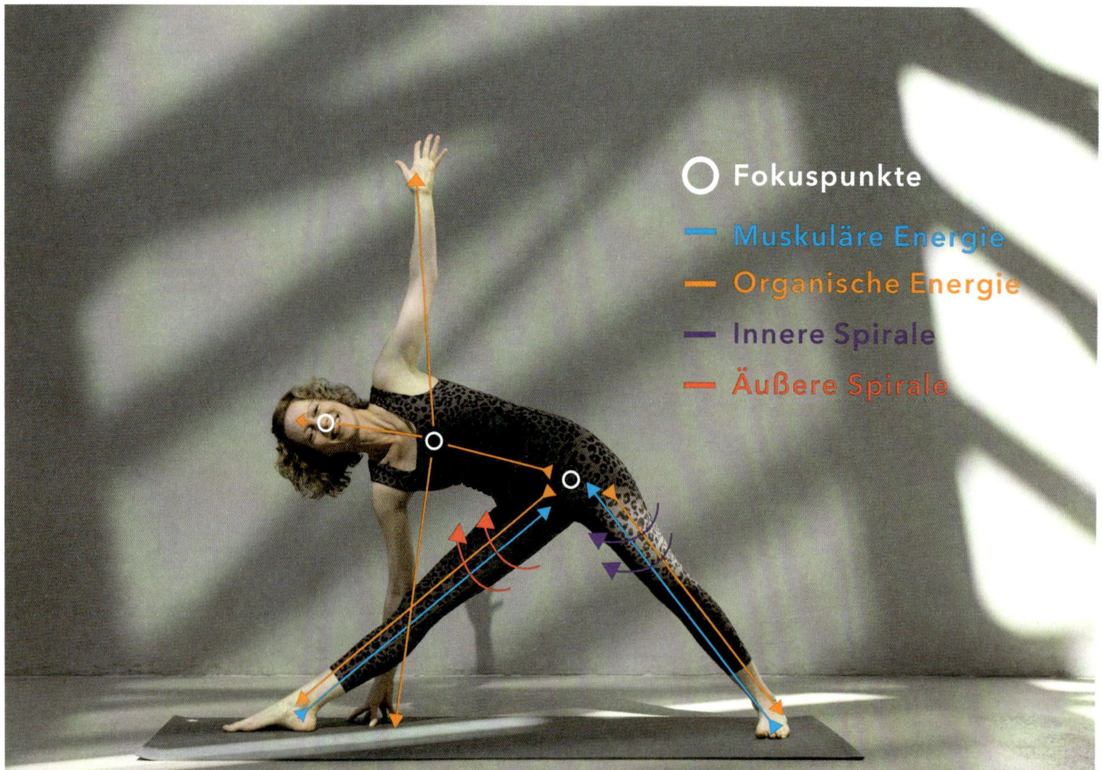

Vertikale seitliche Ausrichtung – Beispiel Tadasana:

Schultern über Hüften über Fußgelenken. Im Anusara Yoga nennen wir das die „Loops“. Sie sorgen dafür, dass wir weder nach vorne noch nach hinten ausweichen, sondern den gesamten Körper in einer starken Linie von den Füßen bis zur Kopfkrone ausrichten. Die Fußbögen werden angehoben, die Knie vor Überstreckung geschützt, die Leisten bleiben weich, der untere Bauch wird stabilisiert und der untere Rücken vor einem Hohlkreuz geschützt. Die Schulterblätter stützen von hinten den Herzraum und sorgen so für eine gute Aufrichtung, die Kopfkrone zieht nach oben.

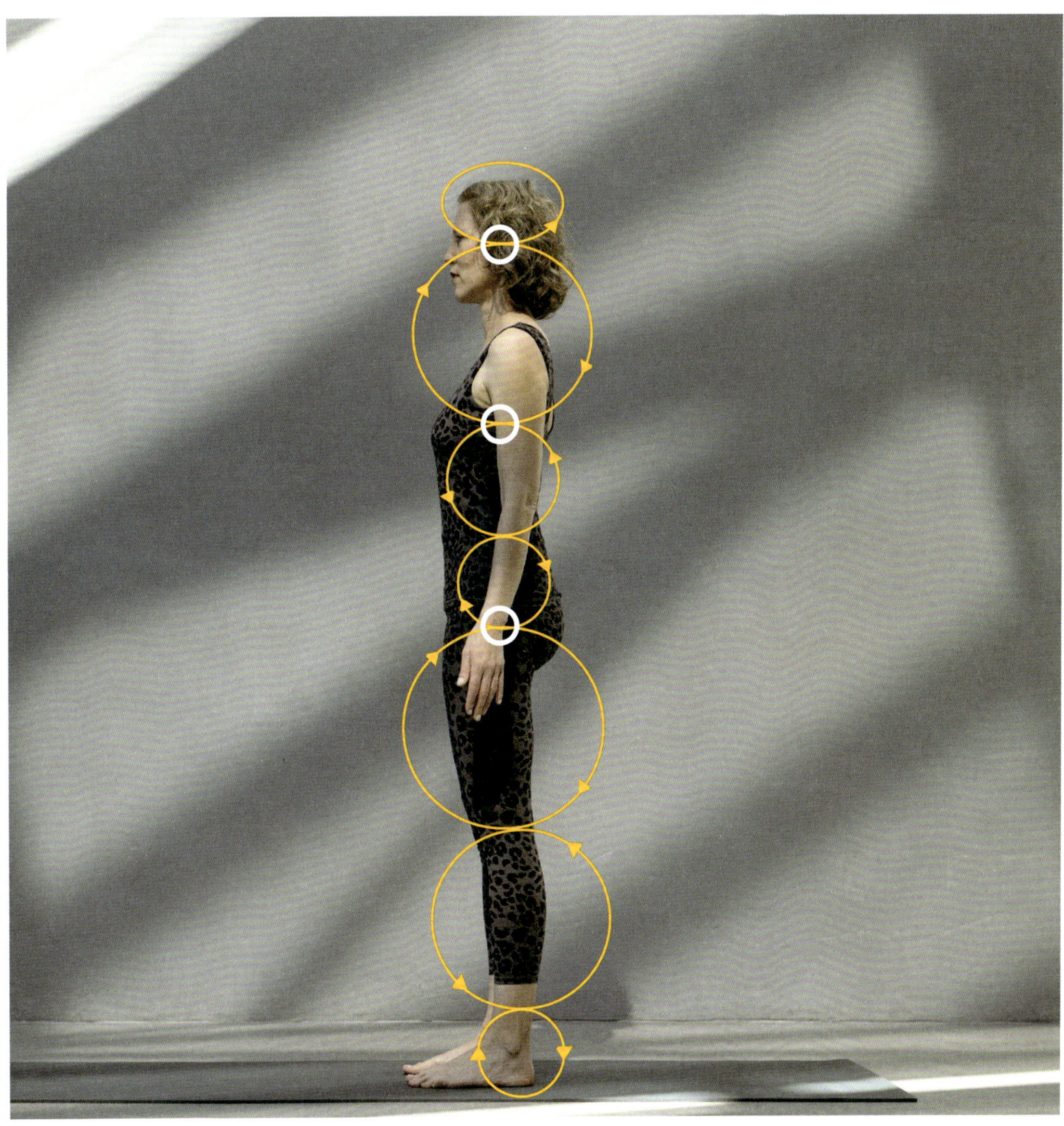

Vertikale frontale Ausrichtung – Beispiel Tadasana:

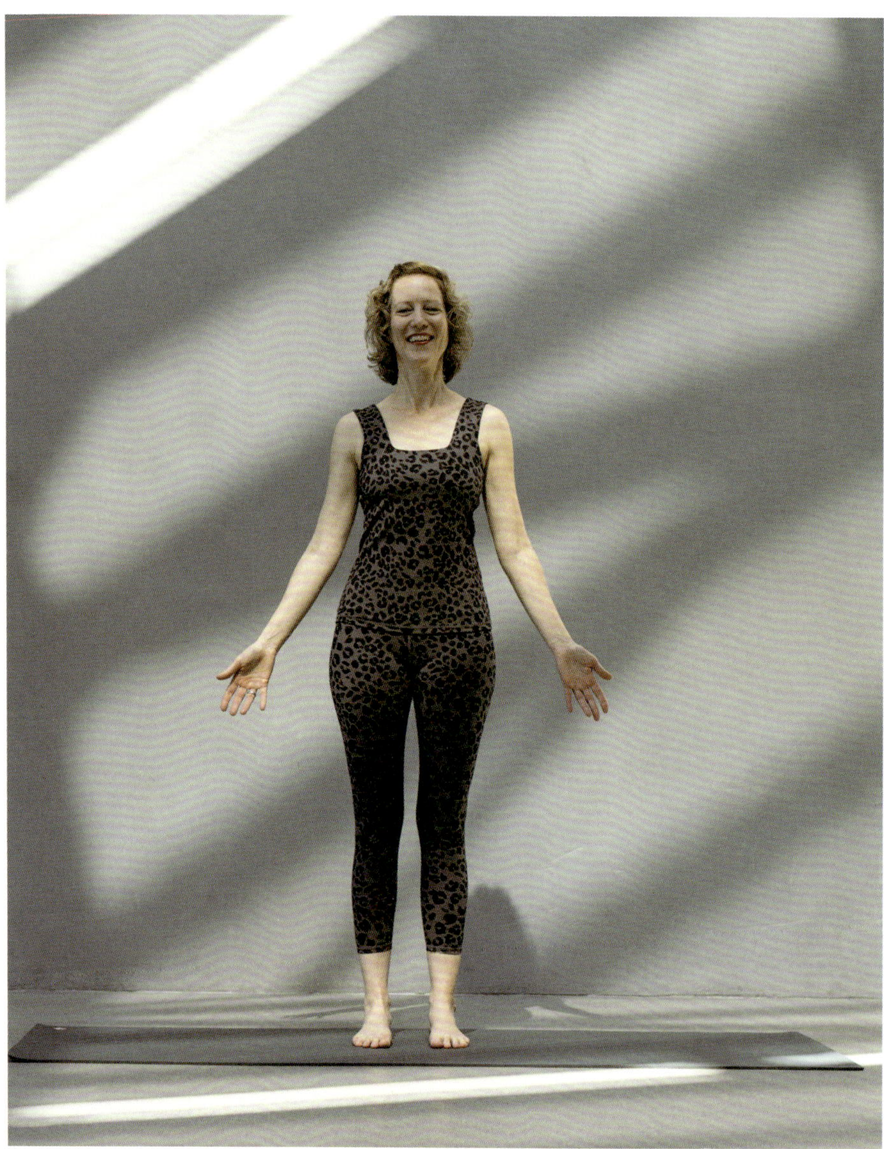

Hüftgelenke über Kniegelenke über Fußgelenke

Ausrichtung Knie – Beispiel Virabhadrasana 2:

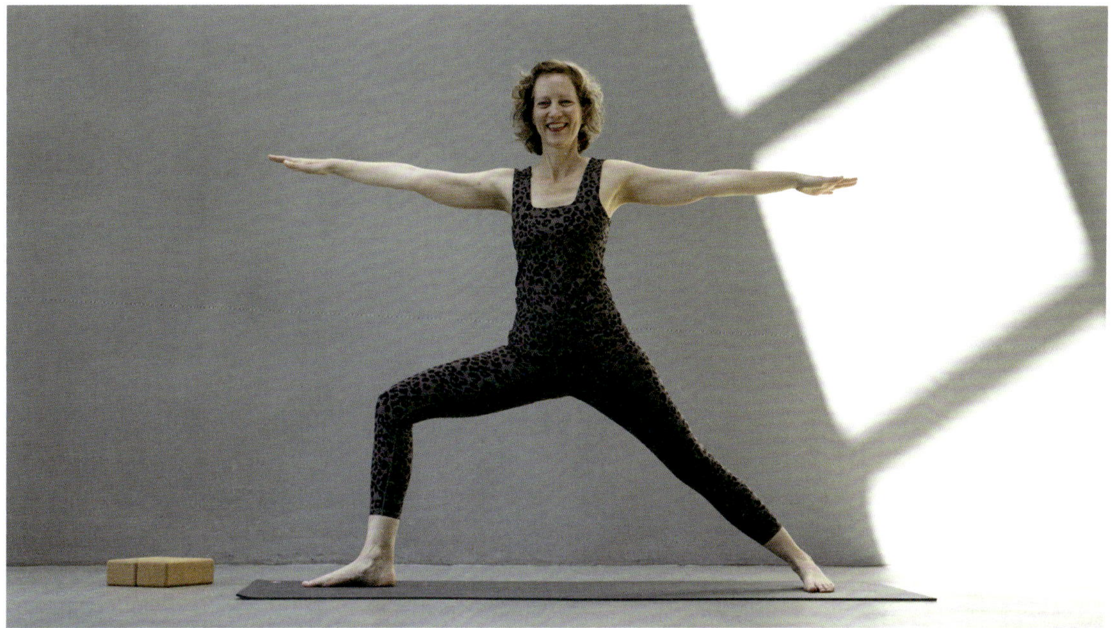

Knie über Fußgelenk

Ausrichtung Fuß – Beispiel Oberschenkeldehnung:

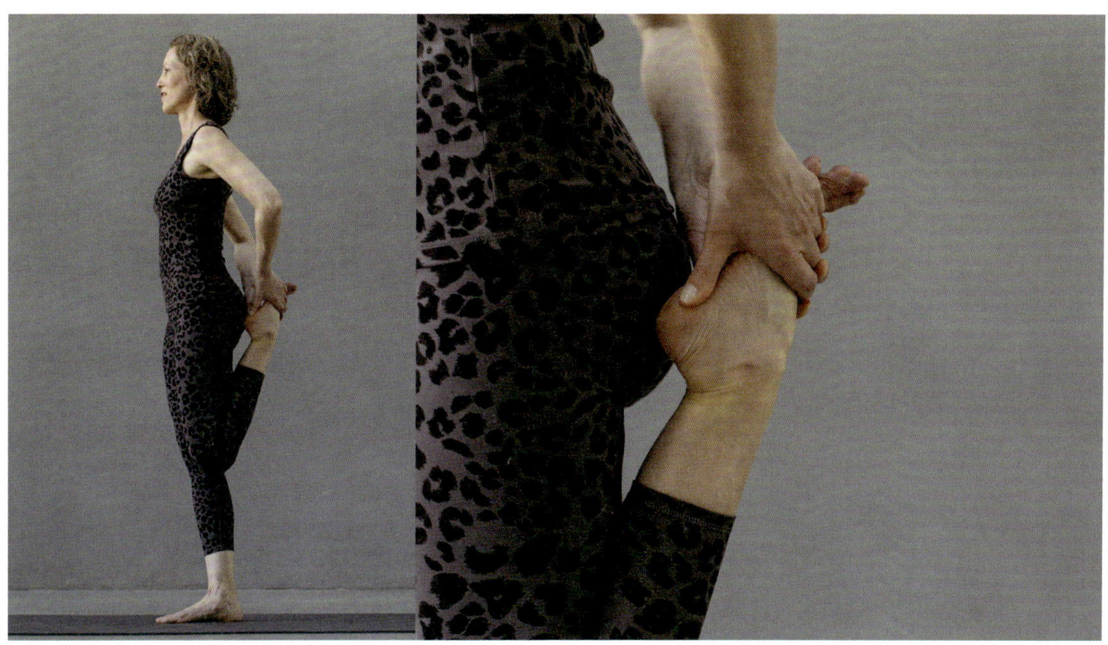

Fußflexung: Schutz bei gebeugten Knien

Ausrichtung Hände – Beispiel Vierfüßlerstand:

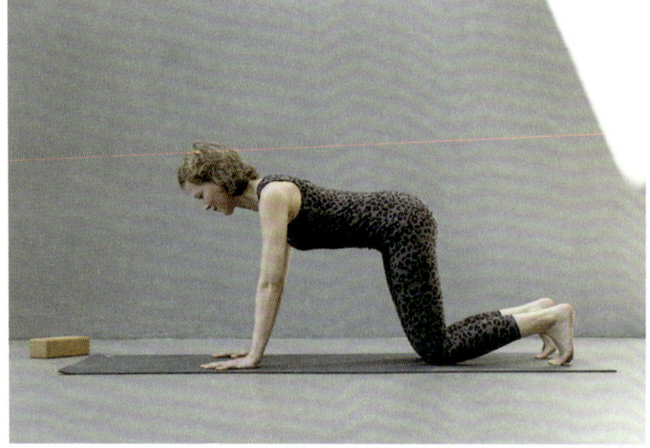

Handgelenke unter den Schultergelenken

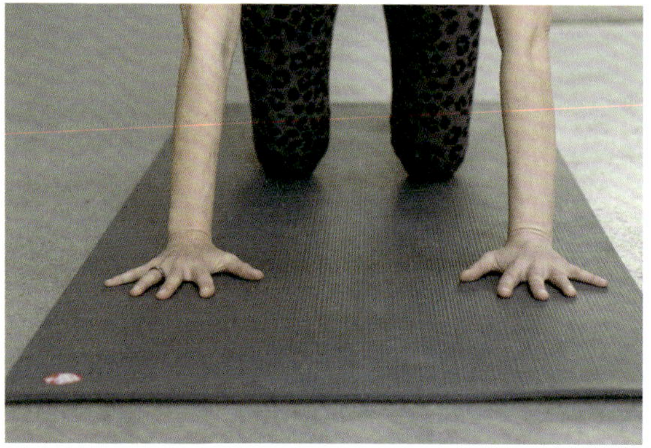

Handgelenksfalten parallel zum Mattenrand

Bei Schmerzen in den Handgelenken:

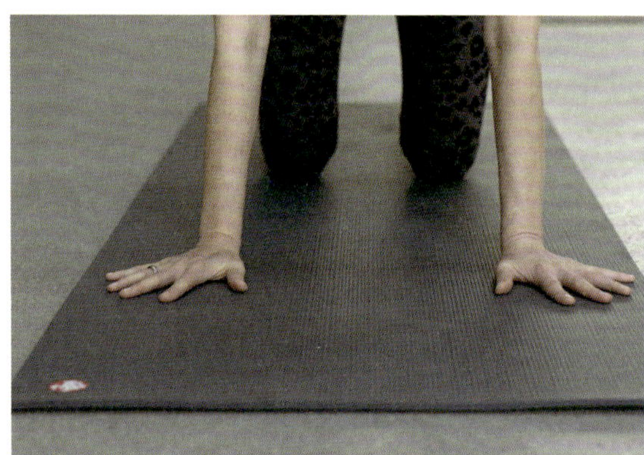

Variante 1 – leicht ausgedreht

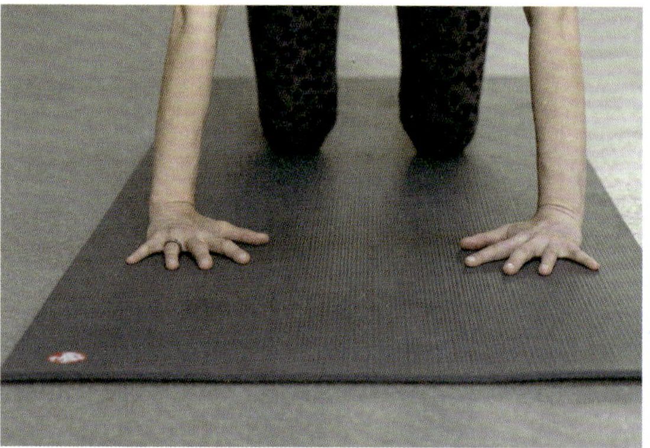

Variante 2 – leicht eingedreht

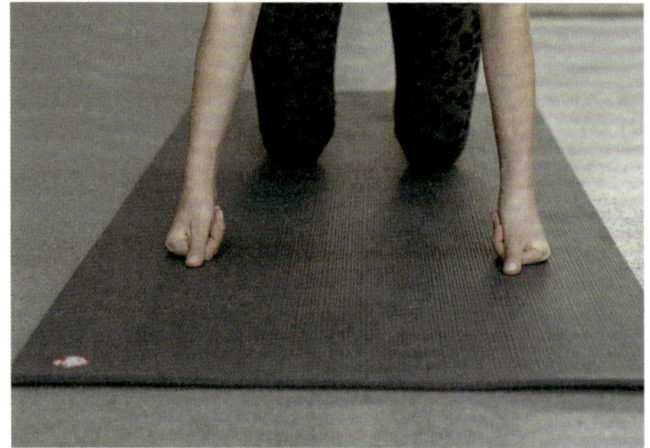

Variante 3 – auf den Fingerknöcheln

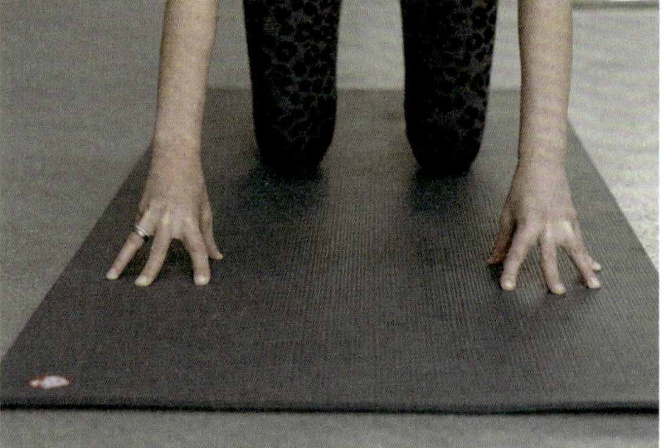

Variante 4 – auf den Fingerkuppen

Die Yoga-Asanas sind in der Regel grob in folgende Gruppen eingeteilt:

- Standstellungen
- Hüftöffner
- Schulteröffner
- Twists
- Vorbeugen
- Rückbeugen
- Umkehrstellungen
- Armbalancen
- Restorative Stellungen

Indem wir zusätzliche Kategorien schaffen, ist es leichter, die passenden Stellungsvarianten für unsere entsprechenden „Probleme“ zu finden.

Das grundsätzliche Prinzip hat mit der Schwerkraft zu tun. Denn je stärker wir mit der Schwerkraft arbeiten, desto mehr Gewicht lastet auf unseren Gelenken und desto anstrengender sind die Yogastellungen. Wenn wir also Gelenke schonen wollen, müssen wir dafür sorgen, dass sie entweder gut stabilisiert sind oder dass sie entlastet werden.

Es gibt folgende Möglichkeiten →

Yoga stehend

Für maximalen Kraftaufwand und effektive Dehnungen arbeiten wir im Stehen. Wir nutzen dabei unser Körpergewicht bzw. die Schwerkraft für den Muskelaufbau und unsere Beweglichkeit. Entweder werden wir zum Beispiel mit dem Oberkörper nach unten gezogen und erreichen so Länge in den Beinen oder wir richten uns gegen die Schwerkraft auf und beanspruchen so unsere Muskulatur.
Die klassischen Standstellungen bieten sich hier an, aber auch der Liegestütz, um Kraft in den Armen aufzubauen.

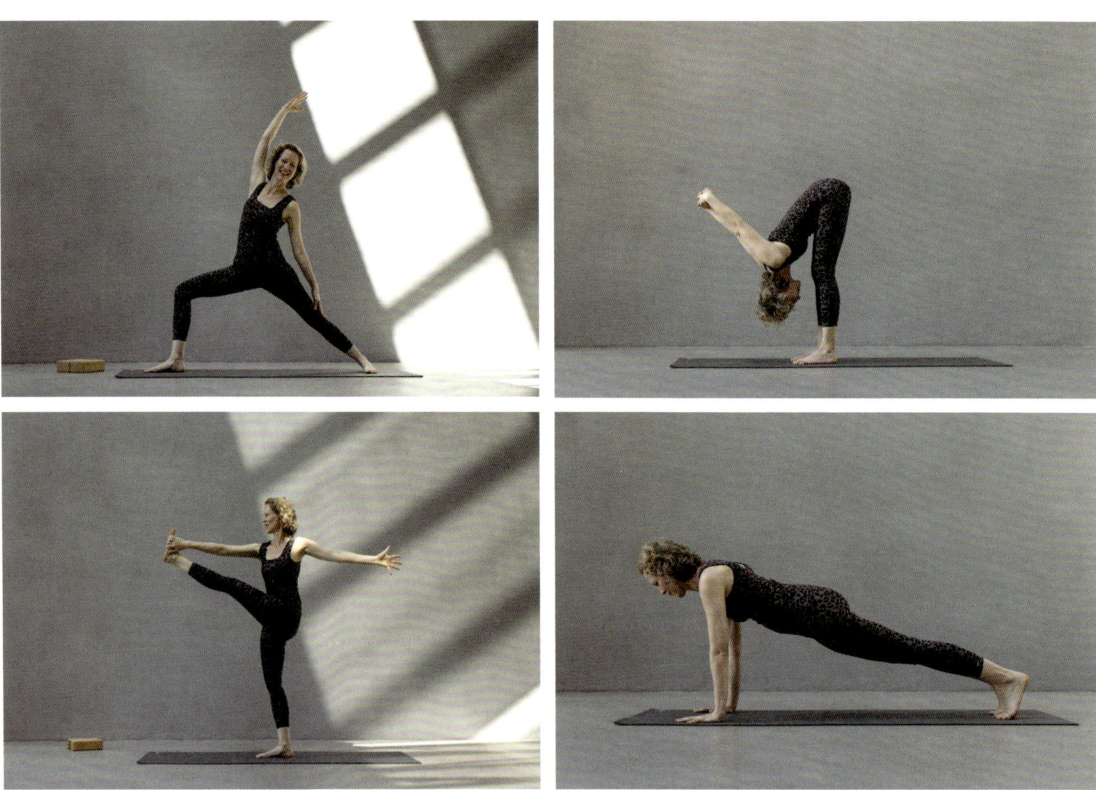

Yoga sitzend

Im Sitzen geben wir einen Teil unseres Gewichts an die Yogamatte oder auf die Sitzfläche eines Stuhls ab, die uns so mehr Stabilität und Sicherheit geben. Wir können Arme und Beine bewegen, bleiben aber mit der Mitte des Körpers geerdet und unterstützt.

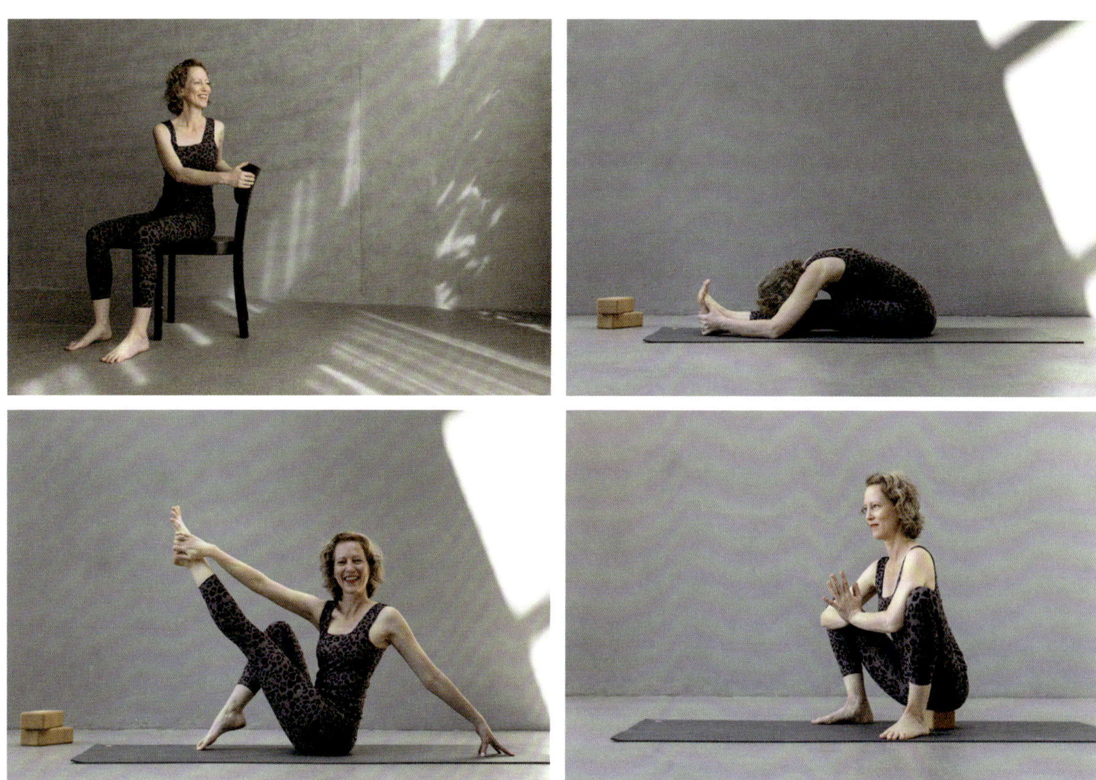

Yoga liegend

Im Liegen geben wir unser Körpergewicht großflächig nach unten ab. So können wir bestimmte Muskelgruppen, wie zum Beispiel unsere Bauchmuskeln und die Körperrückseite, trainieren oder wir nutzen die liegenden Stellungen zum Dehnen, Entspannen und Loslassen. Außerdem sind wir in dieser Körperhaltung sicher und stabil, ohne zu wackeln oder die Sorge, dass wir umfallen könnten.

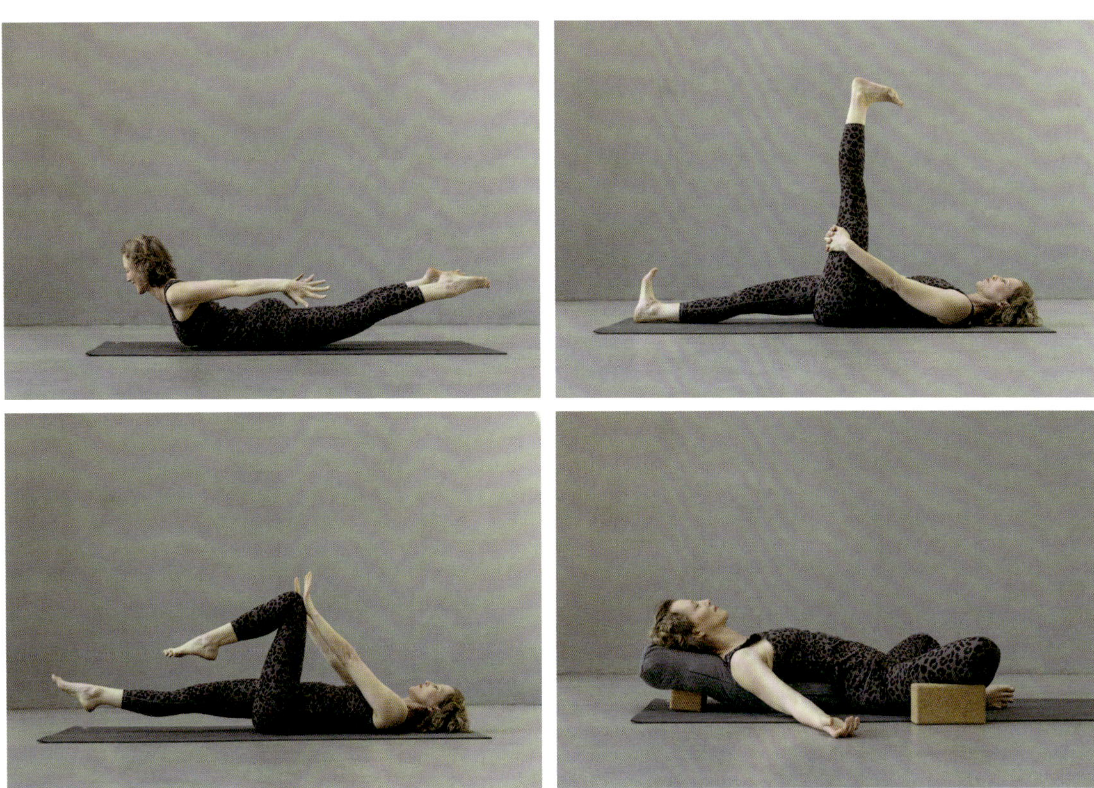

Arbeit mit dem Körpergewicht – Beispiel Taube

Die Schwerkraft ist im Yoga unsere beste Verbündete: Indem wir unser Körpergewicht einsetzen, dient sie uns dazu, Muskulatur aufzubauen und tiefer in Dehnungen hineinzusinken. Je mehr wir uns gegen die Schwerkraft aufrichten und je mehr Körpermasse auf den Gelenken ruht, desto anstrengender bzw. fordernder wird die Yogaübung. Wenn es darum geht, unsere Gelenke zu schonen, können wir die Schwerkraft aber auch gezielt umgehen, indem wir einen Teil unseres Körpergewichts an den Boden abgeben. Je mehr Köperfläche aufliegt, desto weniger werden unsere Gelenke belastet. So können wir fast jede Yogastellung gelenkschonend üben.

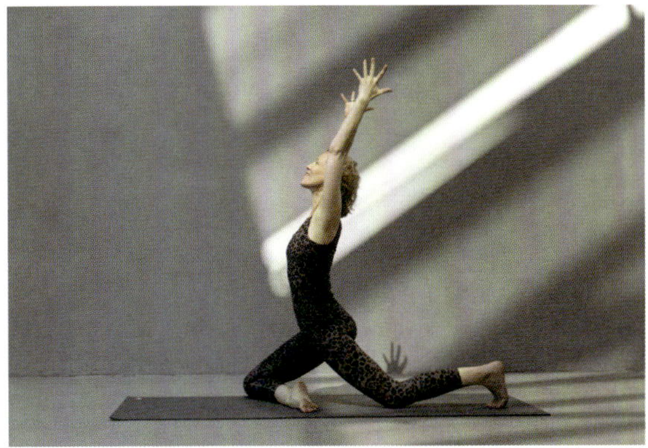

Hoch: viel Gewicht auf den Kniegelenken

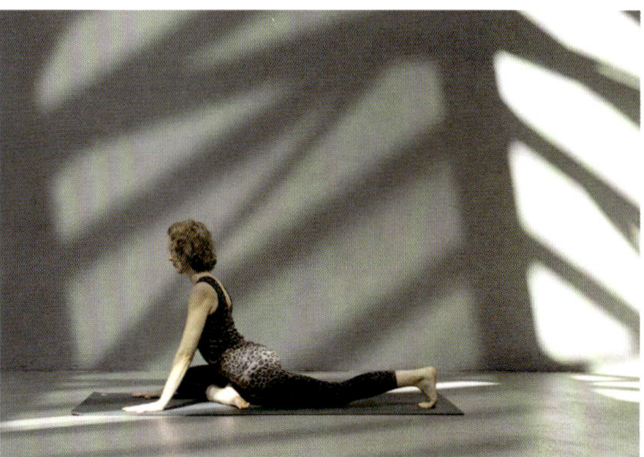

Mittel: weniger Gewicht auf den Kniegelenken

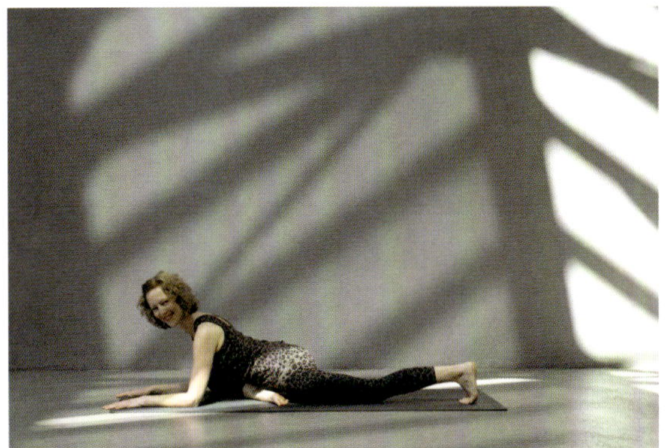

Niedrig: noch weniger Gewicht auf den Kniegelenken

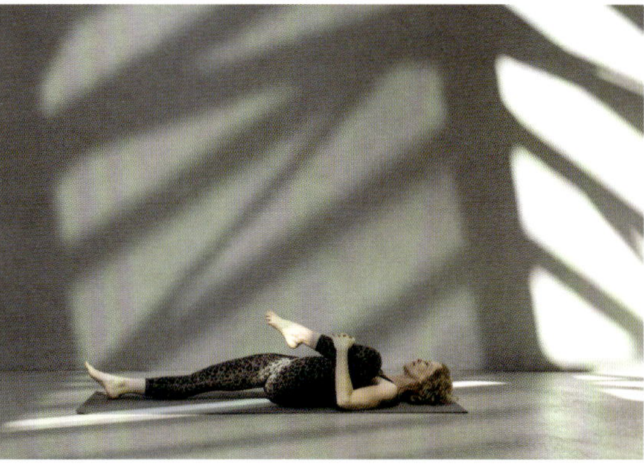

Liegend: kein Gewicht auf den Kniegelenken

Hilfsmittel

Zur Unterstützung in jeder der drei Varianten (stehend, sitzend, liegend) können wir verschiedene Hilfsmittel nutzen, um unseren Körper zusätzlich zu stabilisieren oder zu dehnen. Die gebräuchlichsten Hilfsmittel für die Yogapraxis sind Gurte, Blöcke, Stühle und die Wände des Übungsraums.

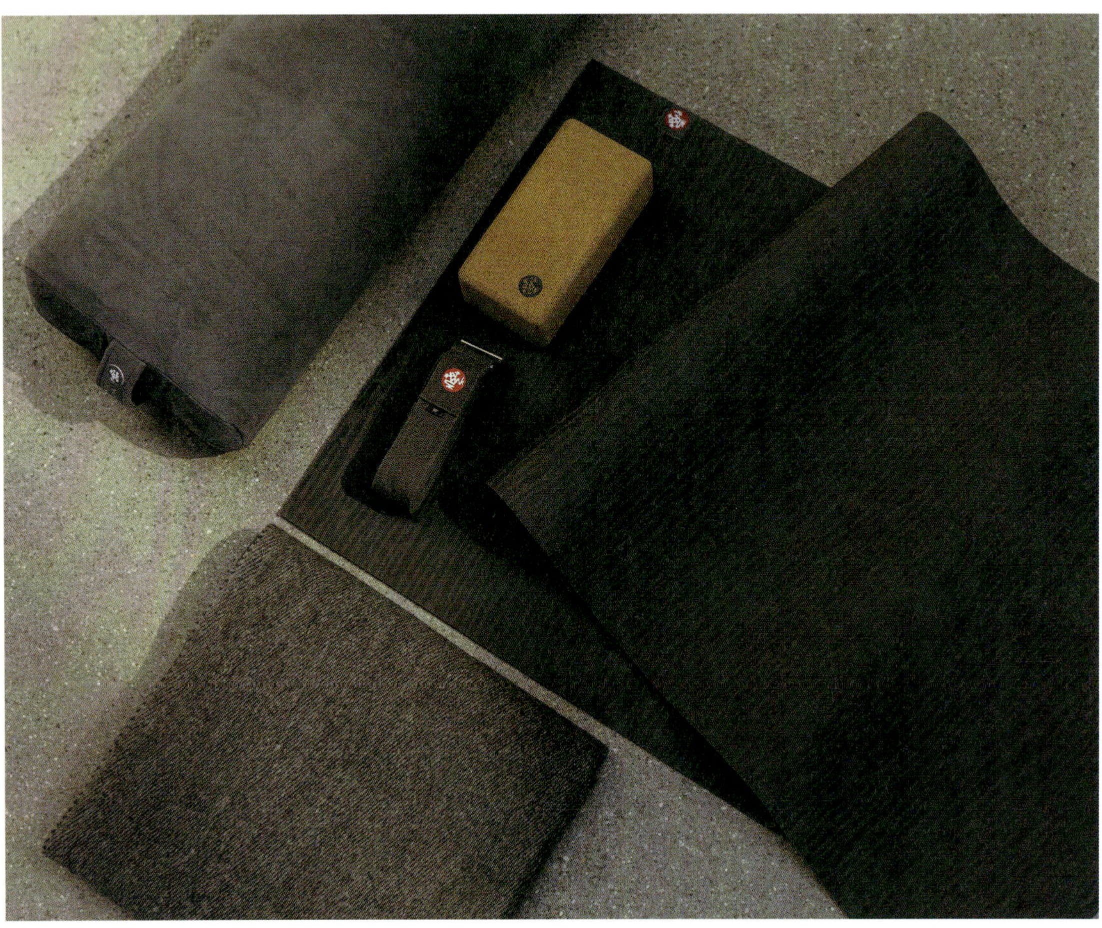

Blöcke

Die am meisten benutzten Hilfsmittel im Yoga sind – neben der Matte – die Blöcke. Sie bringen uns vor allem den Boden näher. Wenn wir also im Stehen das Gefühl haben, der Boden ist zu weit weg, um ihn mit unseren Händen bei gestreckten Beinen zu erreichen, können Blöcke Wunder wirken. Ein Block ist auch eine super Unterlage für die sitzende Haltung am Anfang und am Ende einer Yogastunde, oder er kann auch – mit einer Decke gepolstert – als Ersatz für ein Meditationskissen genutzt werden. Außerdem können wir Blöcke zwischen die Oberschenkel, die Ellenbogen oder die Hände nehmen, um einen bestimmten Abstand sicherzustellen und so mehr Stabilität zu erreichen.

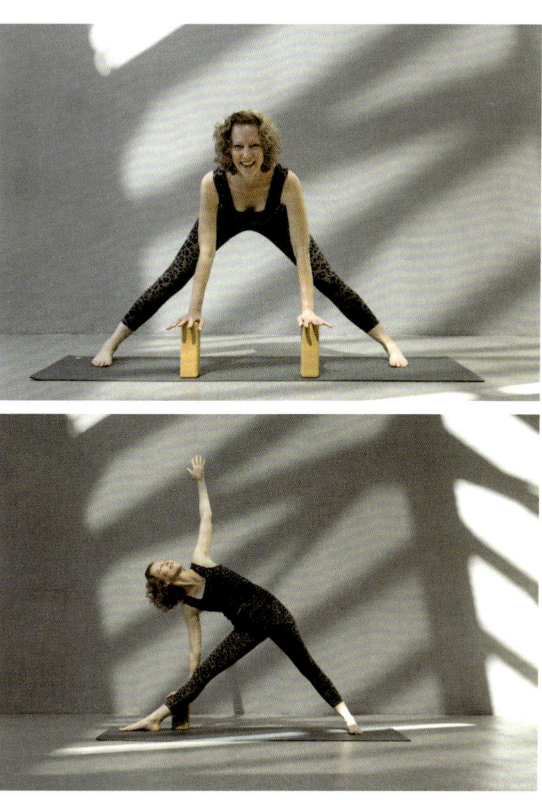

Gurte

Besonders im Sitzen und Liegen sind Gurte toll, um unsere Arme zu „verlängern", uns effektiv, aber sanft zu dehnen und um mehr Länge in die Körperrückseite zu bringen. Gurte können aber auch an Ellenbogen und Knien stabilisierend wirken.

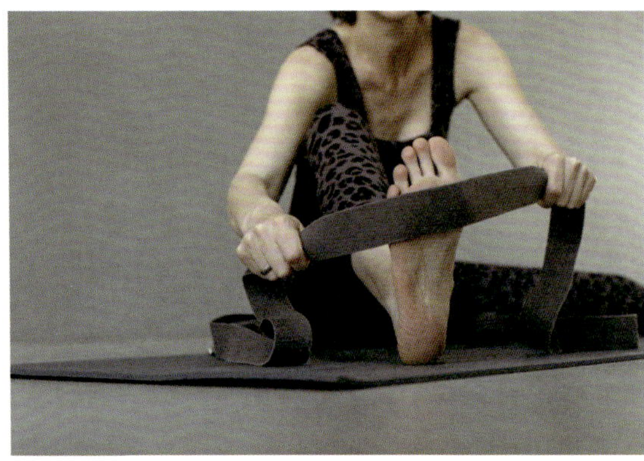

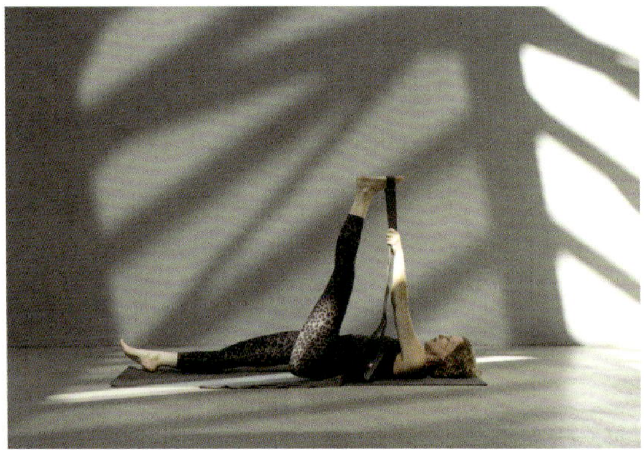

Stühle

Die Lehne eines Stuhls ist sehr vertrauenserweckend. Sie hilft uns bei Standstellungen auf einem Bein, um Stabilität zu gewährleisten. Wir können sie auch nutzen, um unsere Körperrückseite zu dehnen und unsere Schultern flexibler zu machen. Außerdem sorgt ein Stuhl im Haus dafür, dass wir keine Ausreden mehr haben, nicht zu meditieren. Viele Menschen können nicht gut im Schneidersitz oder Meditationssitz auf dem Boden sitzen, aber so gut wie jeder kann auf einem Stuhl Platz nehmen. Außerdem kann man hervorragend Schulter- und Armübungen im Sitzen damit machen – und sogar Hüftöffner.

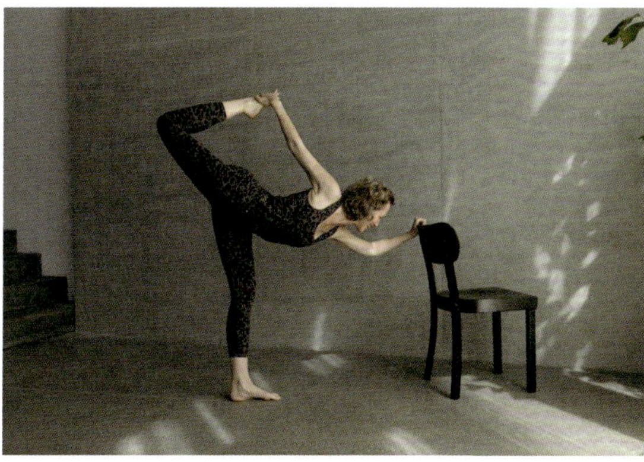

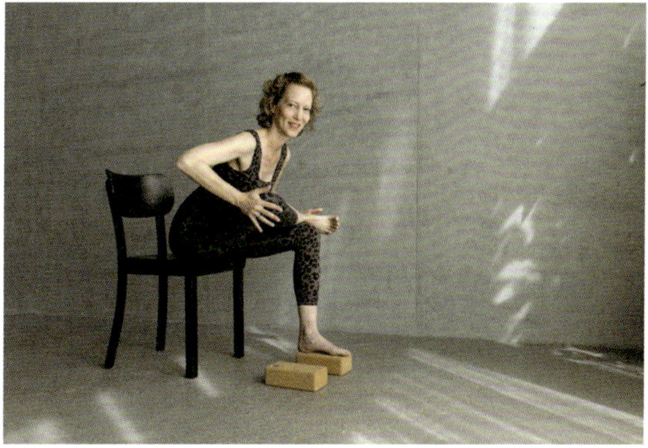

Wände

Und Wände können auch als Hilfsmittel dienen? Na klar! Handstand an der Wand. Ich liebe das. Aber selbst wenn wir nicht so gewagt vorgehen, ist eine Wand immer eine gute Begrenzung und Sicherheit. Bei Standstellungen auf einem Bein ist eine Wand, um sich bei Bedarf abstützen zu können, immer eine gute Option. Das Gleiche gilt auch bei Übungen, um die Schultern zu dehnen oder in Umkehrstellungen zu gehen.

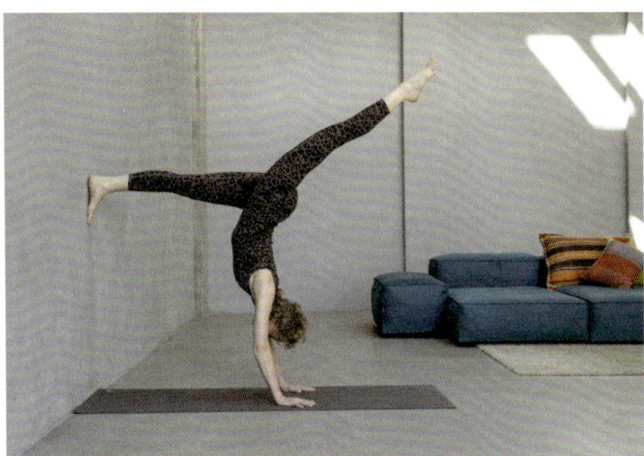

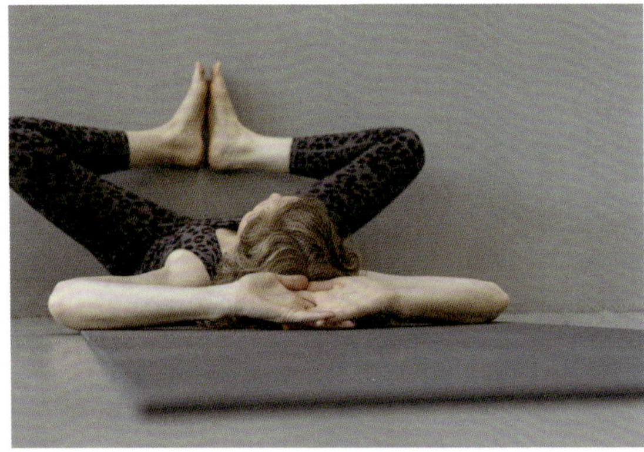

Bolster

Aus dem restorativen Yoga und dem Yin Yoga sind Bolster nicht wegzudenken. Wir brauchen sie, um loszulassen, uns sinken lassen zu können. Besonders wenn wir uns in Vor- oder Rückbeugen entspannen wollen, wird das Bolster zu unserer besten Freundin, weil es weich ist und uns sehr flexibel unterstützen kann.

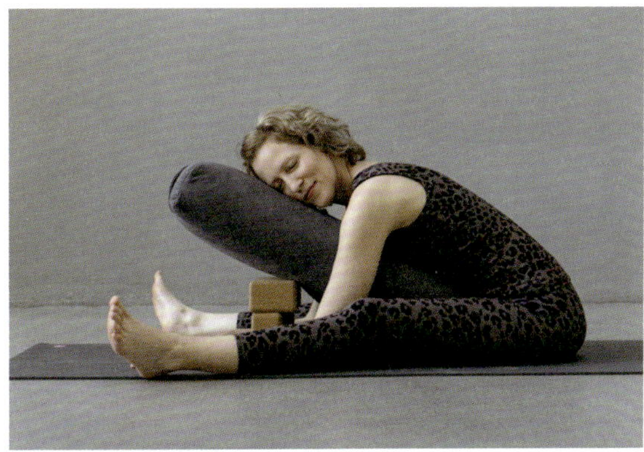

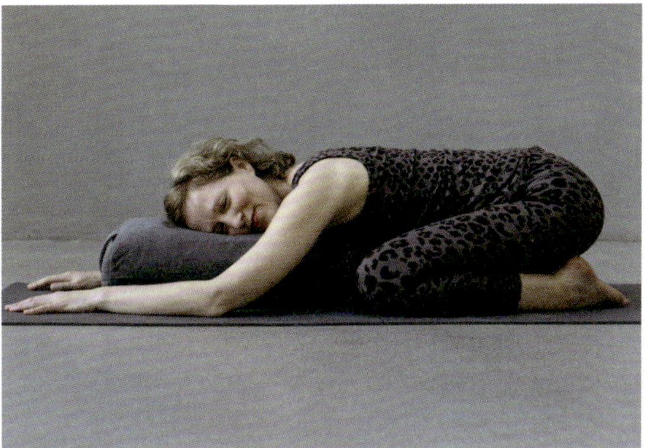

Umgang mit Schmerzen und körperlichen Problemen beim Yoga

Wir können trotz Schmerzen Yoga machen, das ist die gute Nachricht. Meine 75-jährige Tante hat gerade die Diagnose einer Arthrose im linken Knie erhalten. Ihr Orthopäde sagte ihr auf den Kopf zu, dass sie nur so lange schon gut mit der Arthrose leben konnte, weil sie seit 20 Jahren Yoga praktiziert. Sie hatte immer wieder Schmerzen in den letzten Jahren, auch beim Yoga, aber wir haben zusammen einen Weg gefunden, der ihr insgesamt sehr gutgetan hat.

Ein Grundprinzip gilt im Yoga immer: Wir dürfen nicht in einen Schmerz hineinarbeiten. Wenn also etwas wehtut, dann brauchen wir eine achtsame Yogapraxis, die mit dem Schmerz gut umgeht. Egal ob wir schon vor dem Yoga Schmerzen haben oder die Schmerzen während der Yogapraxis auftreten: Wichtig ist, dass wir Schmerzen ernst nehmen und sie als Hinweis anerkennen, unsere Yogapraxis entsprechend anzupassen.
Gerade wenn die Gelenke schwach sind, brauchen wir dringend eine kräftigende und stabilisierende Muskulatur zum Ausgleich.
Das Problem von hyperflexiblen Menschen ist, dass sie sich oft bei Dehnungen einfach in die Stellung hineinsinken lassen, ohne dabei muskuläre Energie aufzubauen. Dadurch ist die Gefahr von Verschleiß an den Gelenken größer als bei eher steifen Menschen.
Falls wir aber eine eher feste Muskulatur haben und Steifheit unser Thema ist, brauchen wir eine sanfte, aber regelmäßige Dehnung, um den Zug auf unsere Gelenke abzuschwächen und so Schmerzen vorzubeugen.

Das Geheimnis liegt darin, die eigene Mitte zu finden, die Balance, die jeder individuelle Körper braucht.
Jeder Körper ist anders und für mich macht ein erfahrener Yogi und eine erfahrene Yogini aus, dass sie ihre Grenzen kennen und sie achtsam und vorsichtig erweitern. So werden sie zu fortgeschrittenen Yogapraktizierenden!

Yogasequenzen

Die nun folgenden Yogasequenzen sind als Inspiration gedacht und zeigen, welche Art der Yogapraxis gut geeignet ist für bestimmte Themen wie Kraftaufbau, mehr Flexibilität oder auch beides zusammen. Und es wird auch gezeigt, wie du bei bestimmten körperlichen Einschränkungen trotzdem Yoga üben kannst.

Wichtig ist, dass du dich immer gut aufwärmst, am besten mit einigen Sonnengrüßen, und dass du beide Körperseiten übst. Nimm Rücksicht auf deine persönlichen Voraussetzungen und gehe achtsam und liebevoll mit deinem Körper um. Yoga soll dir dienen – nicht umgekehrt.

Die genauen Anleitungen zum Mitmachen findest du als Yogavideos in meinem Onlinekurs unter www.elenalustigyoga.com.

Sonnengruß – klassisch

Dieser Sonnengruß ist eine absolute Basis-Sequenz für jede Yogapraxis. Falls wir mal wenig Zeit haben, kann der Sonnengruß selbst die tägliche Yogapraxis sein, oder wir nutzen ihn als Warm-up für alles Weitere auf der Matte.

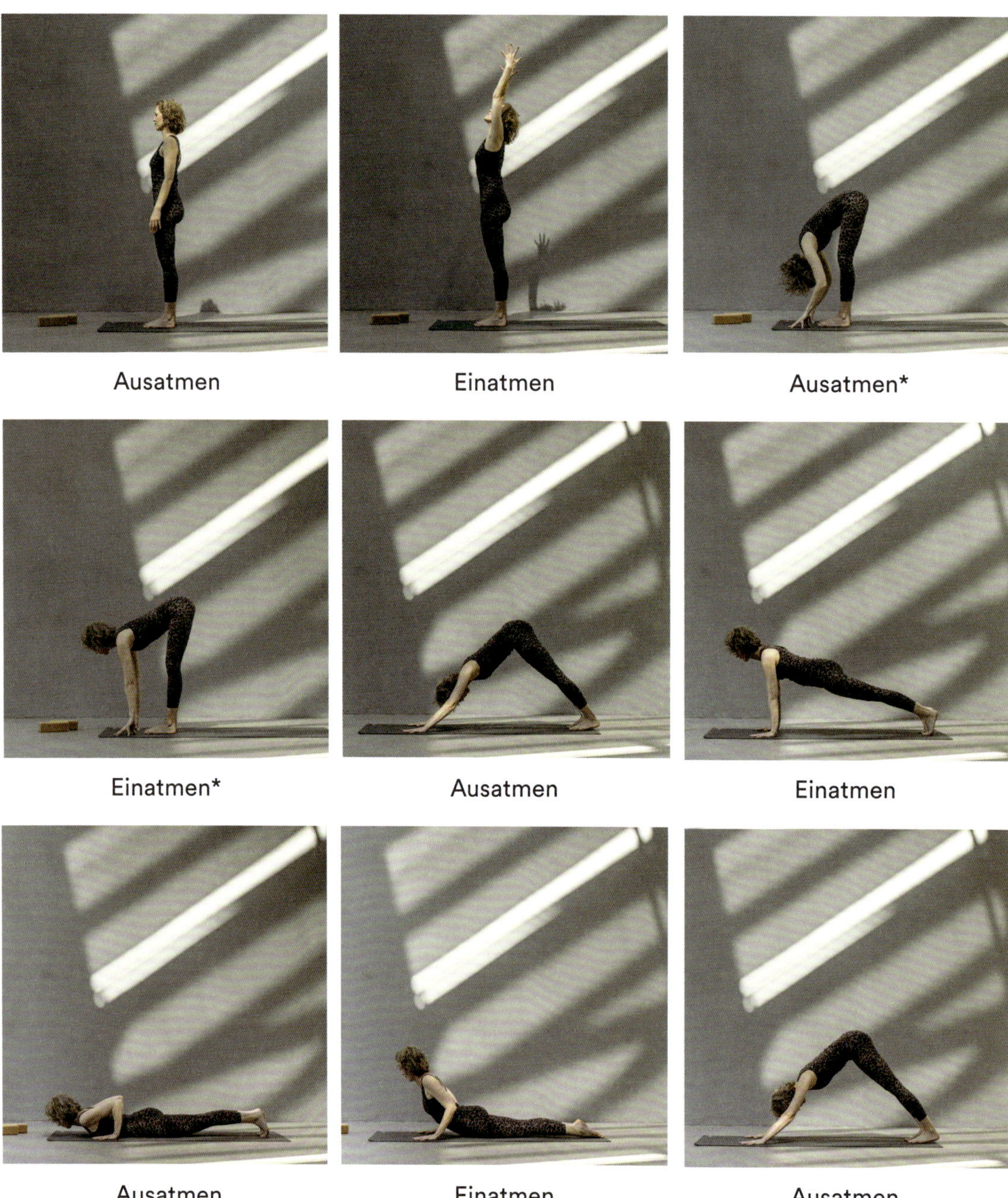

Ausatmen | Einatmen | Ausatmen*

Einatmen* | Ausatmen | Einatmen

Ausatmen | Einatmen | Ausatmen

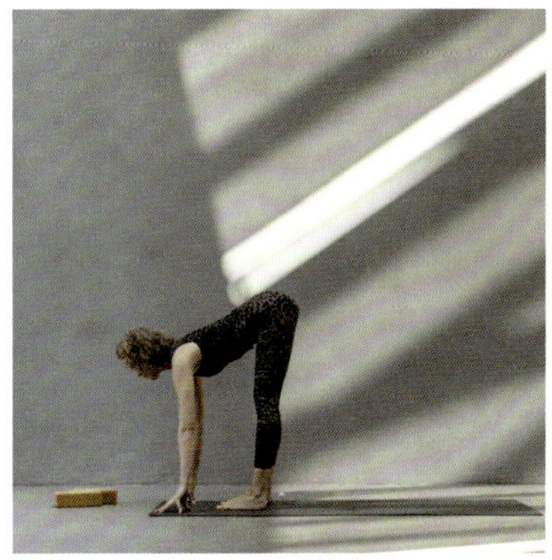
Einatmen*

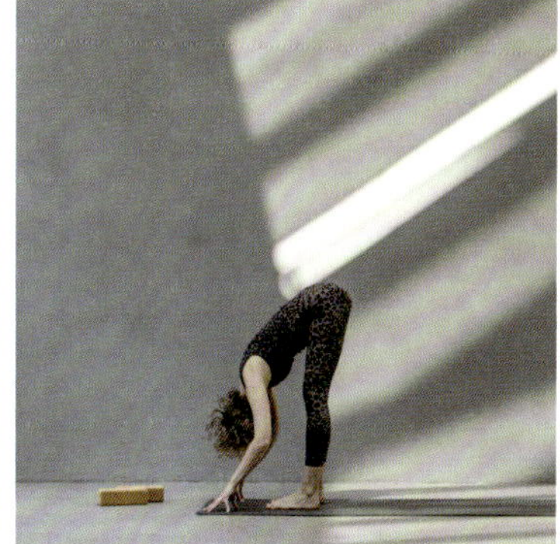
Ausatmen*

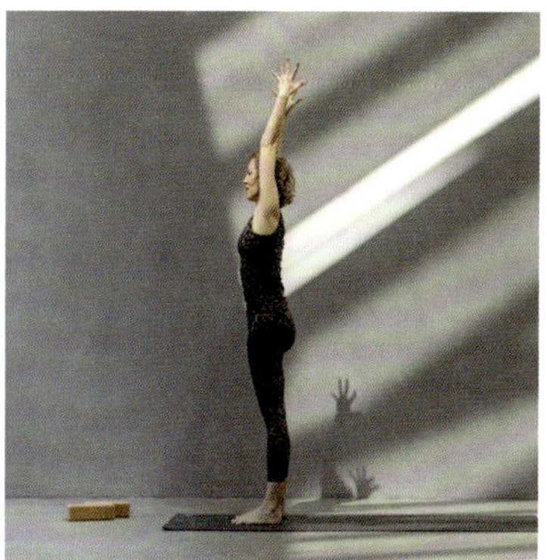
Einatmen

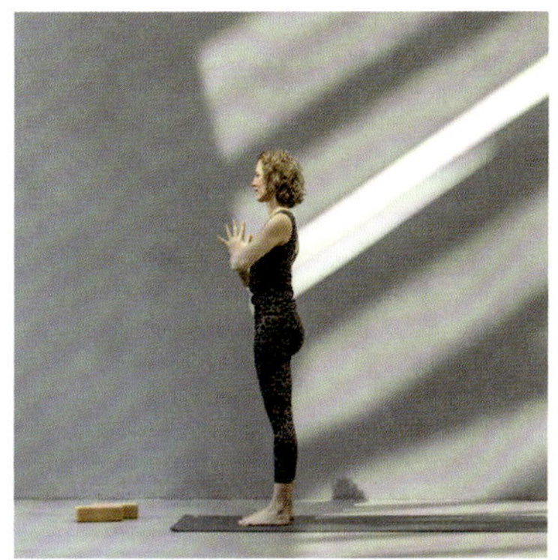
Ausatmen

*Vorbeuge-Varianten mit gebeugten Knien zum Schutz des unteren Rückens, oder wenn die Beinrückseiten nicht gedehnt genug sind:

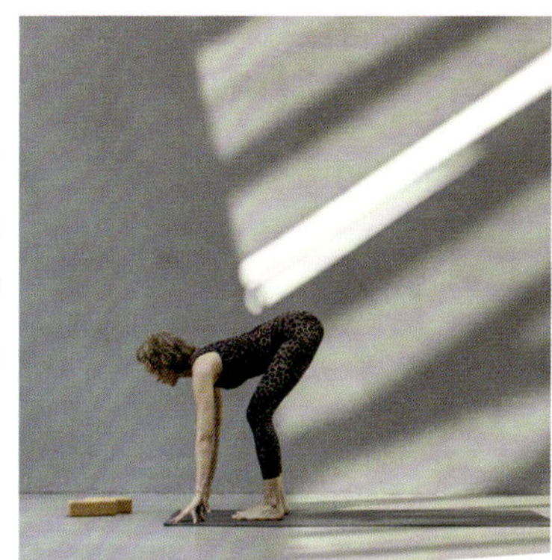
Einatmen

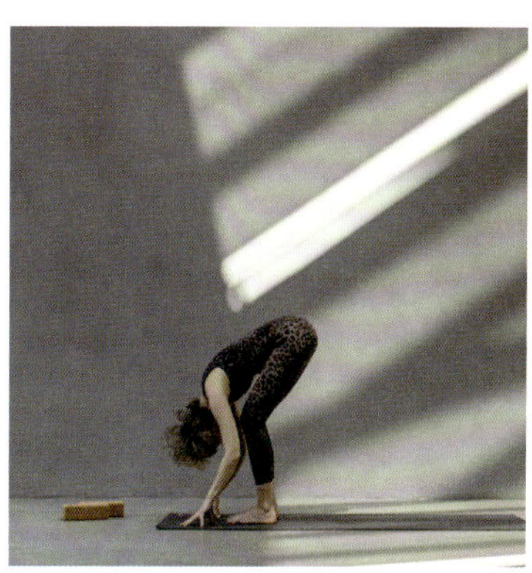
Ausatmen

Sonnengruß – bei Handgelenksschmerzen

Das Problem bei schmerzender Handgelenken entsteht dann, wenn diese Gelenke unser Körpergewicht im 90-Grad-Winkel tragen müssen. Deswegen zeigt diese Variante, wie wir trotzdem einen Sonnengruß machen können, nur mit geraden Handgelenken.

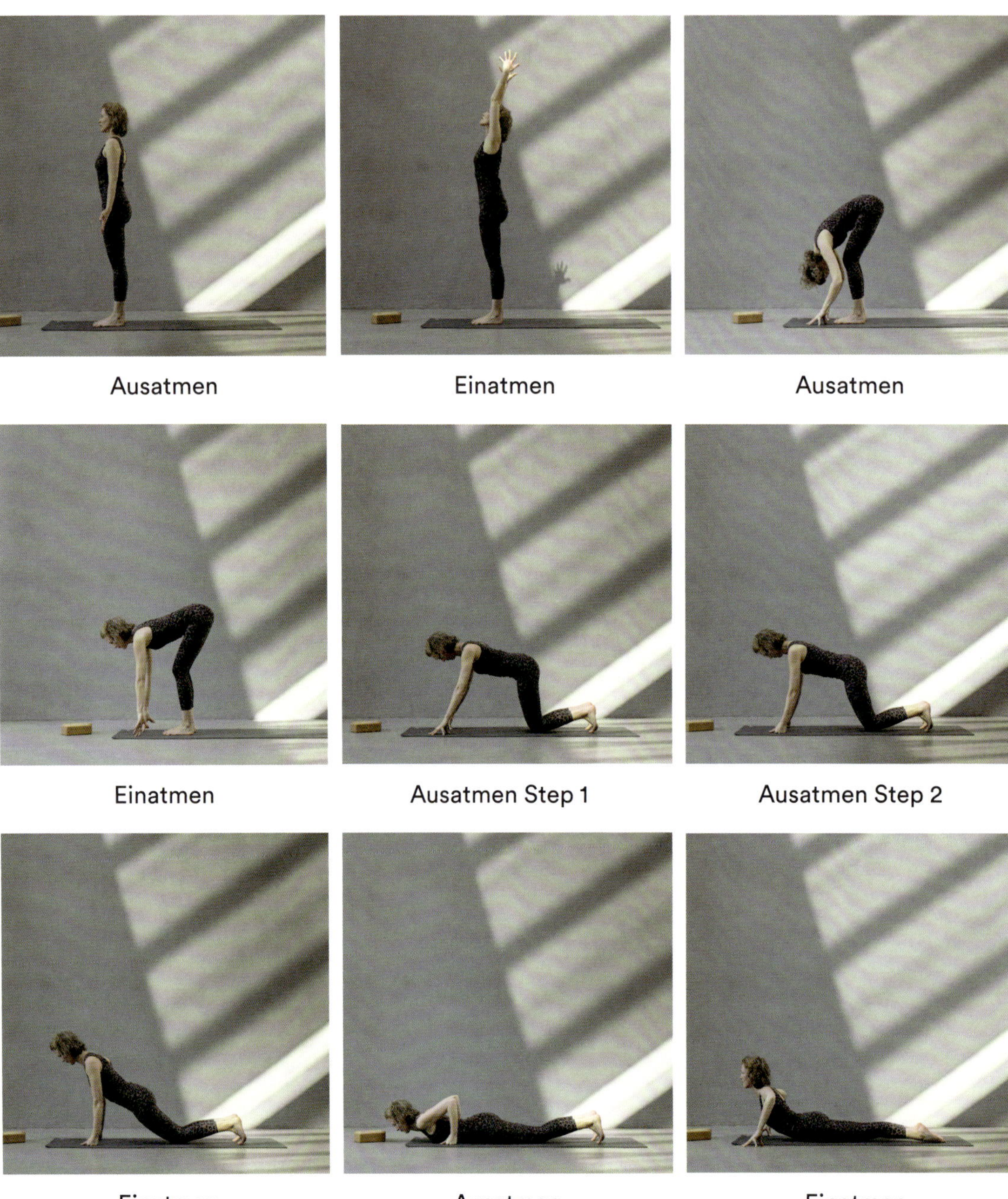

Ausatmen | Einatmen | Ausatmen

Einatmen | Ausatmen Step 1 | Ausatmen Step 2

Einatmen | Ausatmen | Einatmen

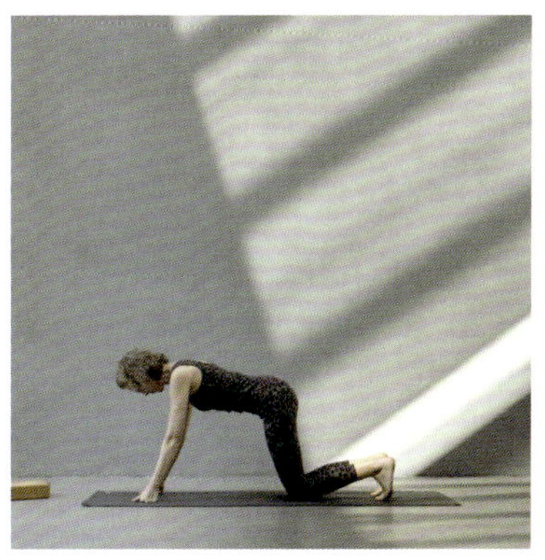

Ausatmen

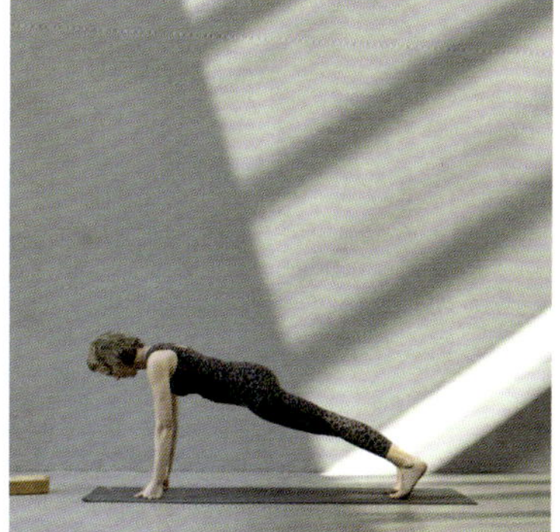

Einatmen

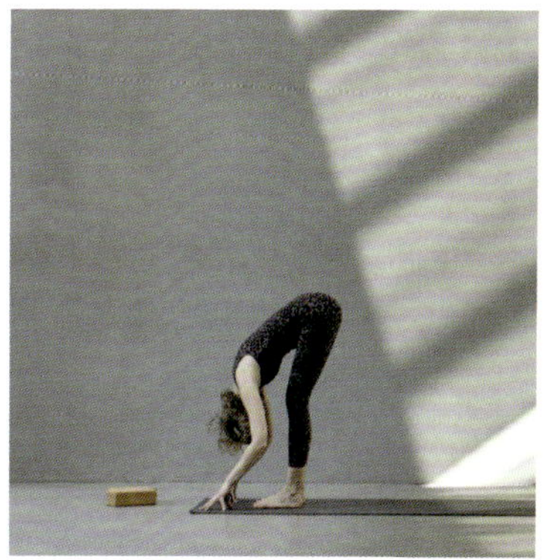

Ausatmen

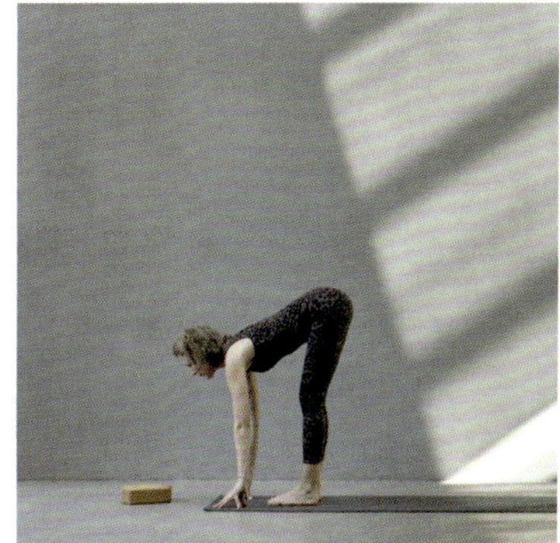

Einatmen

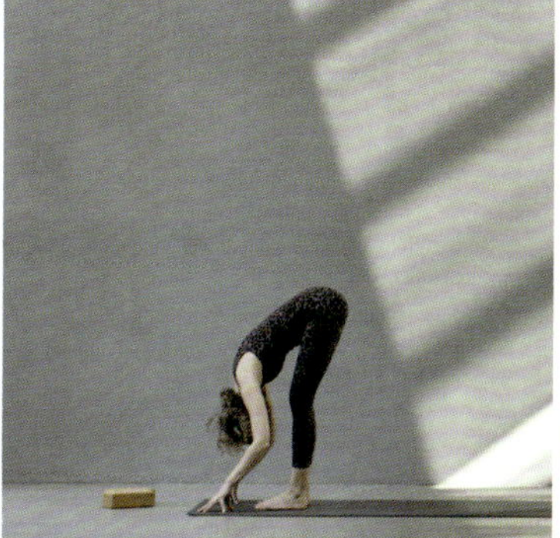

Ausatmen

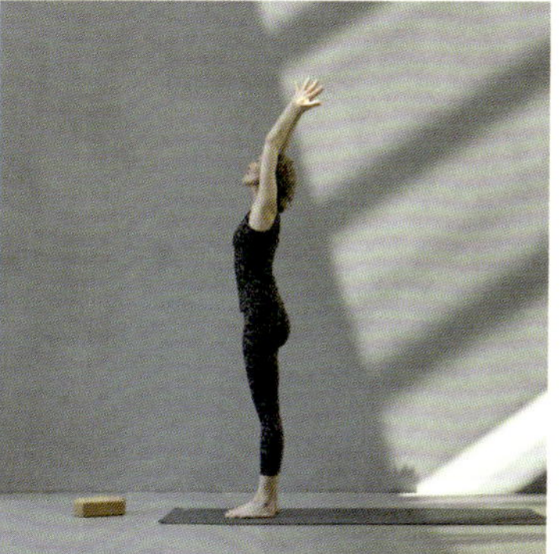

Einatmen

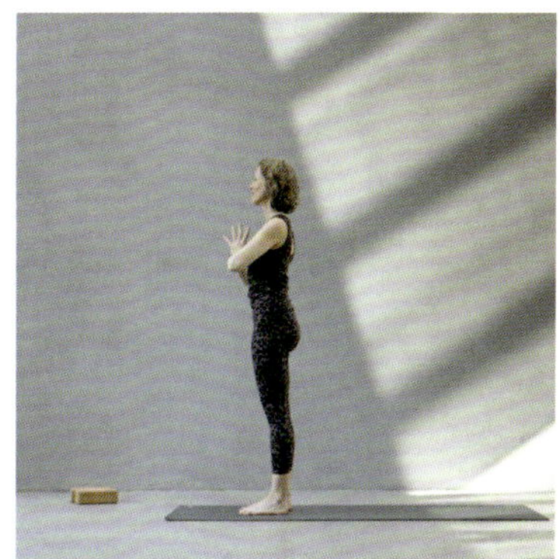

Ausatmen

Sonnengruß – bei Knieproblemen

Hier nehmen wir einen Block zu Hilfe, den wir uns zwischen die Oberschenkel klemmen, um unsere Knie zu stabilisieren. So sorgen wir für eine klare Ausrichtung der Knie und für Sicherheit.

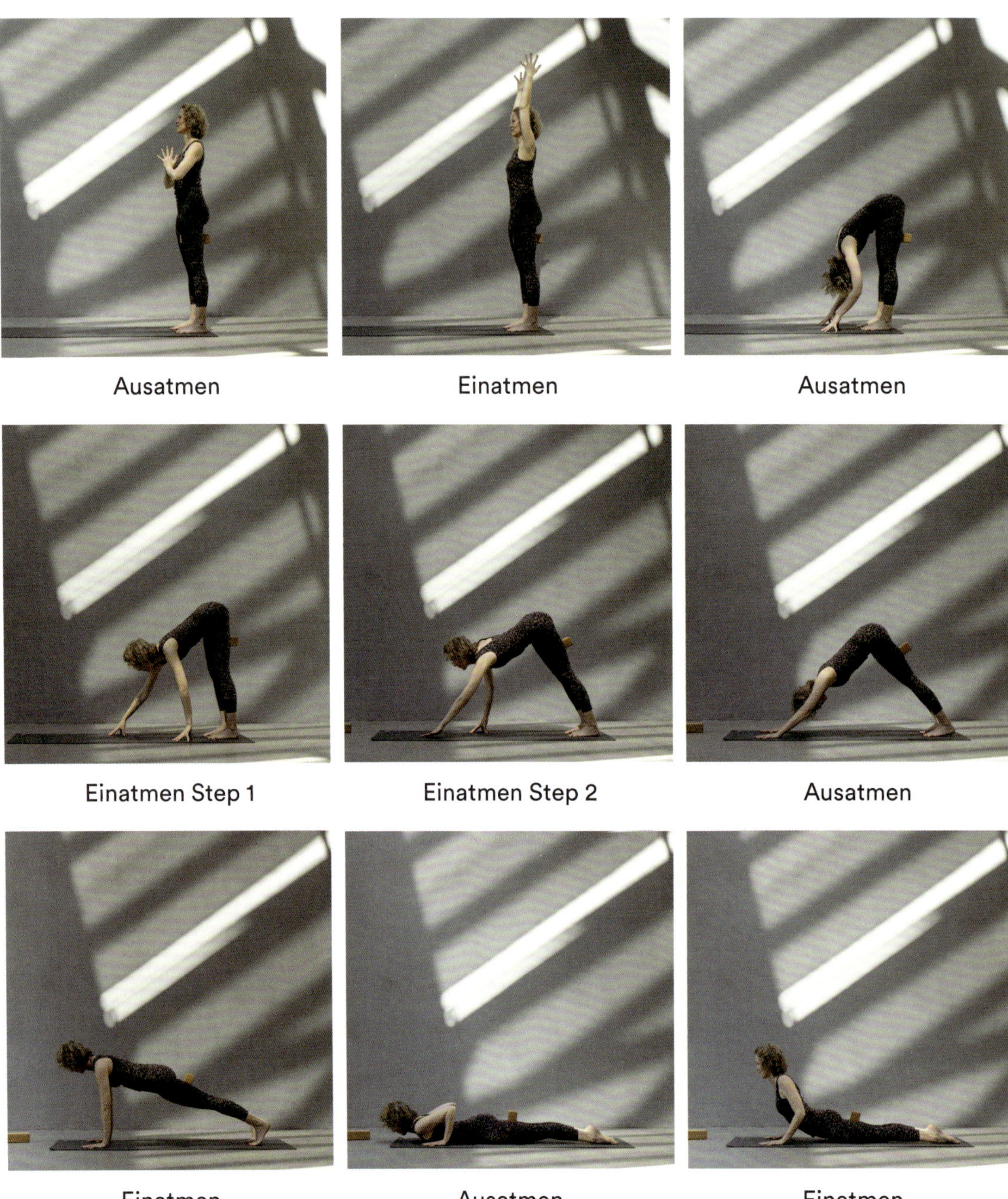

Ausatmen | Einatmen | Ausatmen

Einatmen Step 1 | Einatmen Step 2 | Ausatmen

Einatmen | Ausatmen | Einatmen

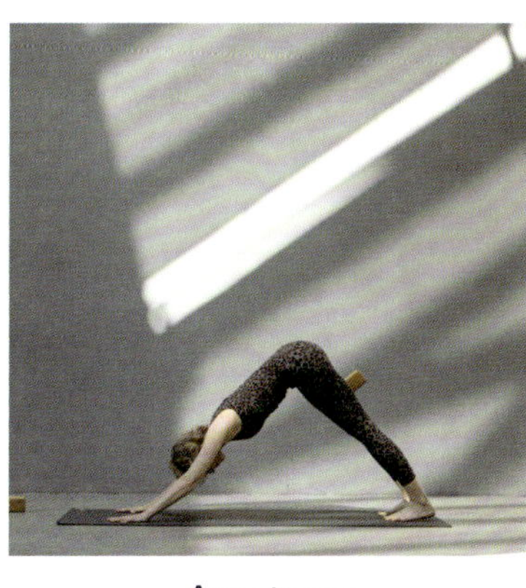

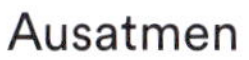

Ausatmen

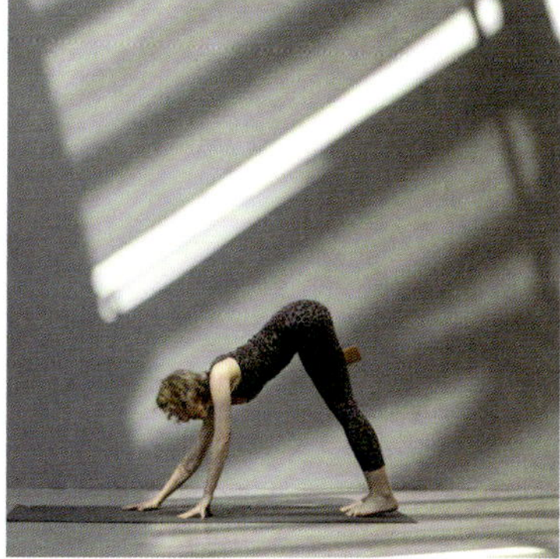

Einatmen Step 1

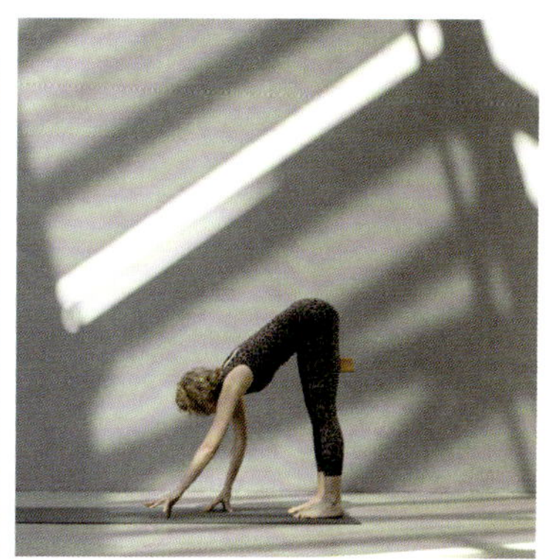

Einatmen Step 2

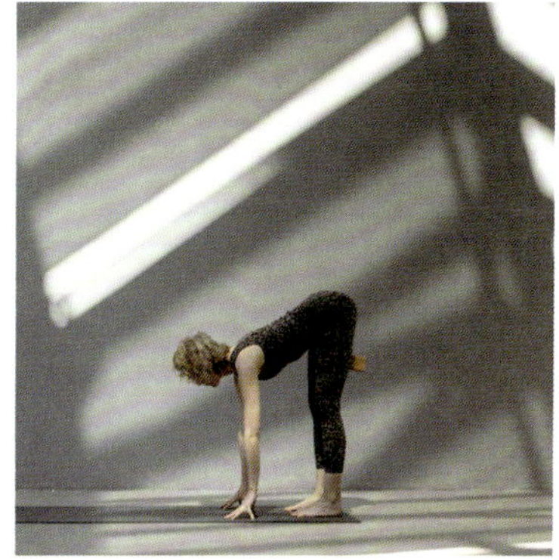

Einatmen Step 3

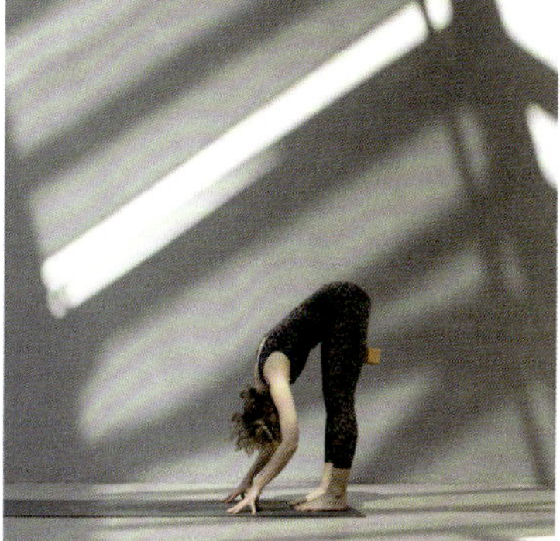

Ausatmen

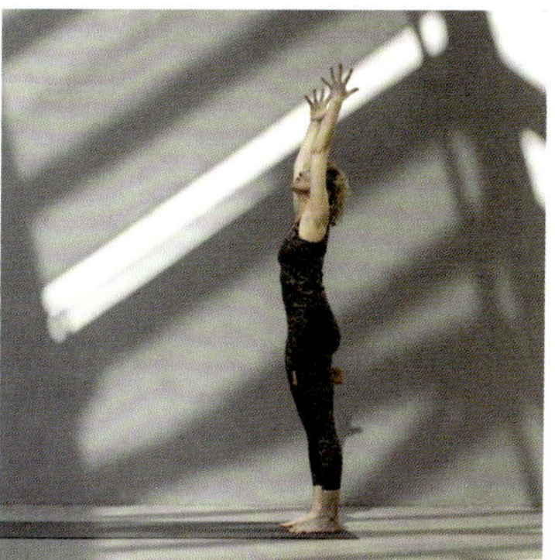

Einatmen

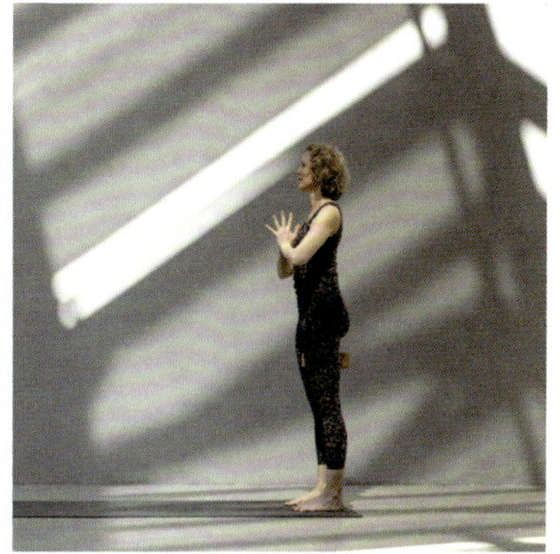

Ausatmen

Sonnengruß – soft and easy (ohne Chaturanga)

Eine Kollegin von mir, die eine Brustkrebs-Erkrankung überstanden hat, hat mir diese Sonnengruß-Variante beigebracht. Sie ist sanfter und schenkt uns trotzdem den guten Atem-Flow und das belebende Gefühl einer Sonnengruß-Sequenz.

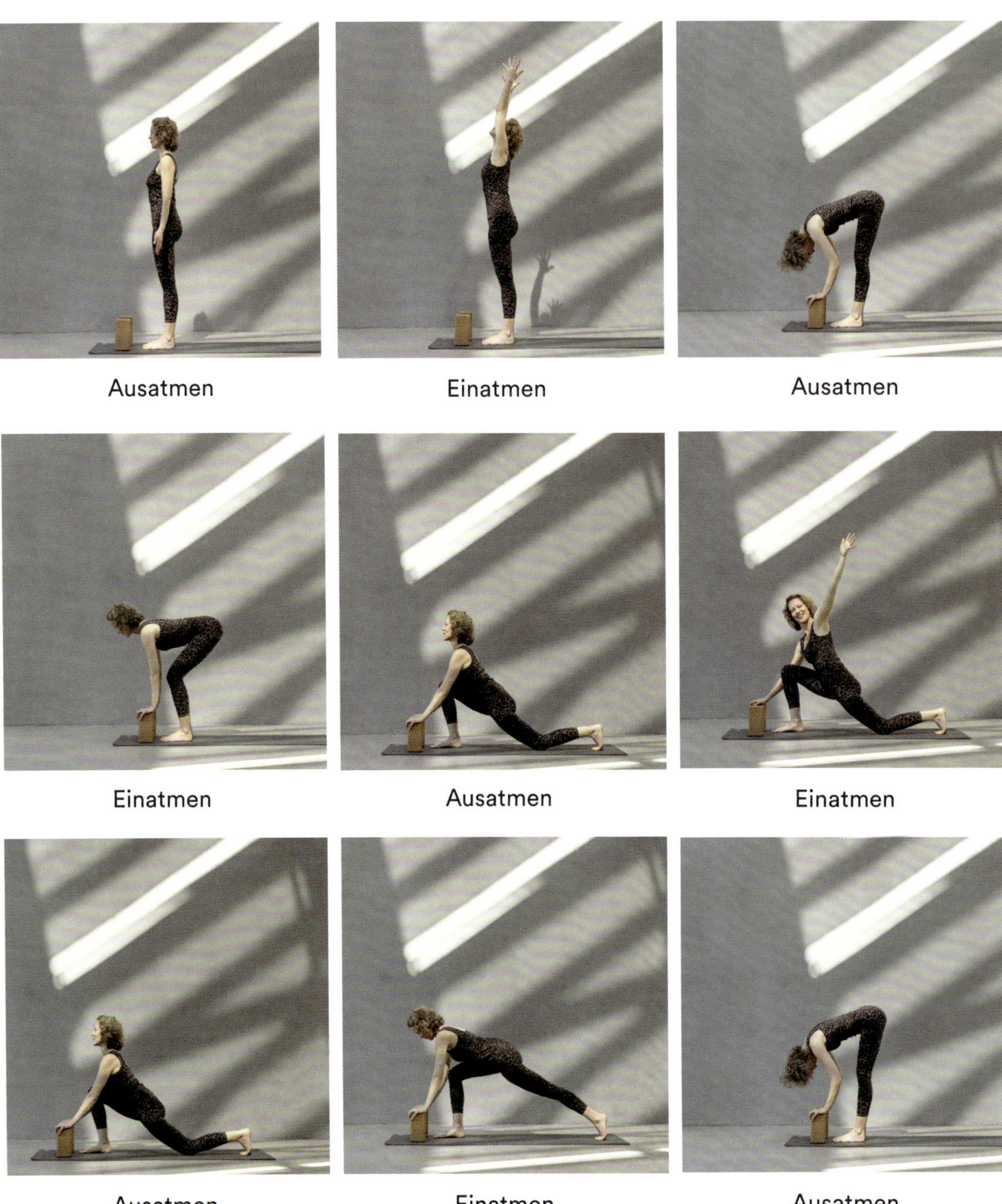

Ausatmen | Einatmen | Ausatmen

Einatmen | Ausatmen | Einatmen

Ausatmen | Einatmen | Ausatmen

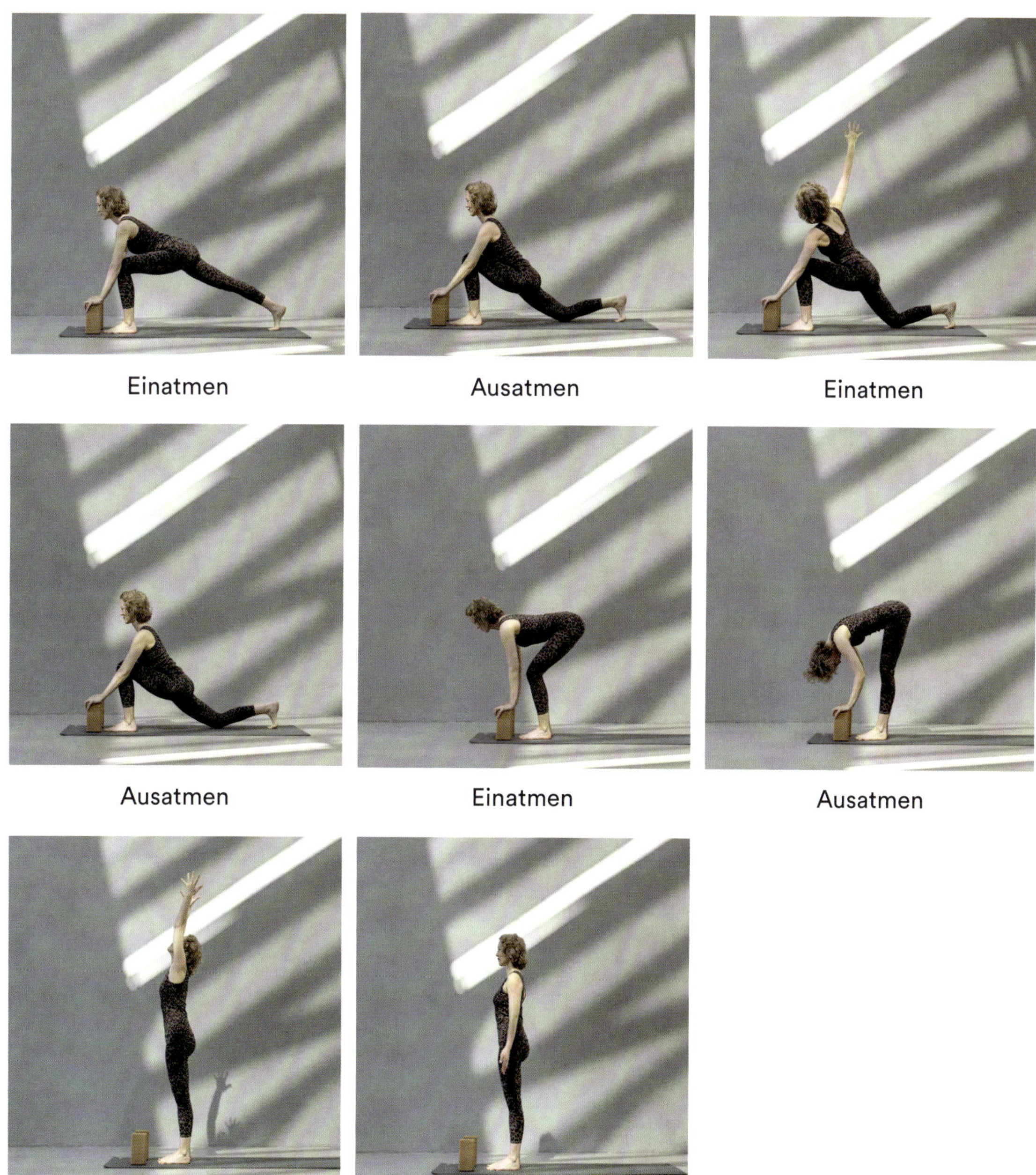
Einatmen Ausatmen Einatmen
Ausatmen Einatmen Ausatmen
Einatmen Ausatmen

Handgelenkschonendes Yoga – Flexibilität und Kraft

Bei dieser Sequenz vermeiden wir, die Handgelenke zu belasten. Die gesamte Sequenz ist so konzipiert, dass wir keinerlei Gewicht mit den Händen tragen, die Handgelenke leicht mobilisieren und im ganzen Körper Kraft und Flexibilität aufbauen. Übe immer beide Seiten.

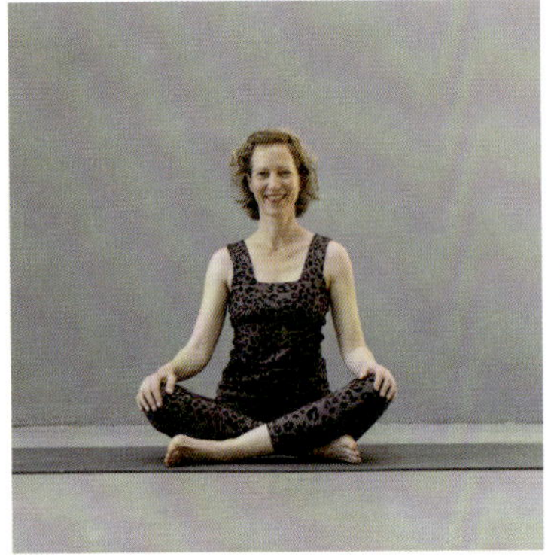

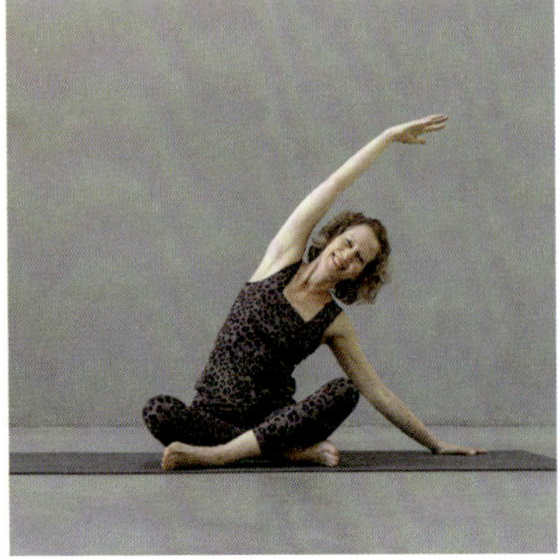

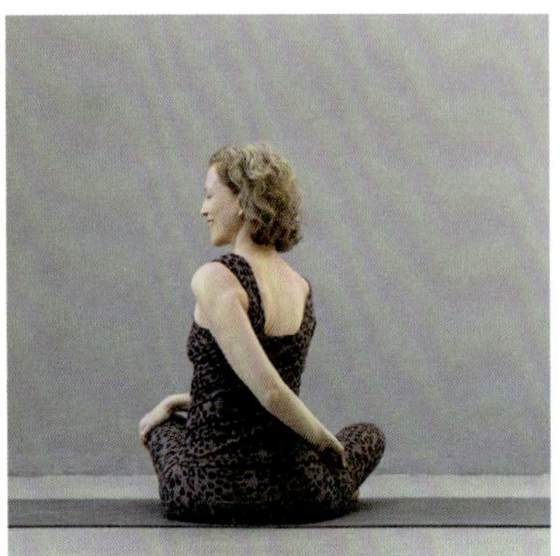

Hier bitte einen Sonnengruß.

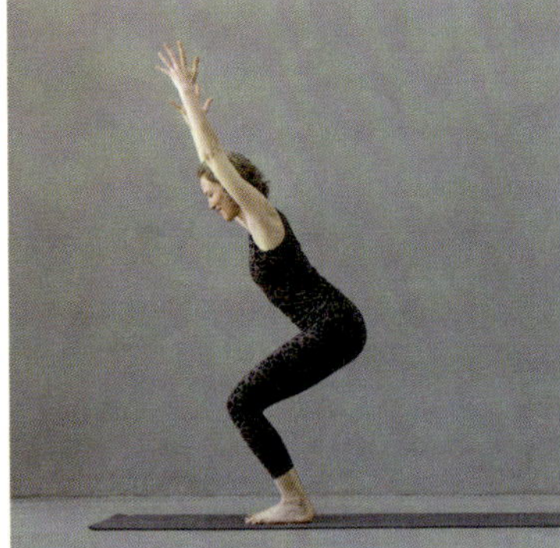

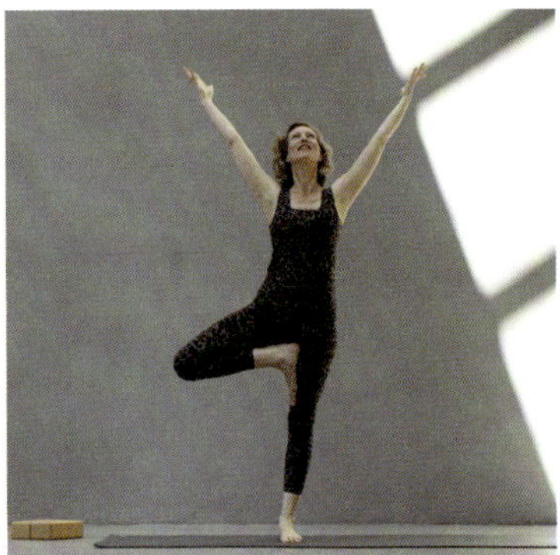

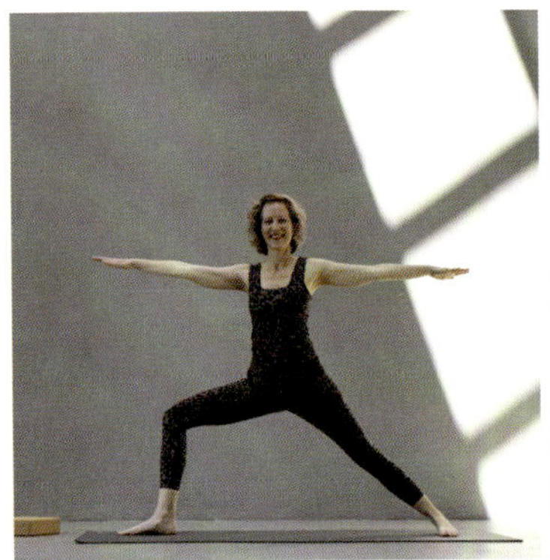

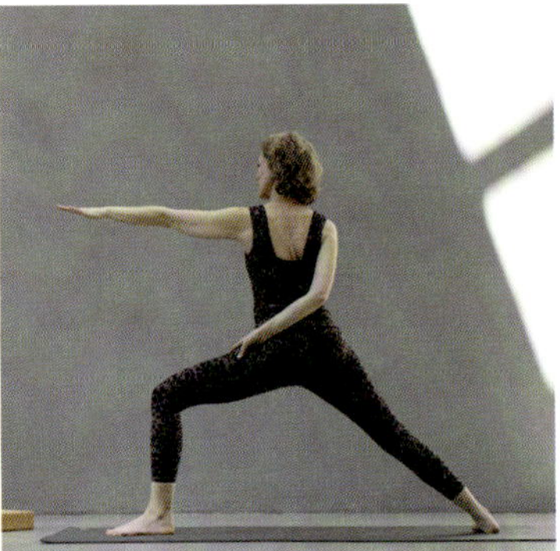

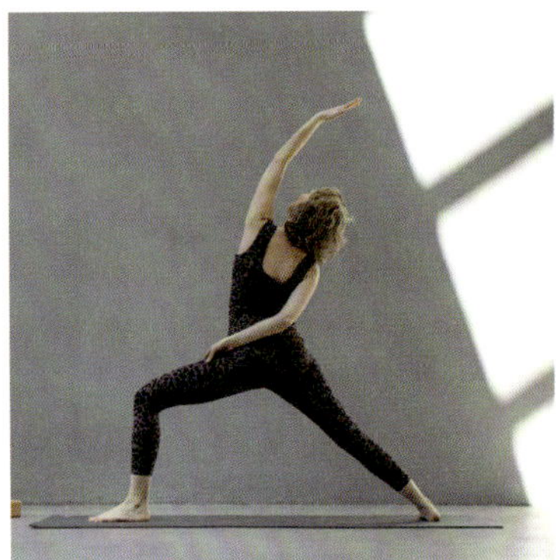

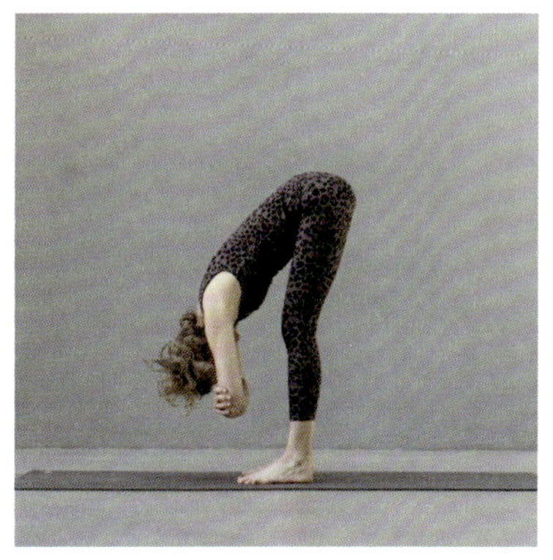

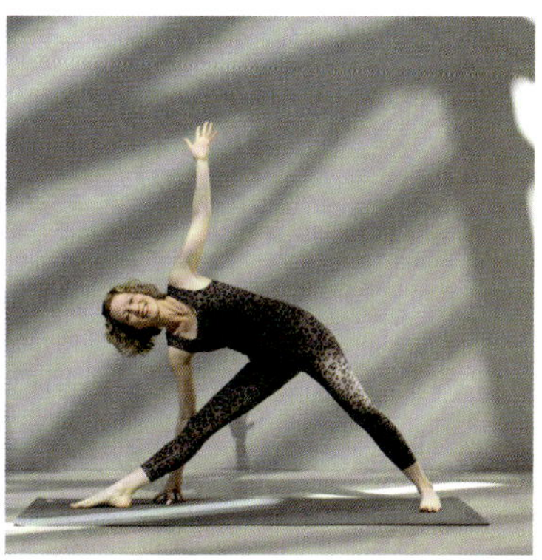

Variante A

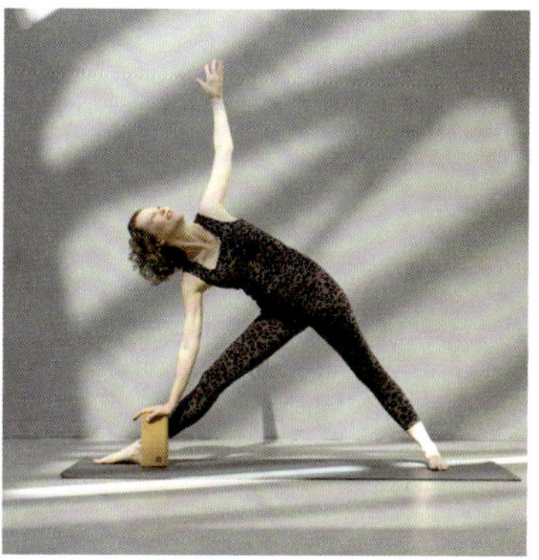

Variante B

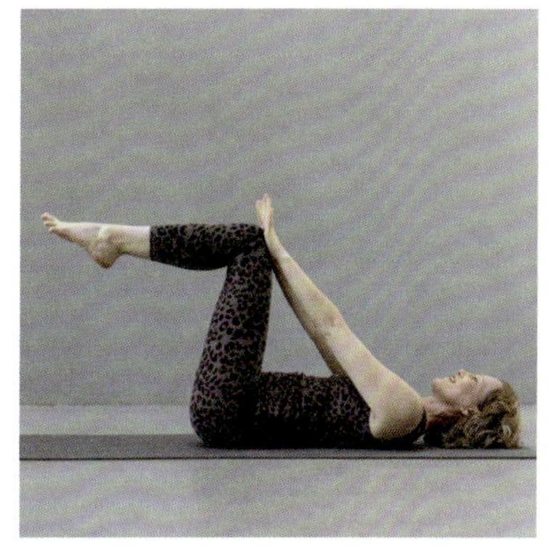

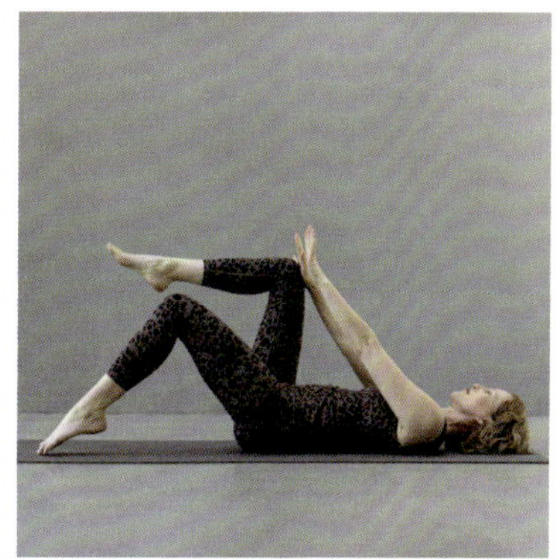

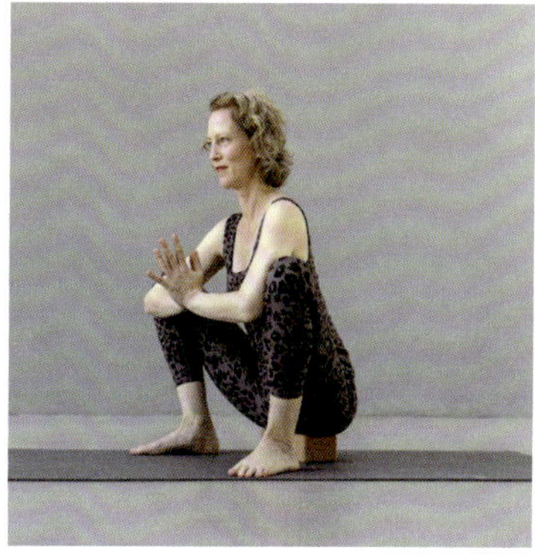

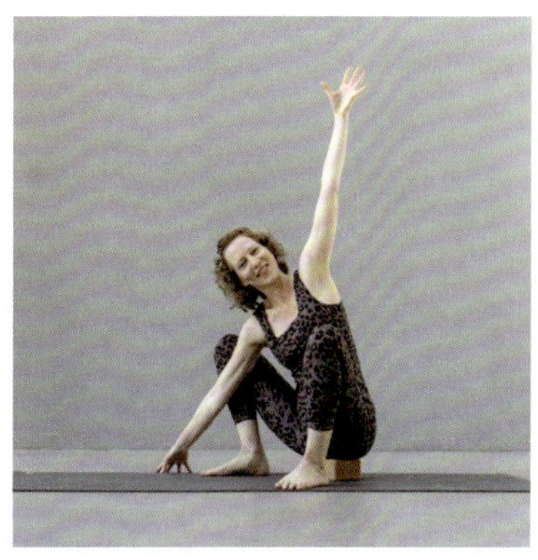

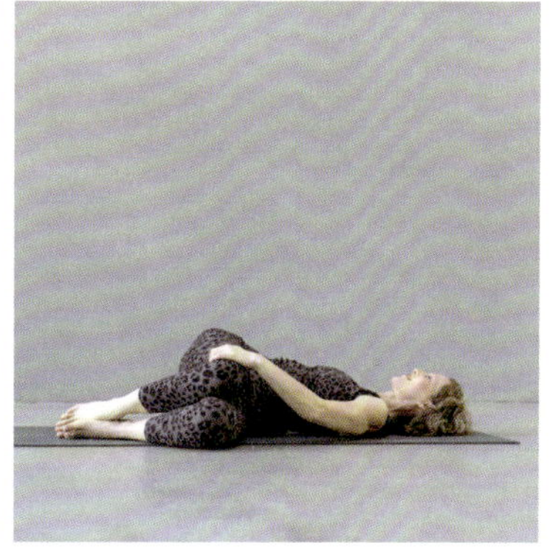

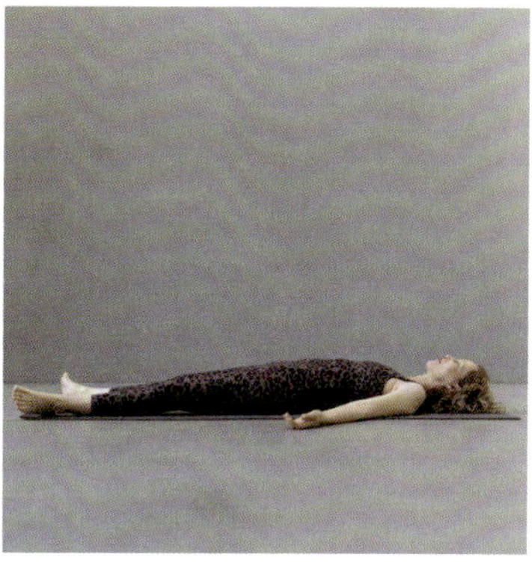

Knieschonendes Yoga – Flexibilität und Kraft

Diese Sequenz entlastet unsere Knie, die eventuell von Arthrose oder Meniskus-Problemen betroffen sind. Hier ist wichtig, dass wir nicht in den Schmerz „reinarbeiten", sondern auf unsere Voraussetzungen Rücksicht nehmen. Durch eine liebevolle Dehnung der Oberschenkelmuskulatur werden wir flexibler und reduzieren so den Zug auf die Knie.

Wir bauen aber auch Kraft auf, damit unsere Muskulatur die Gelenke zusätzlich stützen kann. Achtung: Bitte nie die Knie überstrecken und immer eine Minibeuge im Knie beibehalten!

Zum Aufwärmen mache bitte mindestens vier knieschonende Sonnengrüße. (Seite 96)

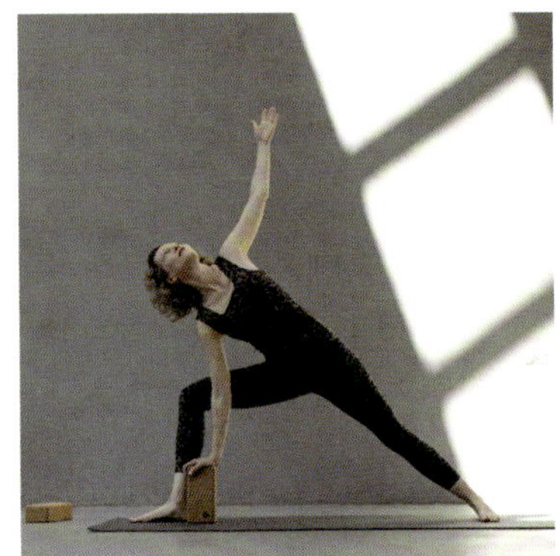

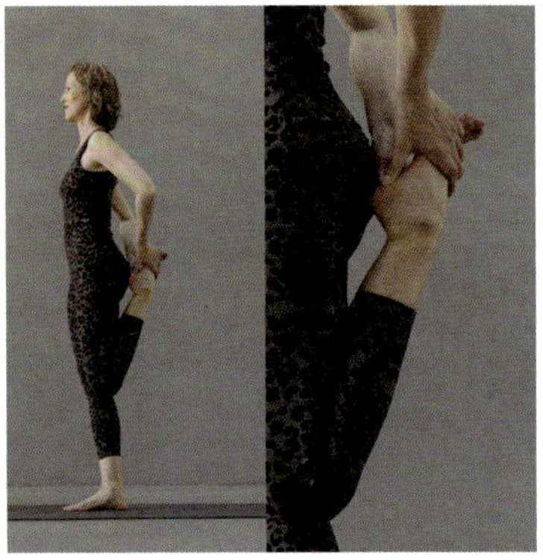

Zehen flexen

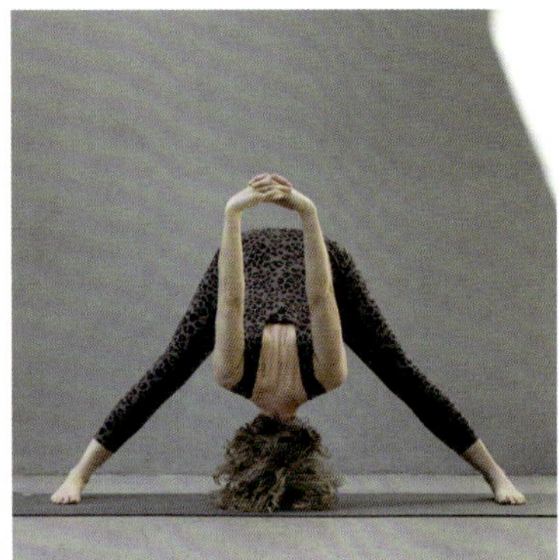

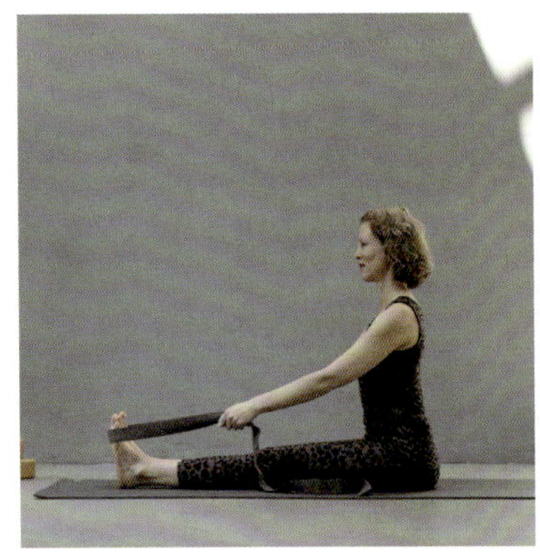

Variante A

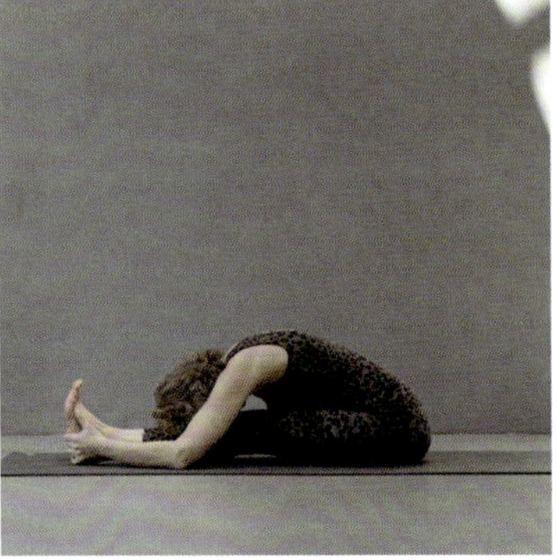

Variante B

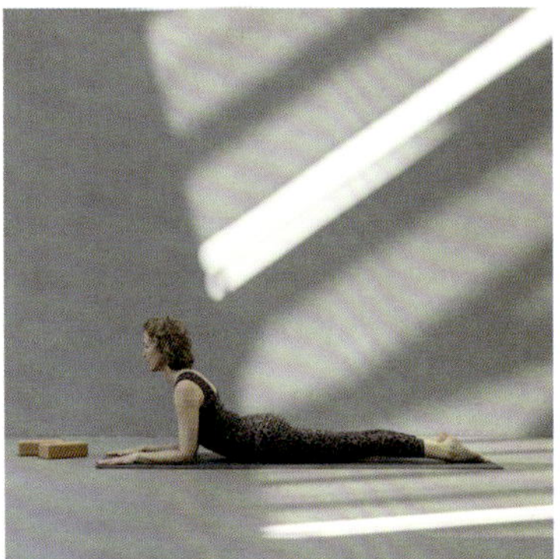

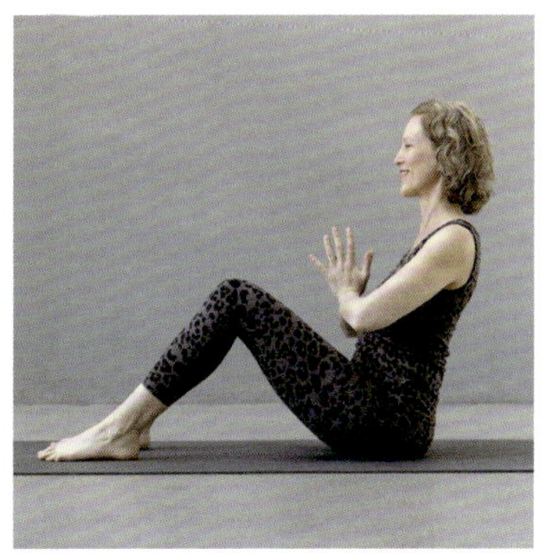
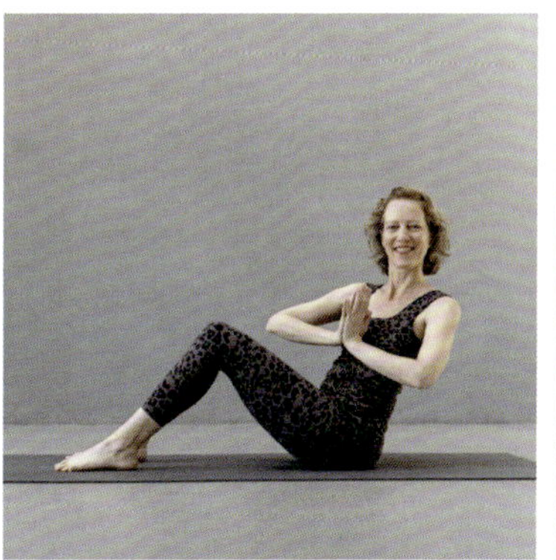
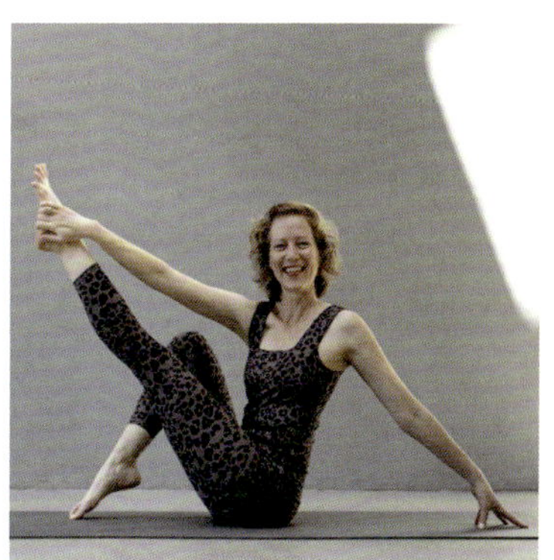
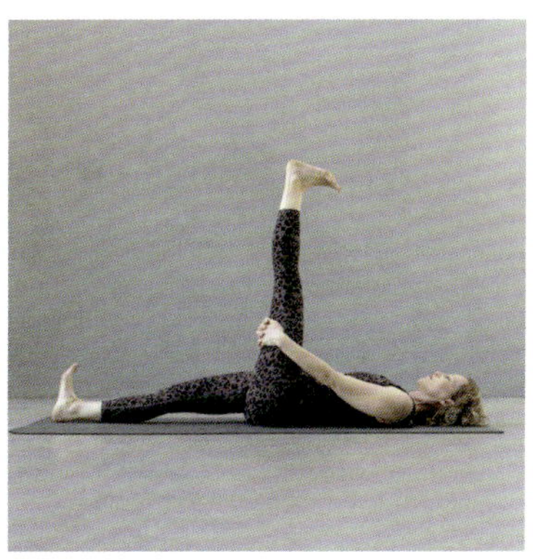
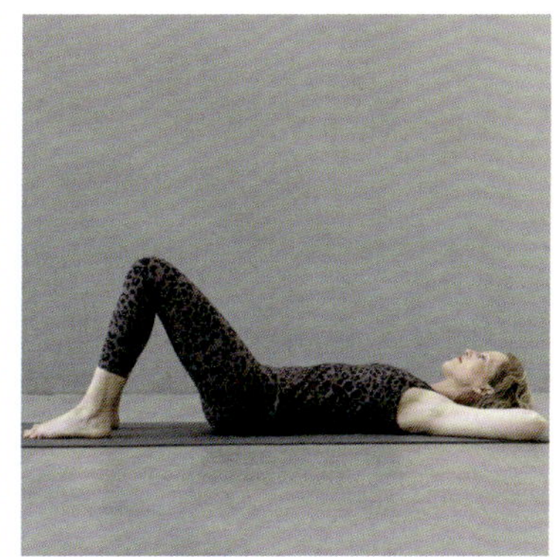
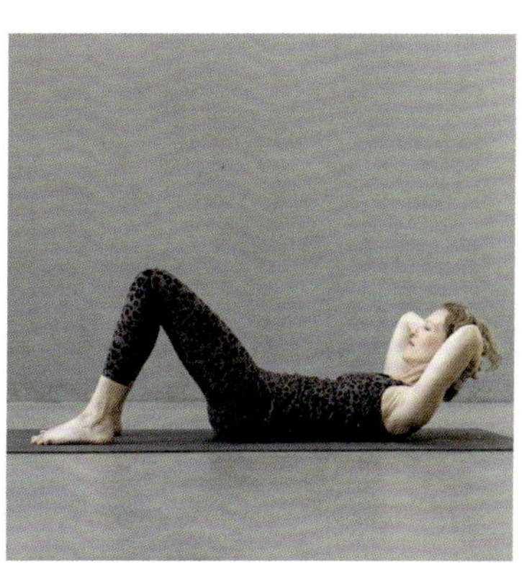
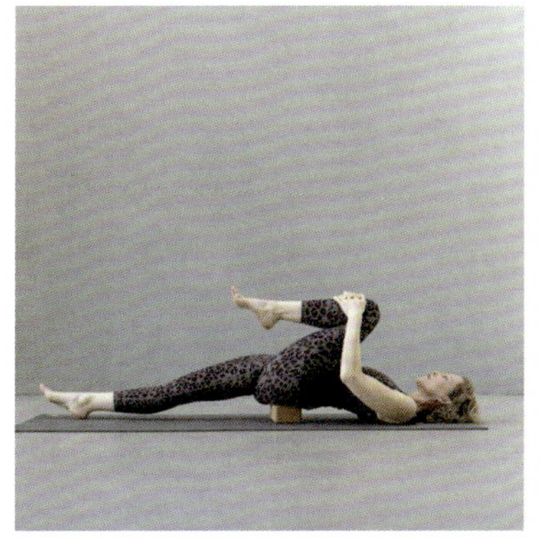
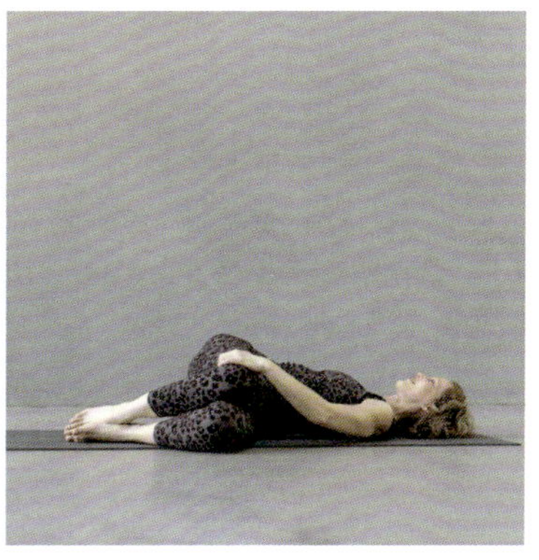
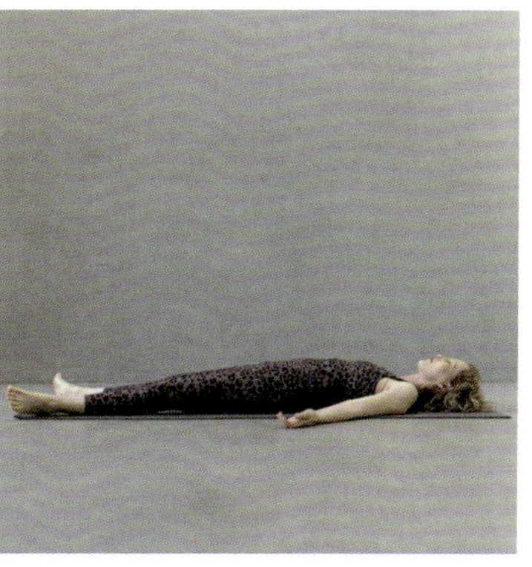

Yoga für die Schultern – Flexibilität und Kraft

Entspannte und kraftvolle Schultern und die Vermeidung von Schmerzen sind das Ziel dieser Yogapraxis. Falls du bereits Schulterschmerzen oder sogar eine „Frozen Shoulder" hast, dann taste dich vorsichtig an diese Übungen heran. Bitte beginne mit einem Sonnengruß deiner Wahl.

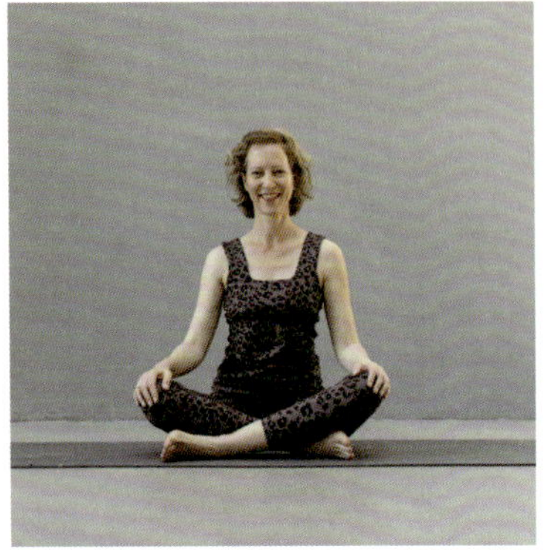
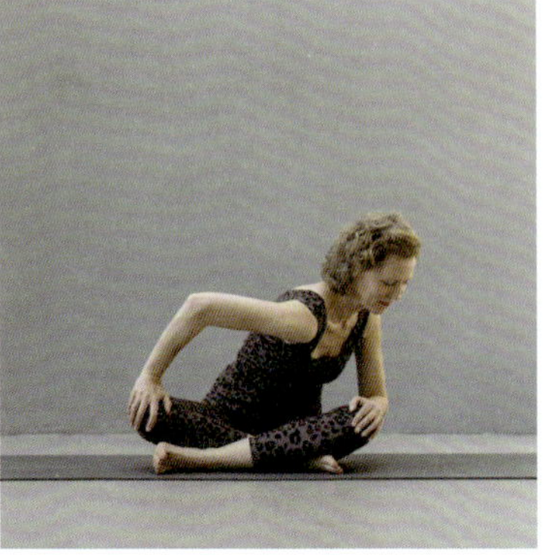
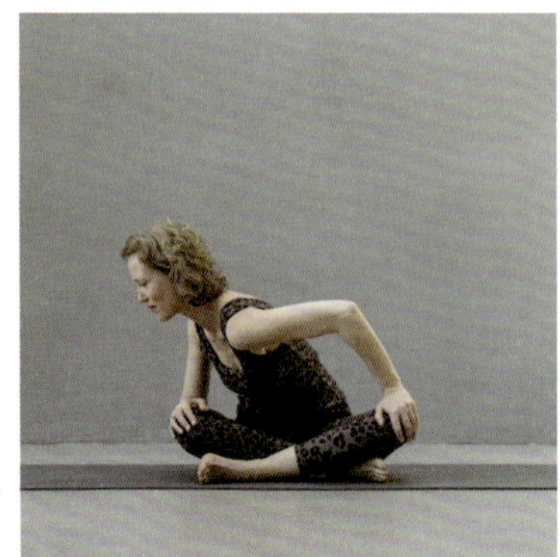
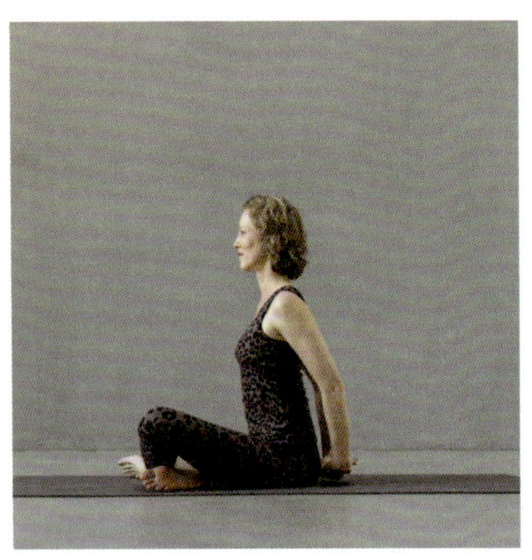
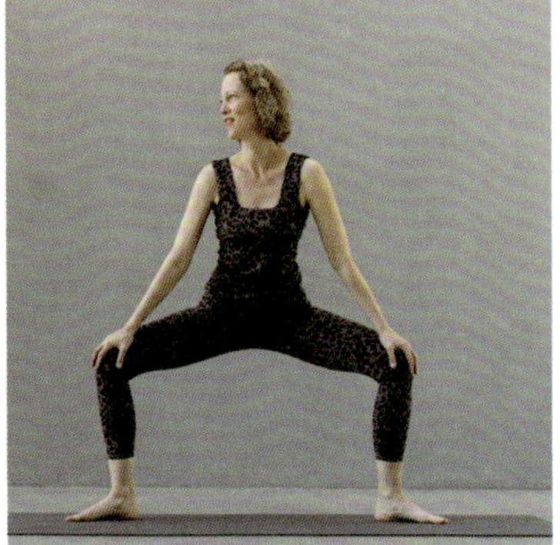
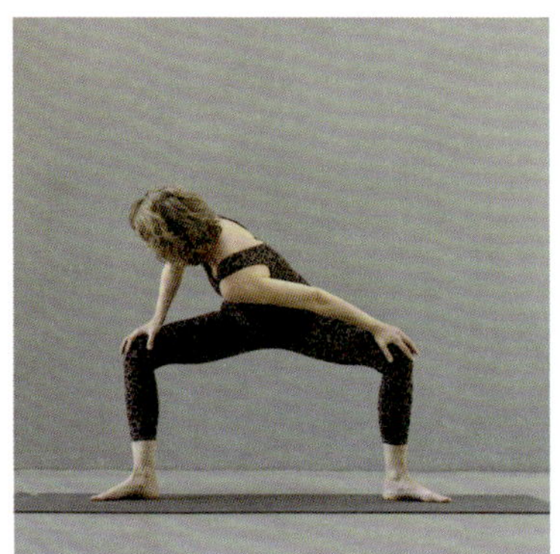
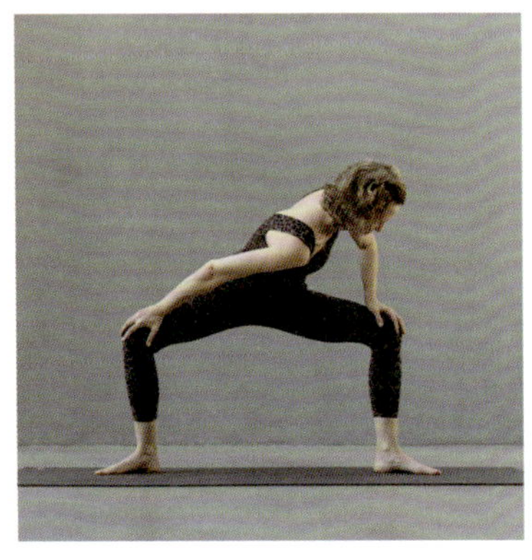
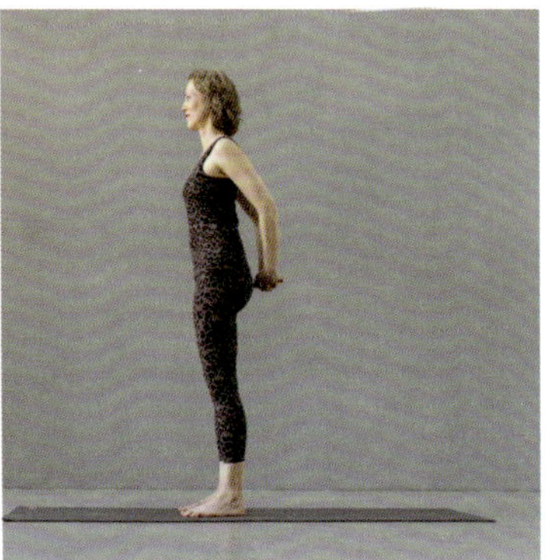
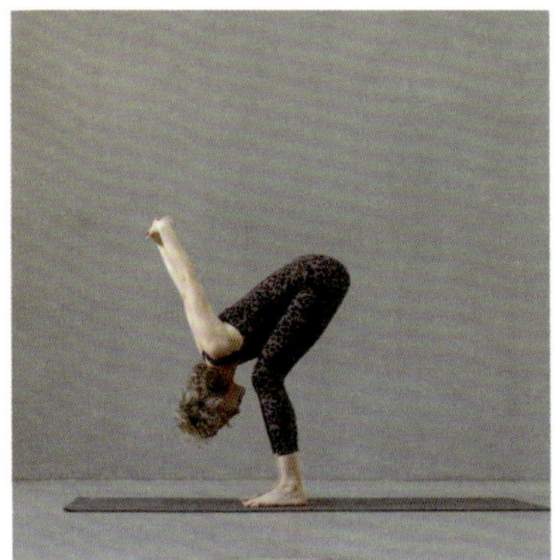

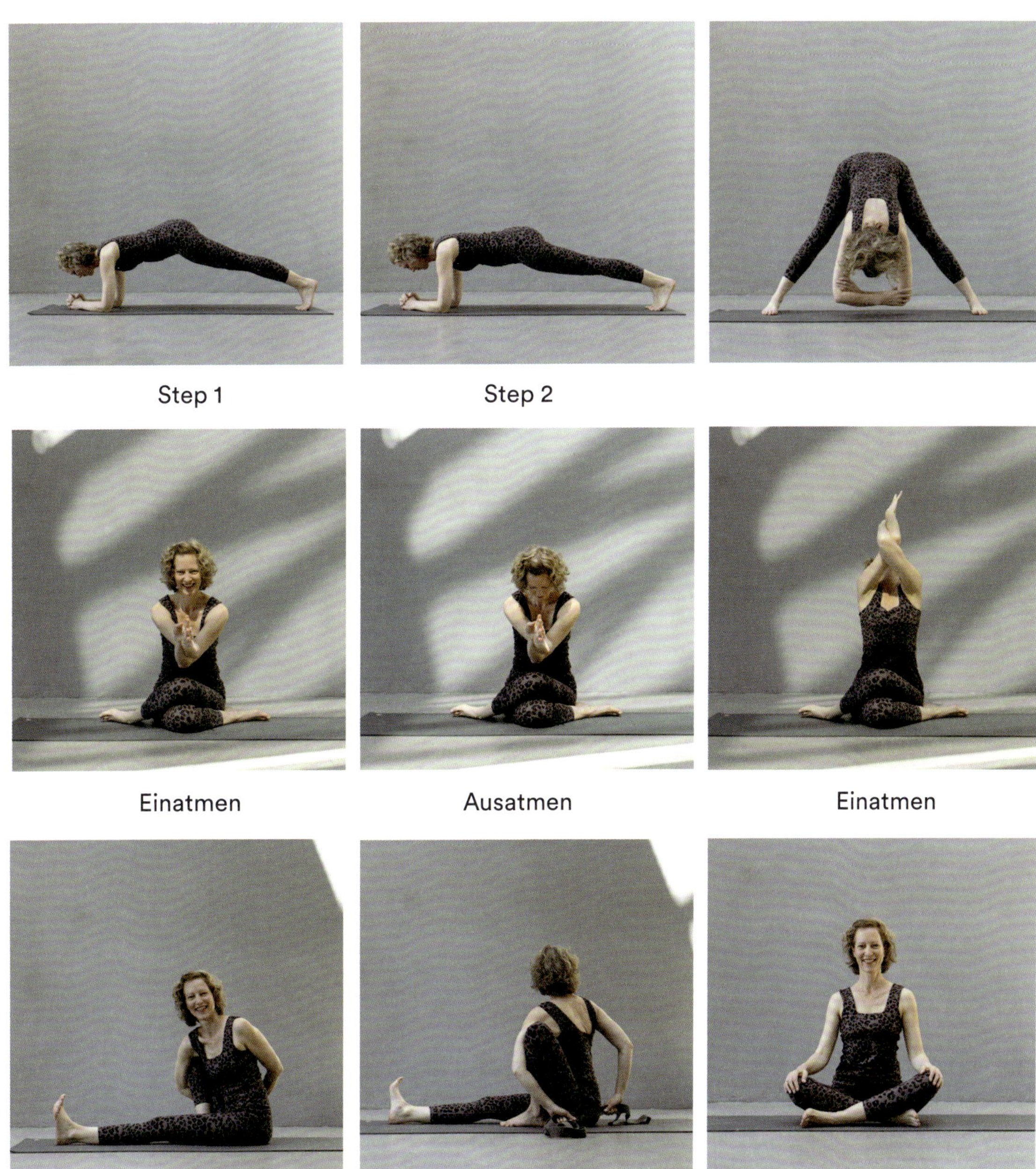
Step 1
Step 2
Einatmen
Ausatmen
Einatmen
Evtl. mit Gurt

Happy Hips Quickie – Flexibilität

Diese Sequenz aus Hüft- und Rückbeugen für mehr Flexibilität hilft dir, Stress loszulassen und wieder freier zu atmen. In unserer Hüftmuskulatur sitzt unser Kampf- und Fluchtmodus. Wenn wir die Hüften öffnen und dehnen, sorgen wir für nachhaltige Entspannung. Bitte mach zum Warm-up einige Sonnengrüße! Übe gerne alle Varianten, wenn du Zeit hast.

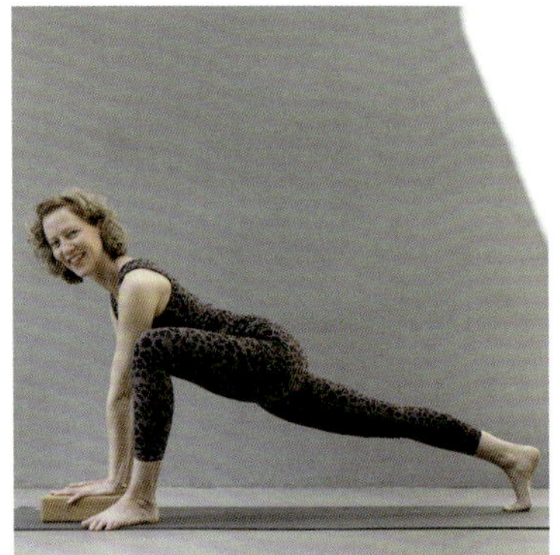

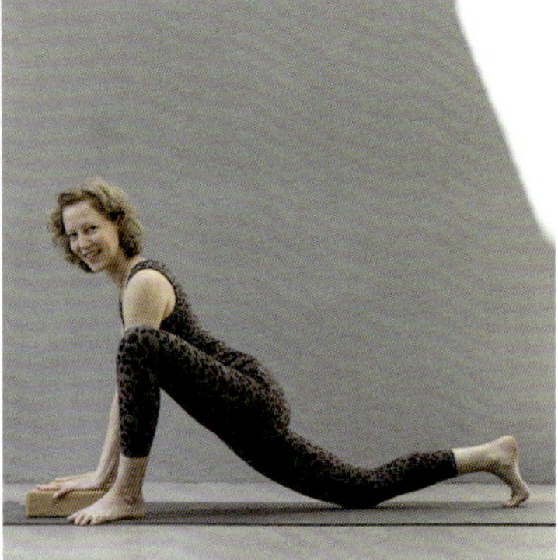

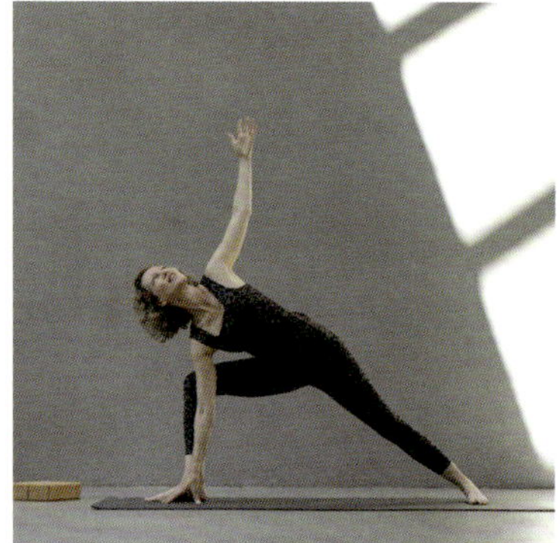

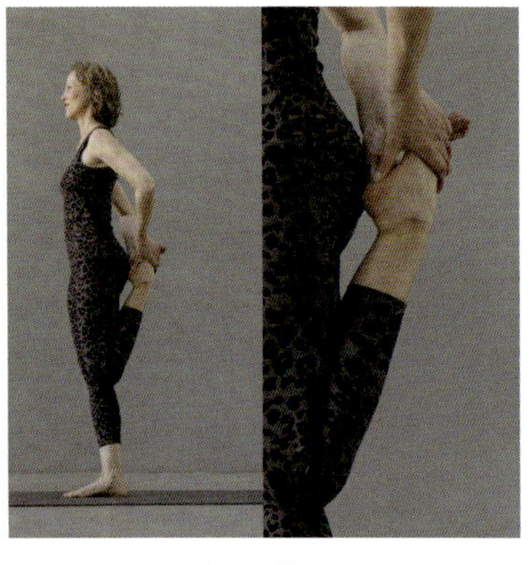

Zehen flexen

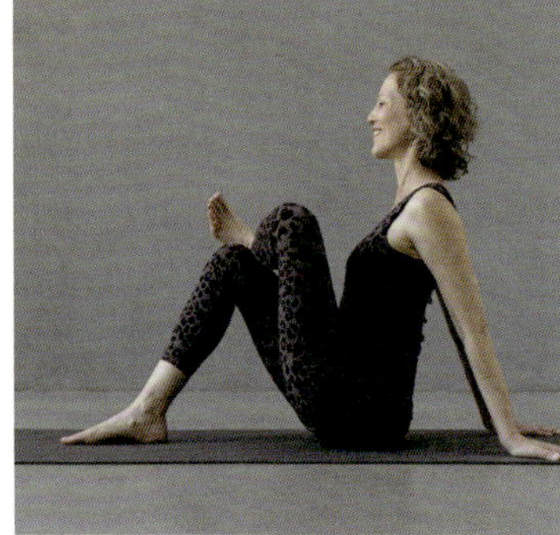

Variante A

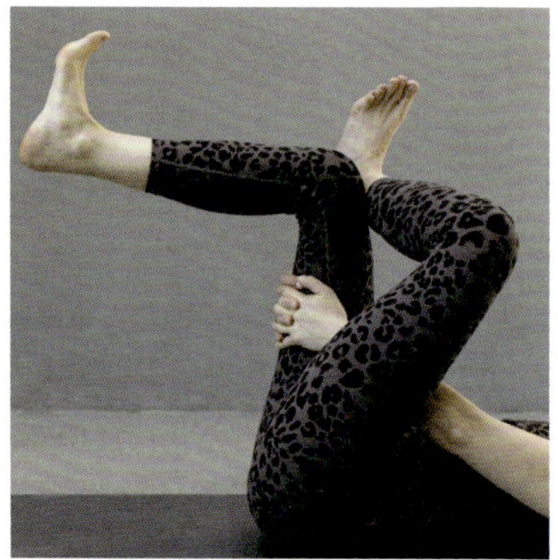

Variante B

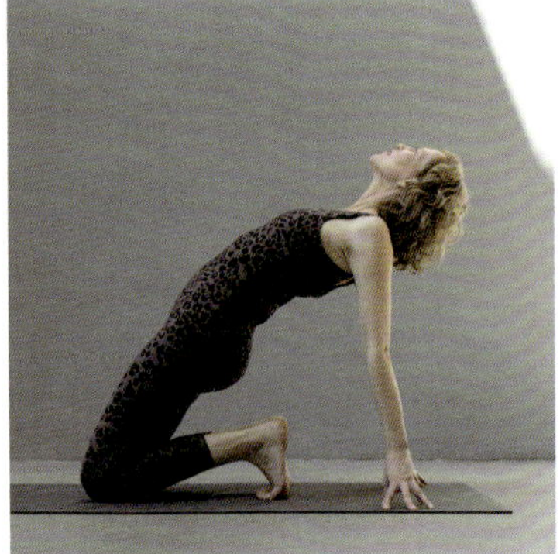

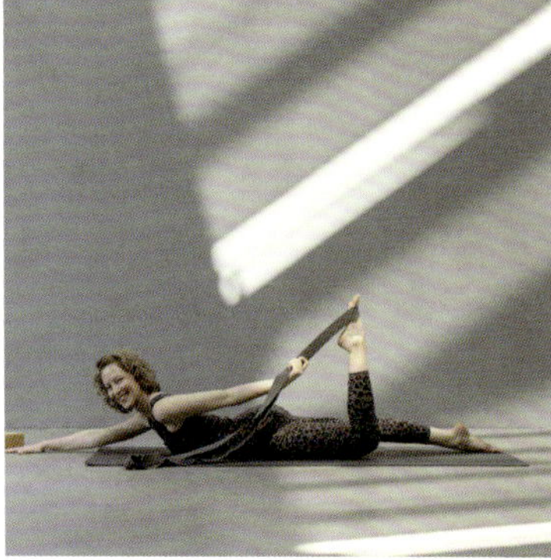

Variante A

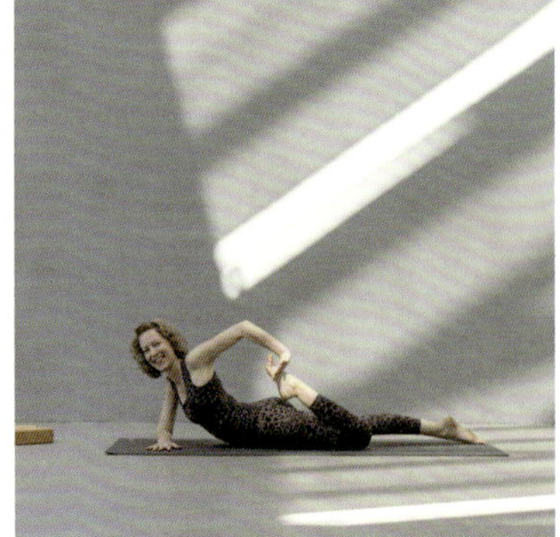

Variante B

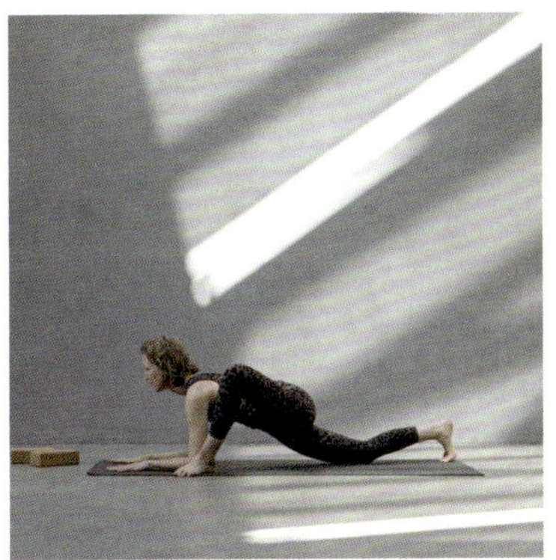

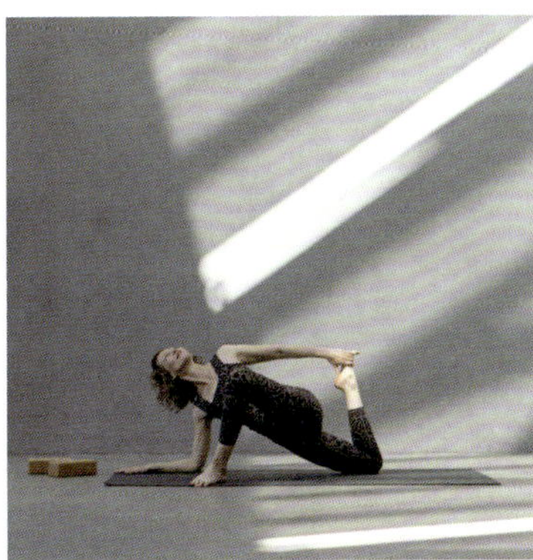

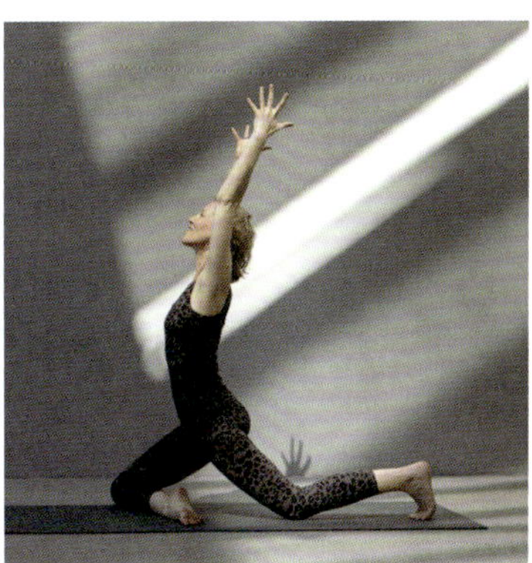

Variante A

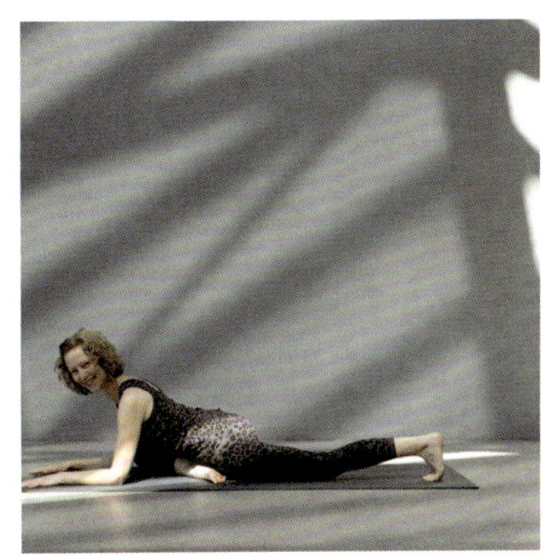

Variante B

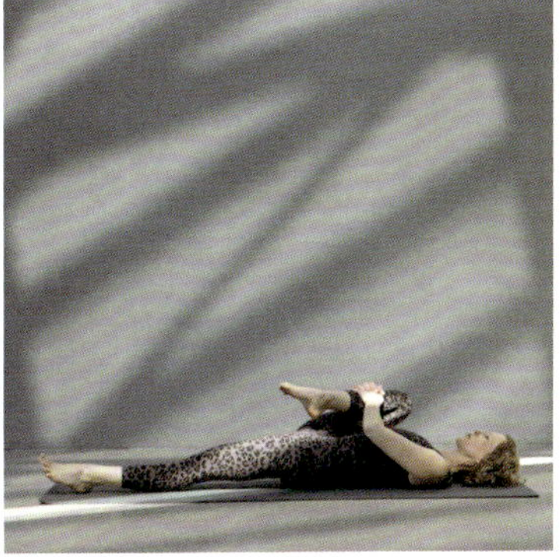

Variante C

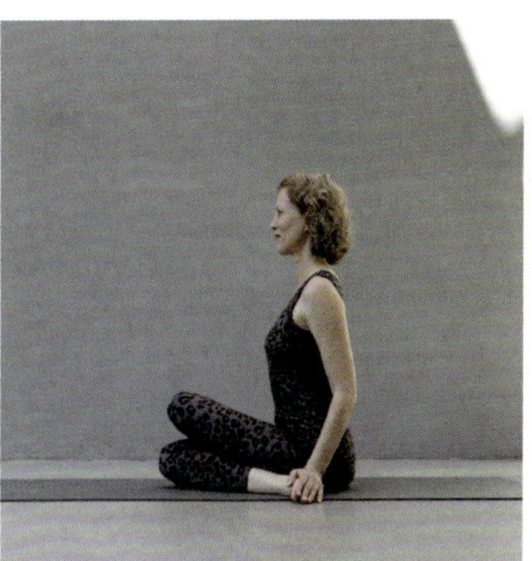

Variante A

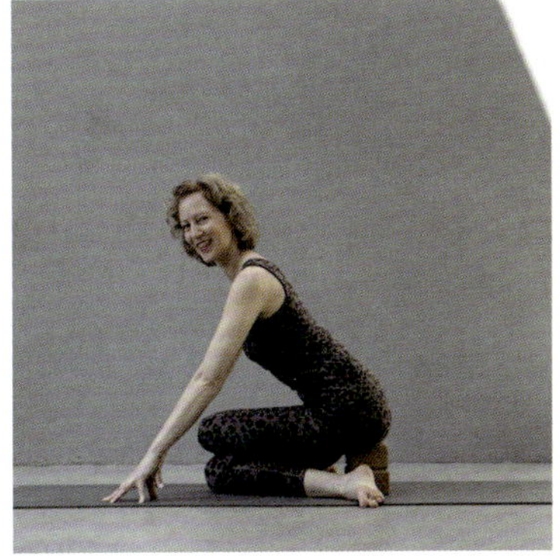

Variante B

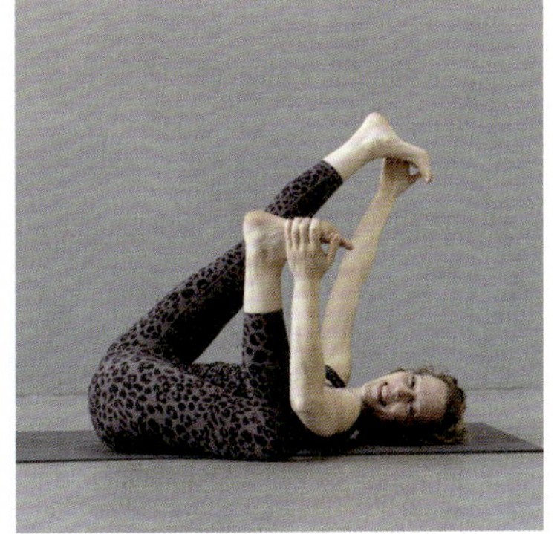

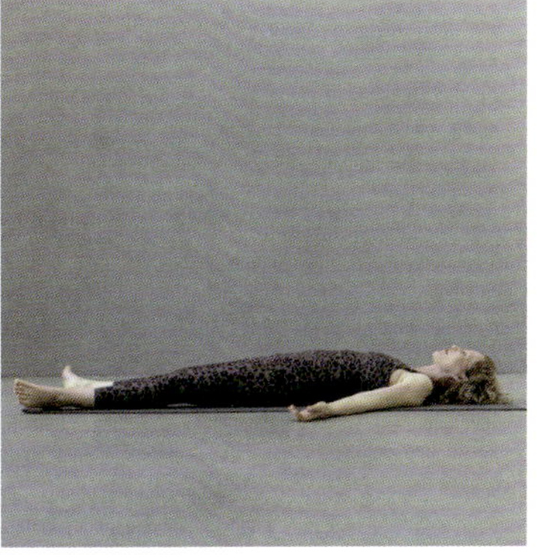

Rücken entzücken – Kraft

Um unseren Rücken stabiler zu machen, brauchen wir vor allem Bauchmuskulatur. Aber auch die gesamte Rückenmuskulatur wird durch diese Sequenz aktiviert und gestärkt. Übe auch hier bitte immer beide Seiten und wärme dich vorher mit mindestens vier Sonnengrüßen auf.

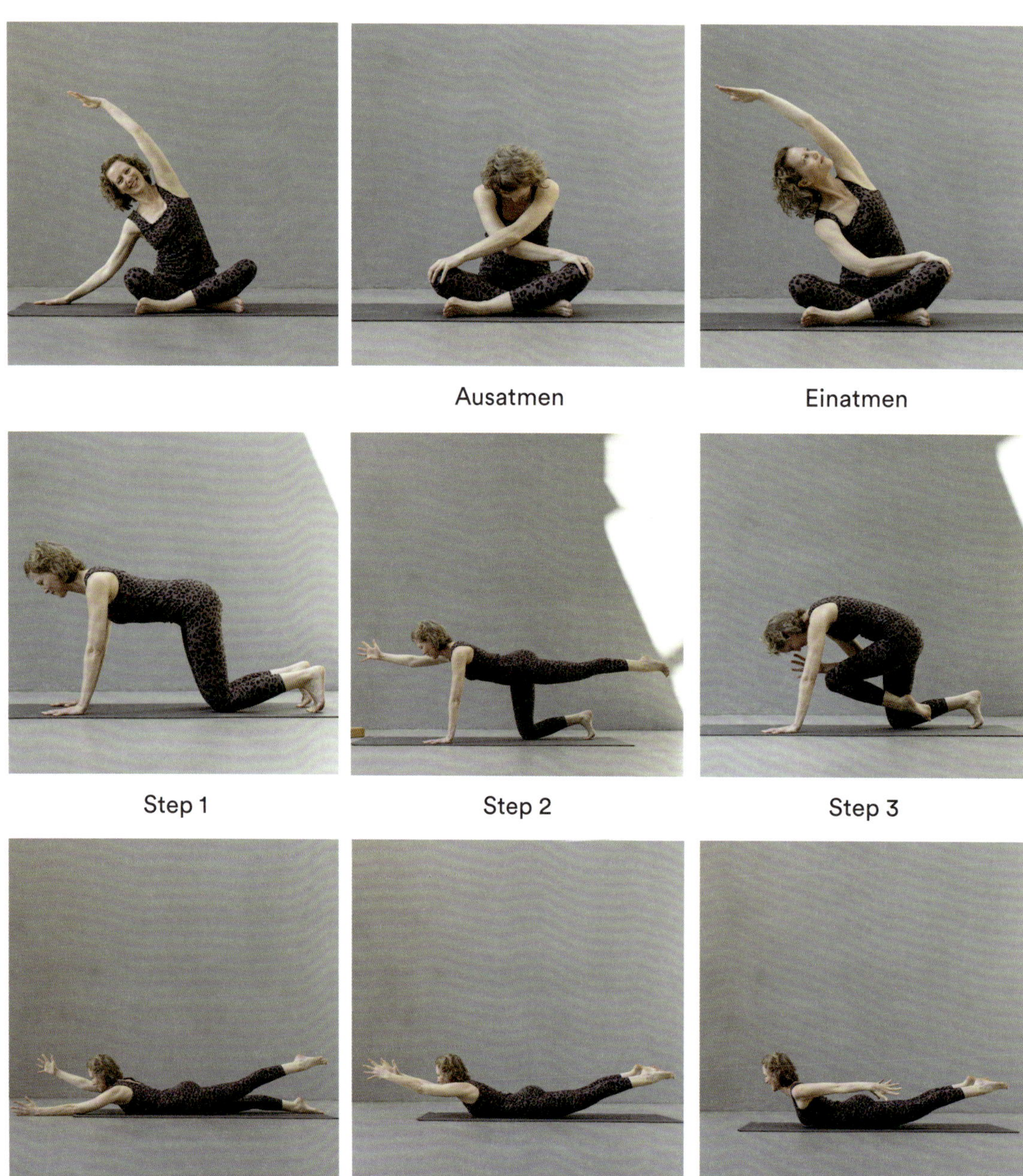

Ausatmen

Einatmen

Step 1

Step 2

Step 3

Step 1

Step 2

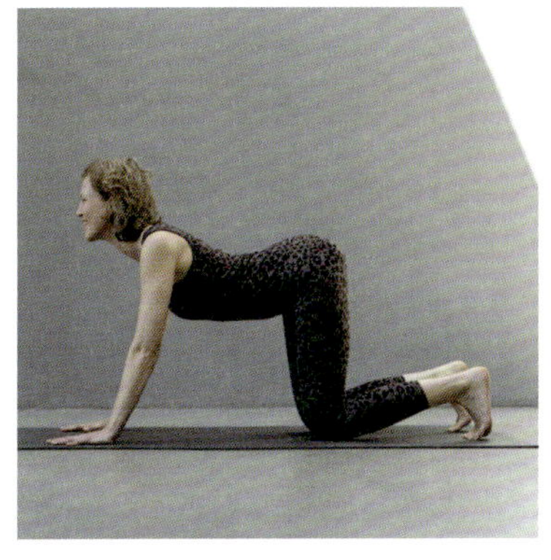
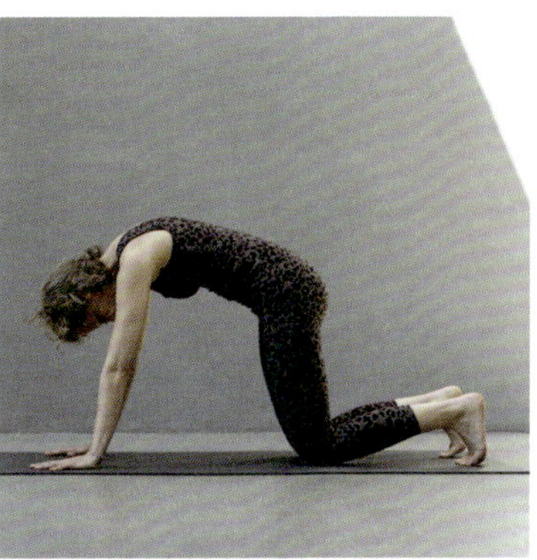
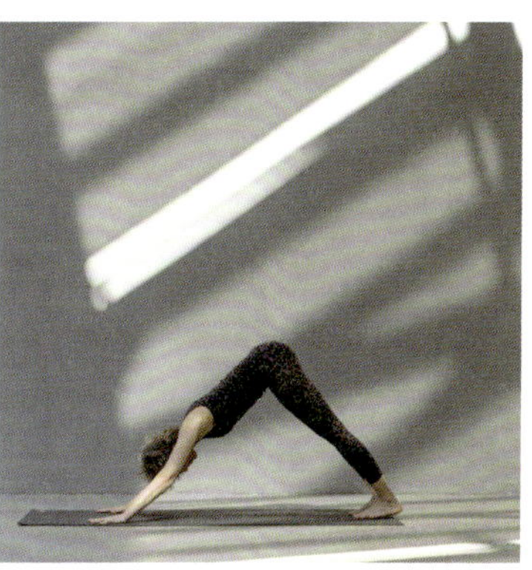
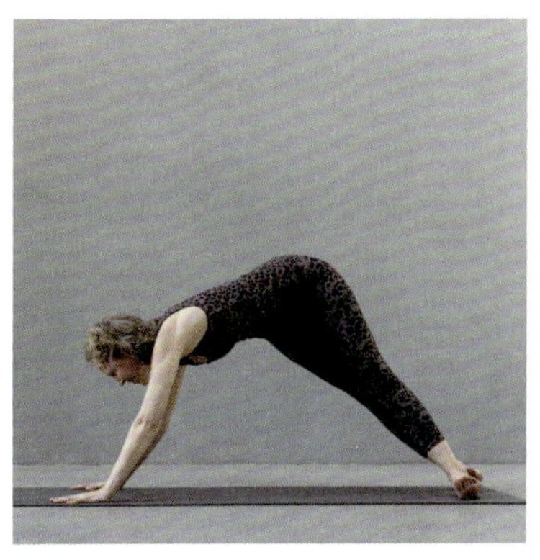
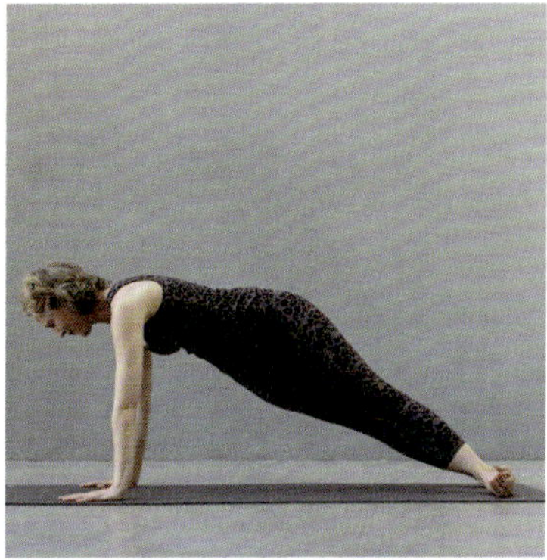
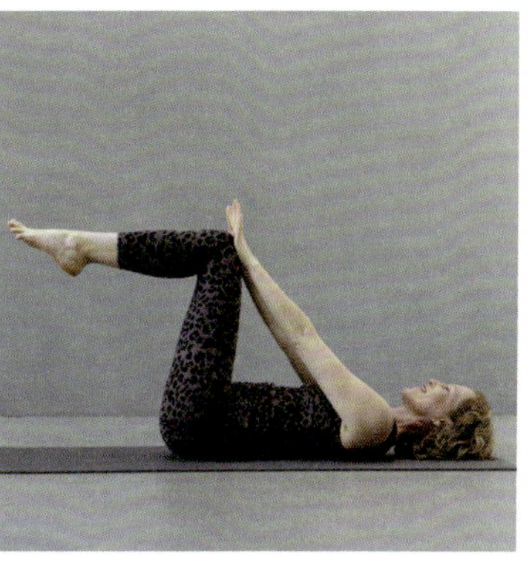
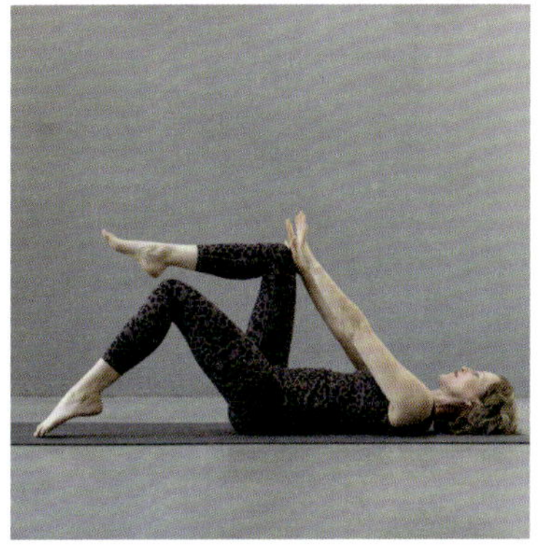
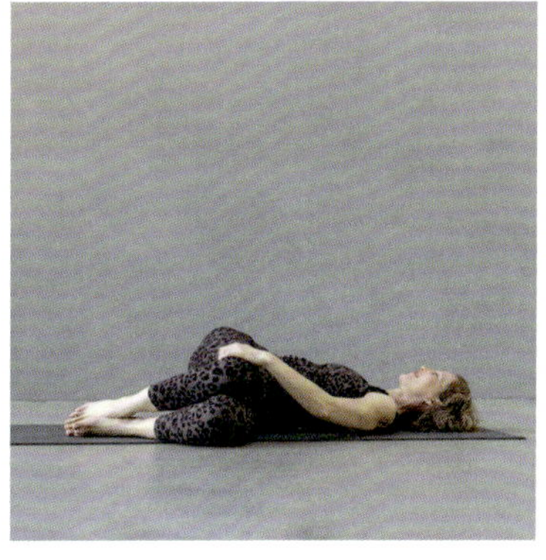
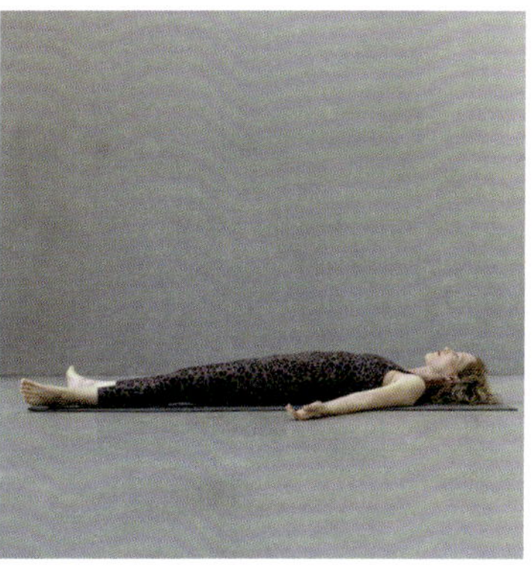

Yoga für lange Beine – Flexibilität

Ein großes Thema beim Älterwerden ist, dass wir immer steifer werden. Diese Sequenz hilft uns, die Beinrückseiten und Beininnenseiten zu verlängern und so nachhaltig für Flexibilität zu sorgen. So beugen wir ganz nebenbei auch noch Rückenschmerzen vor.

Beginne hier unbedingt mit mindestens fünf Sonnengrüßen, damit du dich ausreichend aufwärmst.

Bitte übe auch hier immer beide Seiten.

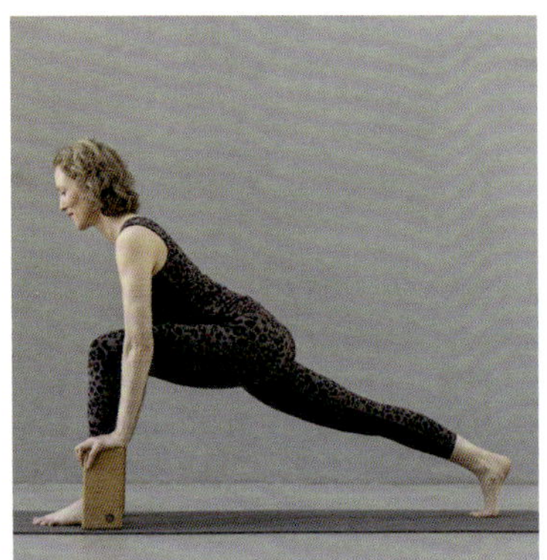

Variante A – Step 1

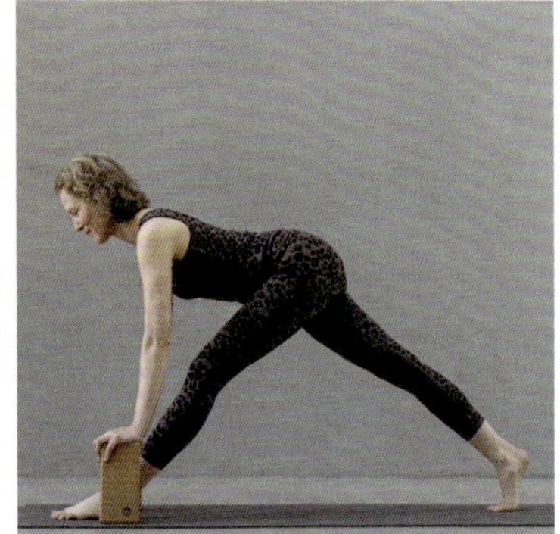

Variante A – Step 2

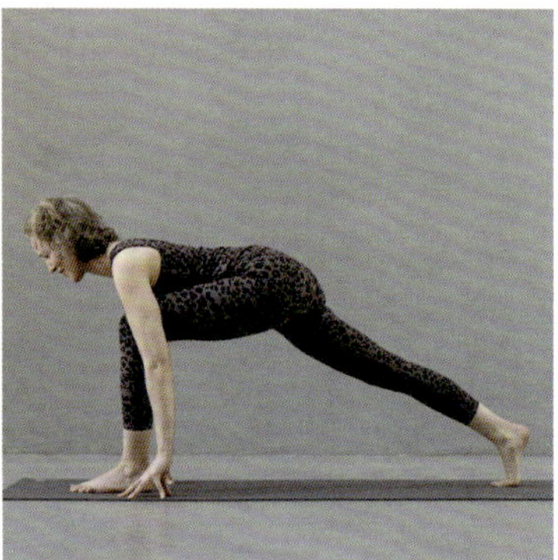

Variante B – Step 1

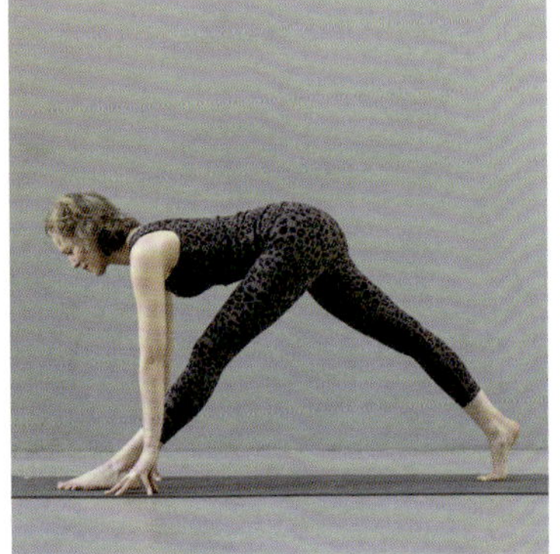

Variante B – Step 2

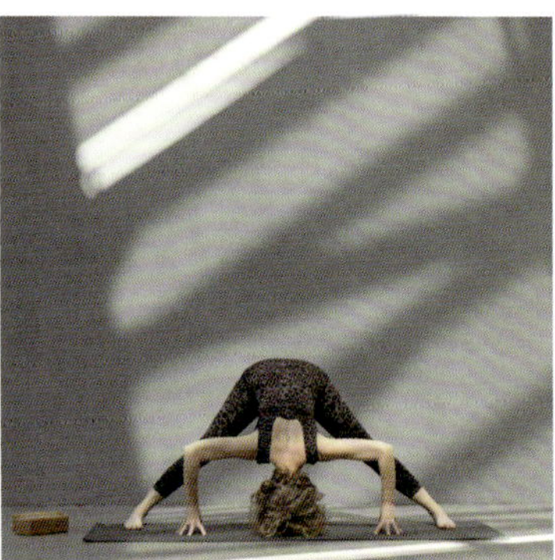

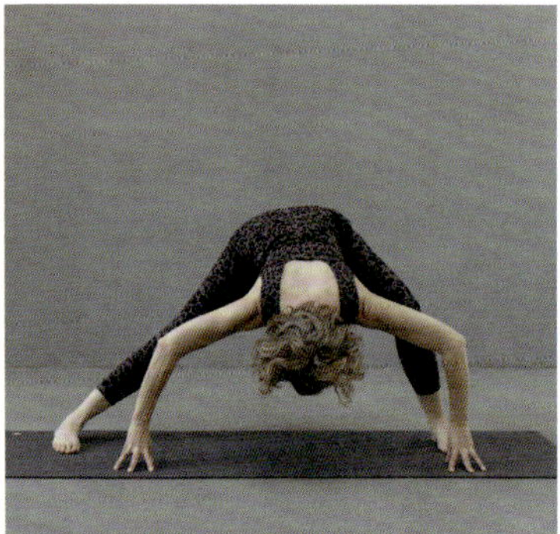

Fortsetzung →

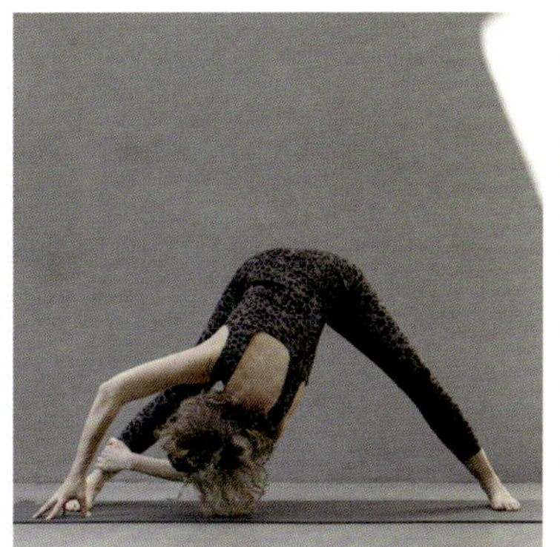

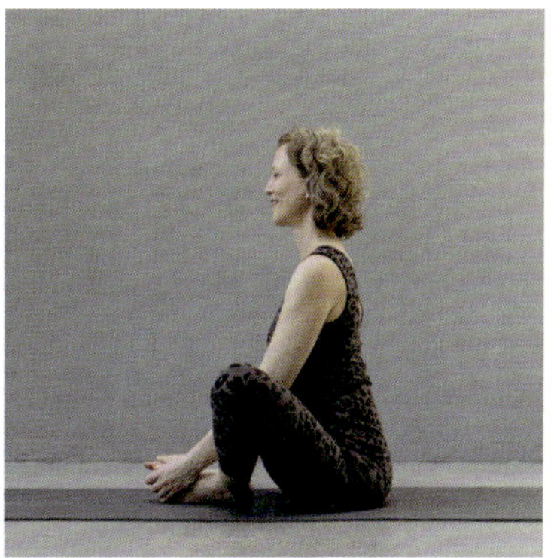

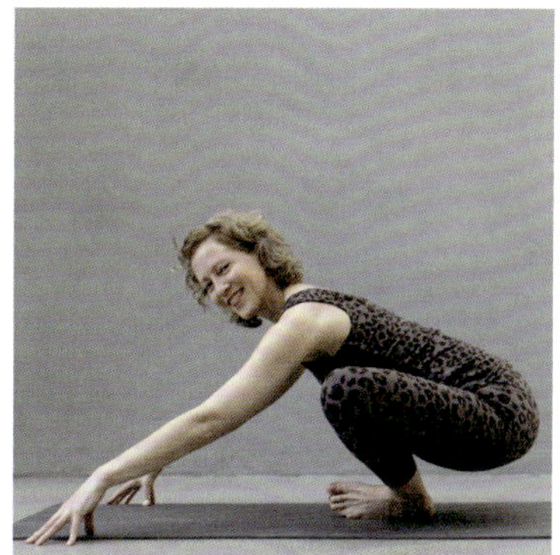

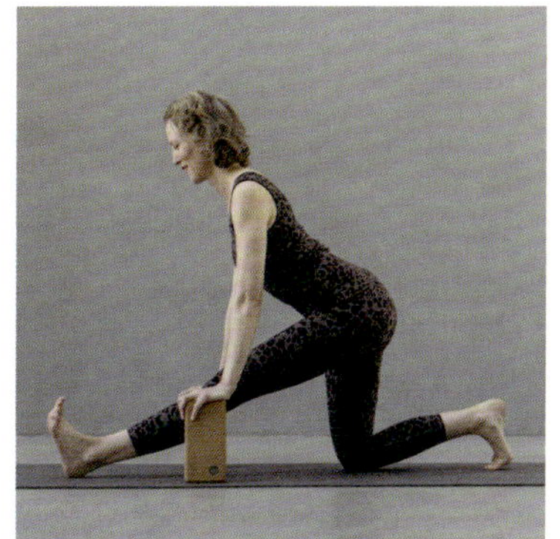

Variante A

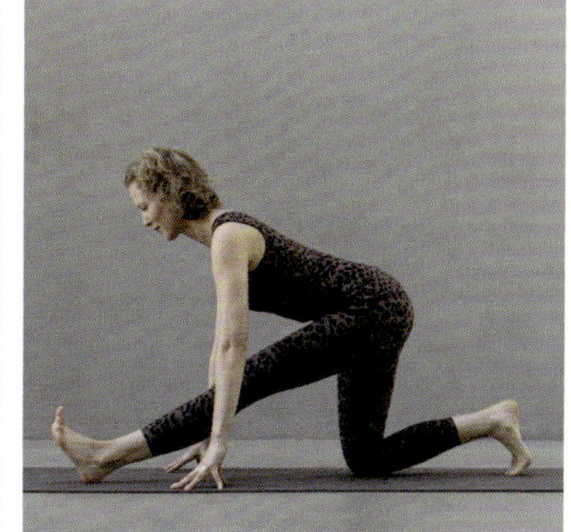

Variante B

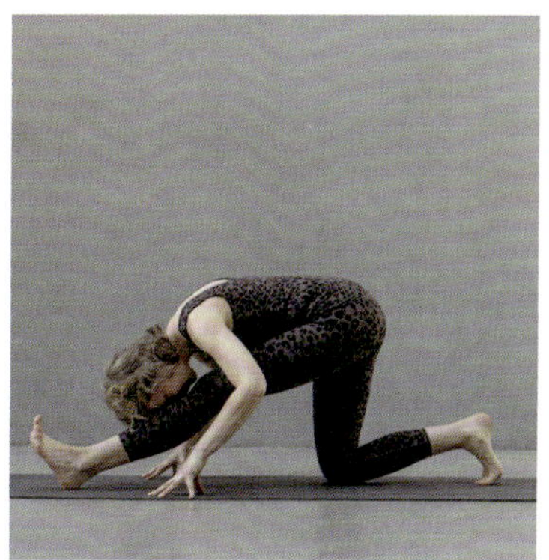

Variante C

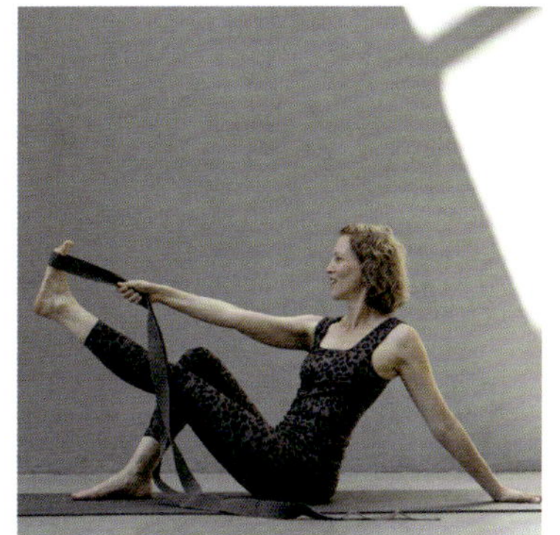

Variante A

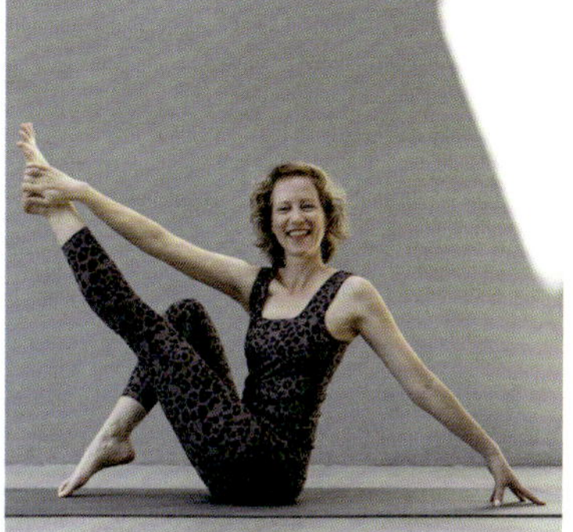

Variante B

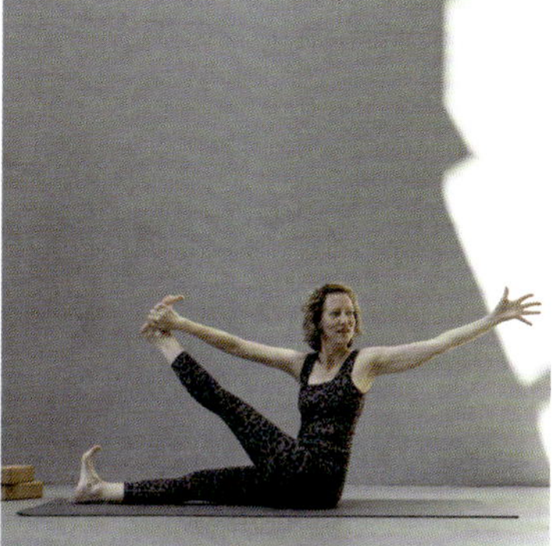

Variante C

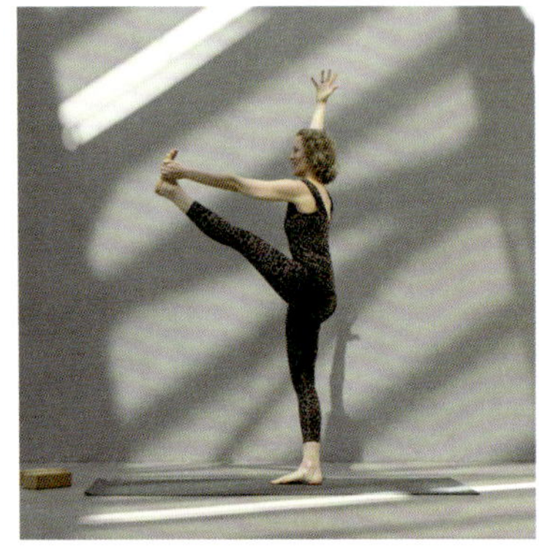

Variante A

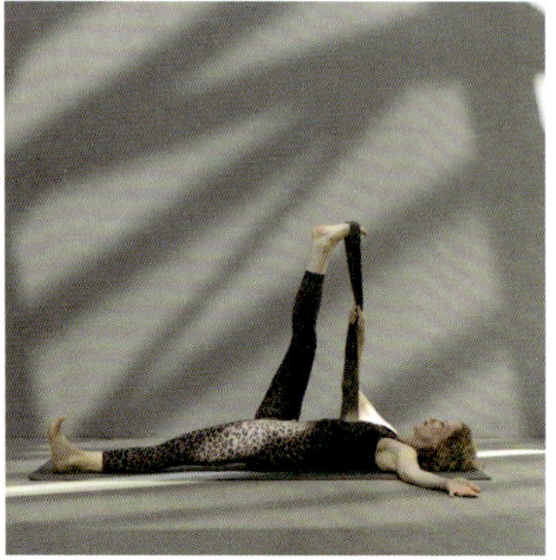

Variante B

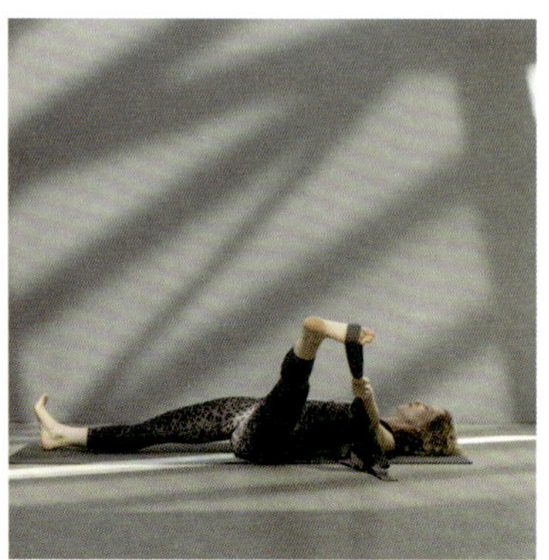

Variante C

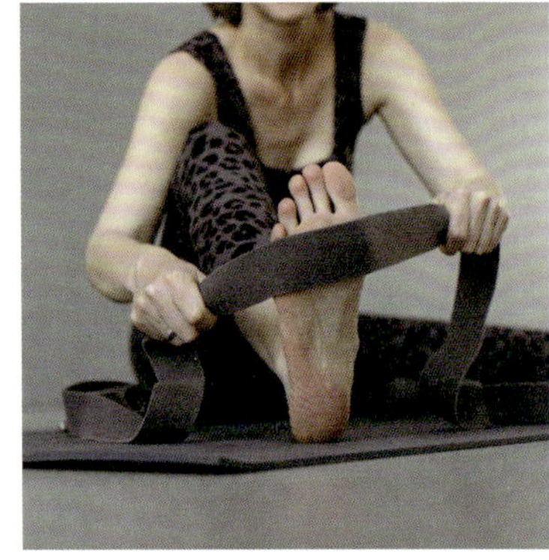

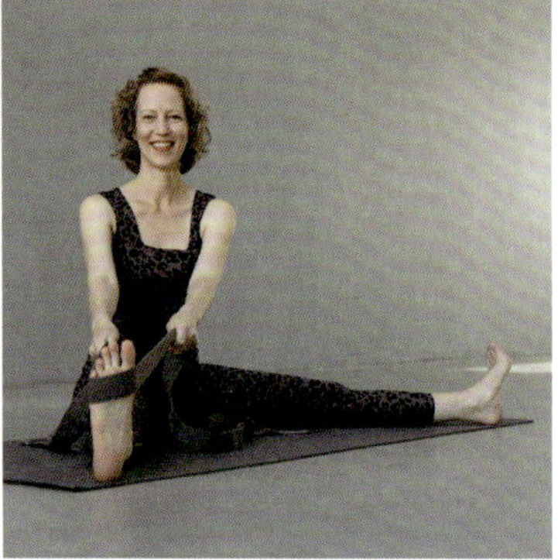

Variante A

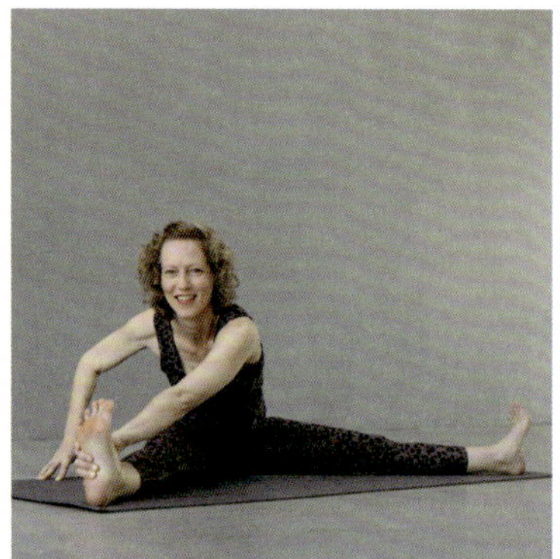

Variante B

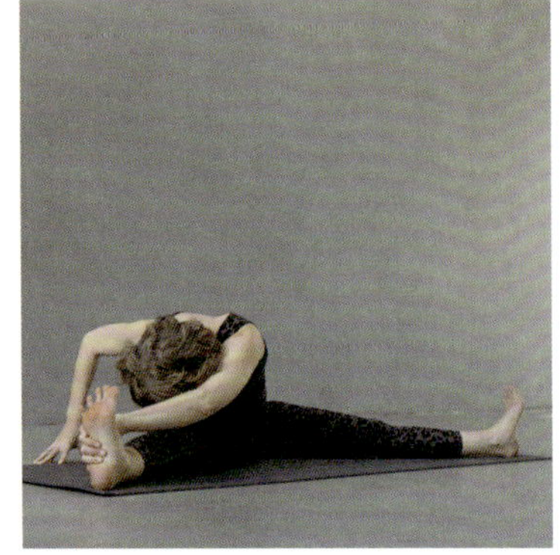

Variante C

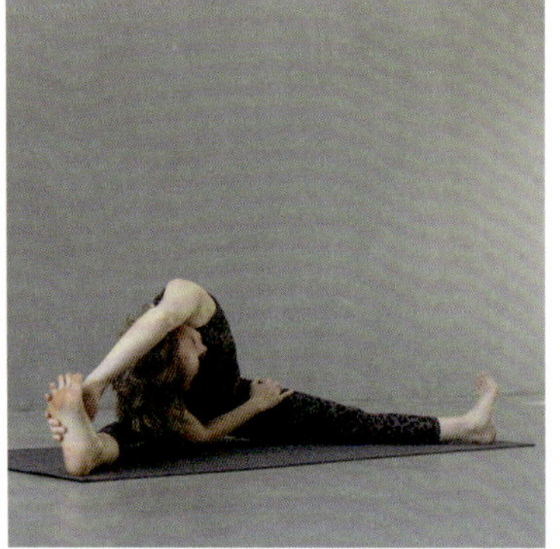

Variante D

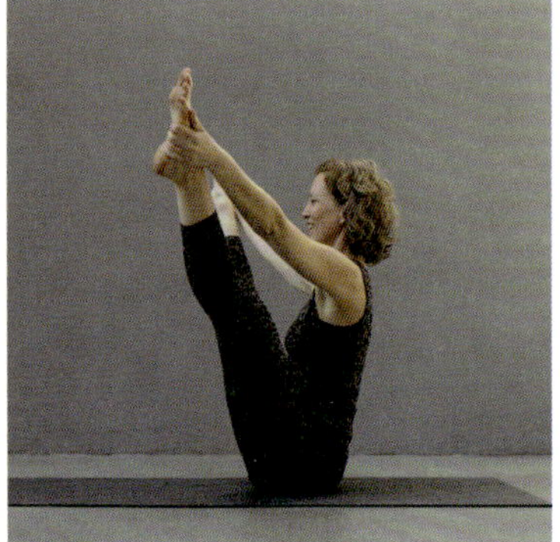

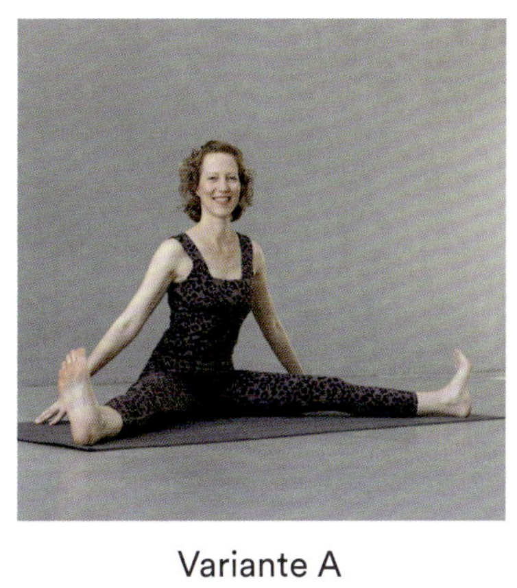

Variante A

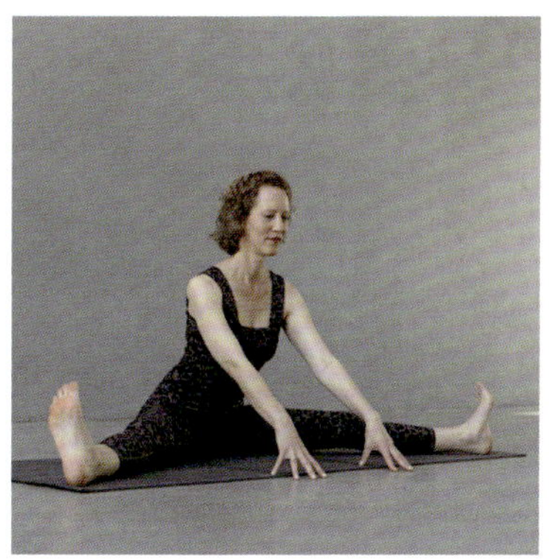

Variante B

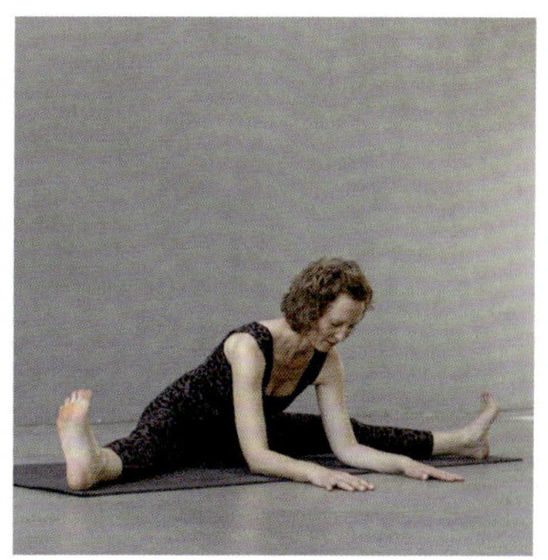

Variante C

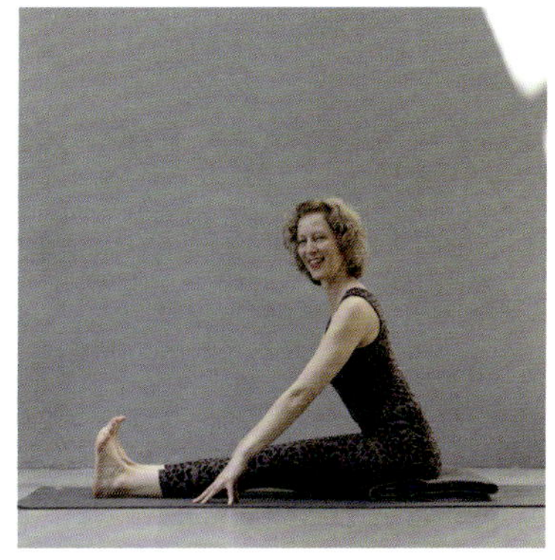

Variante A

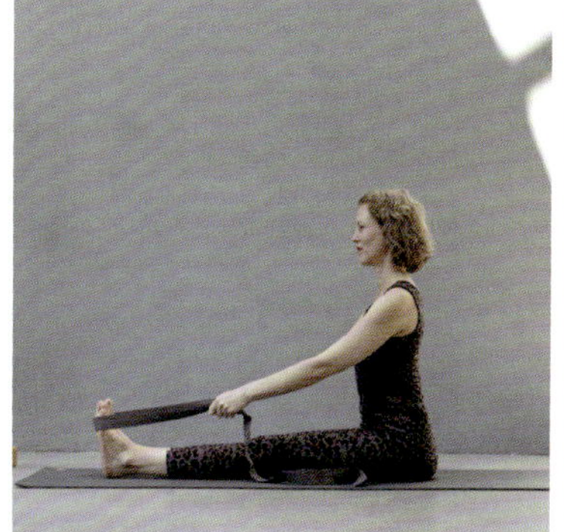

Variante B

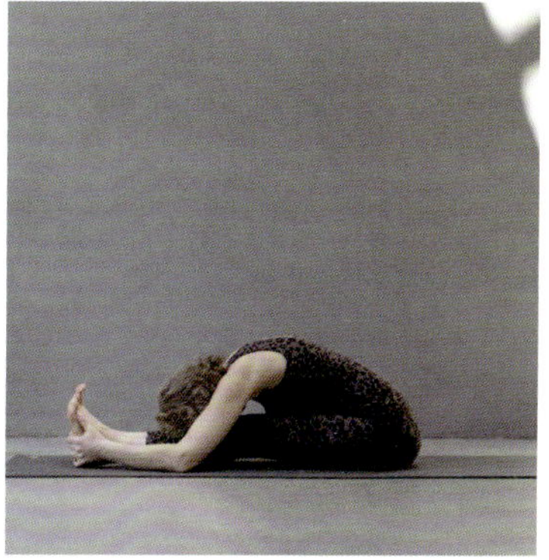

Variante C

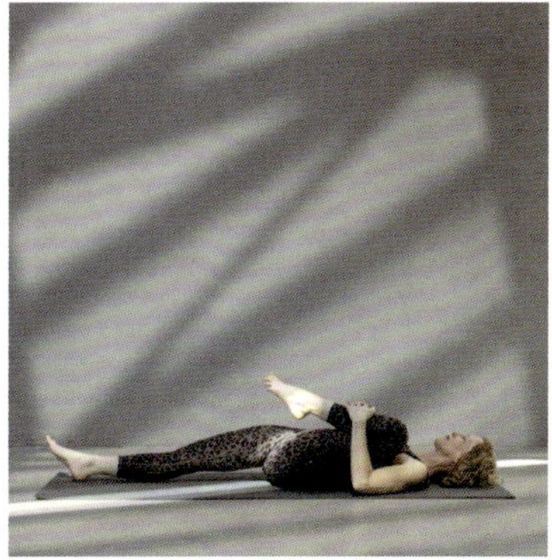

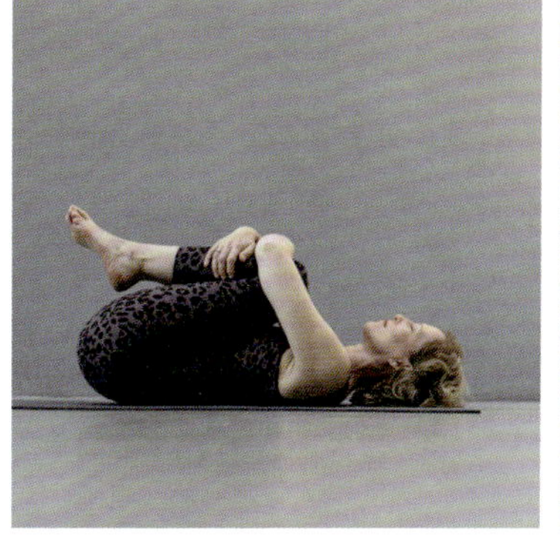

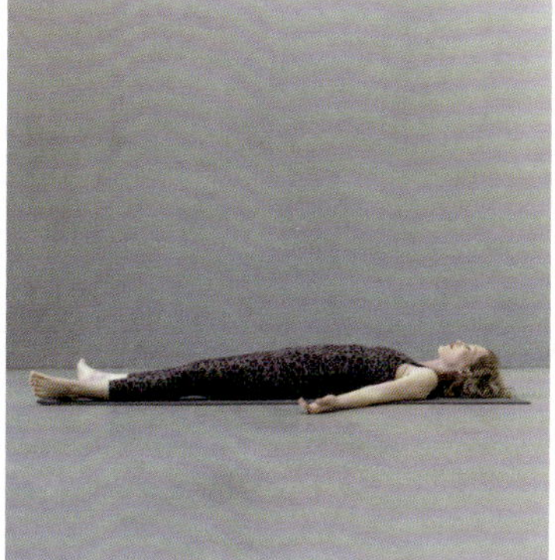

Yoga auf dem Stuhl

Für Yoga im Sitzen wähle einen Stuhl, der stabil und fest steht, mit Rückenlehne und ohne Armlehnen. Diese Sequenz kannst du auch gerne auseinandernehmen und eventuell im Büro oder unterwegs einzelne Übungen daraus machen, je nachdem, was du gerade brauchst und was dir guttut.

Grundsätzlich kann man auch wunderbar auf einem Stuhl meditieren! Setze dich zu Beginn der Praxis mit geschlossenen Augen auf die Stuhlkante, ohne dich anzulehnen. Atme ungefähr zwei Minuten langsam und tief ein und aus.

Übe bitte immer beide Seiten.

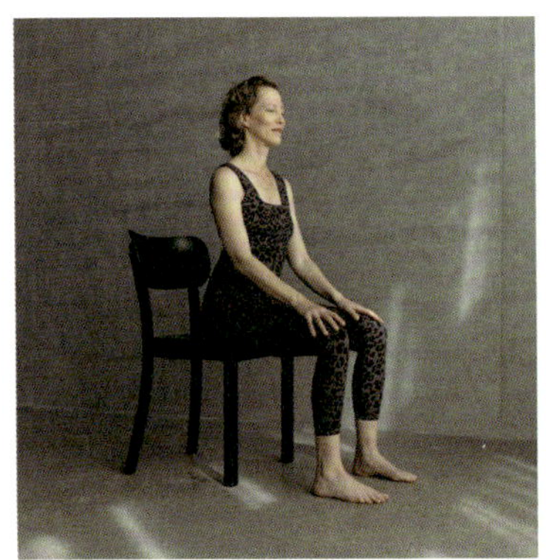

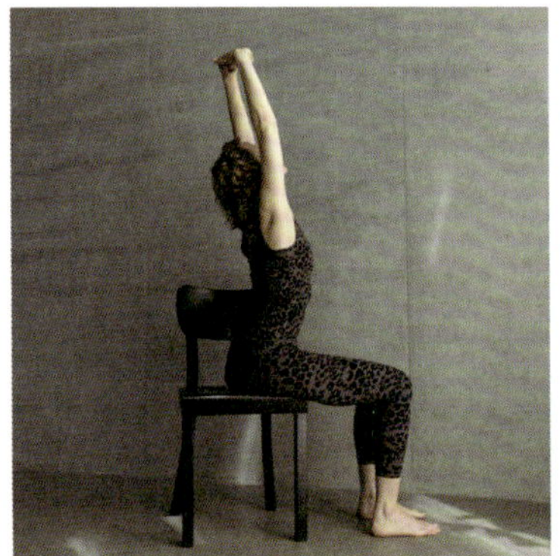

Einatmen

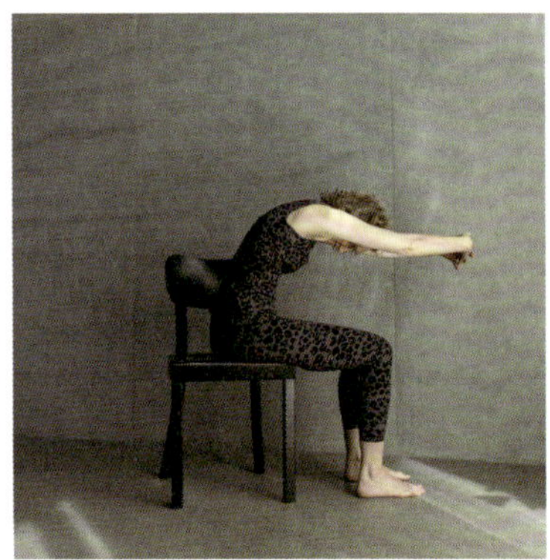

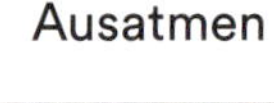

Ausatmen

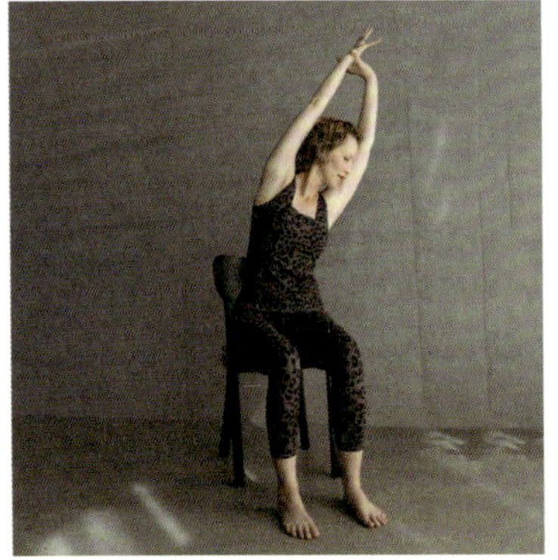

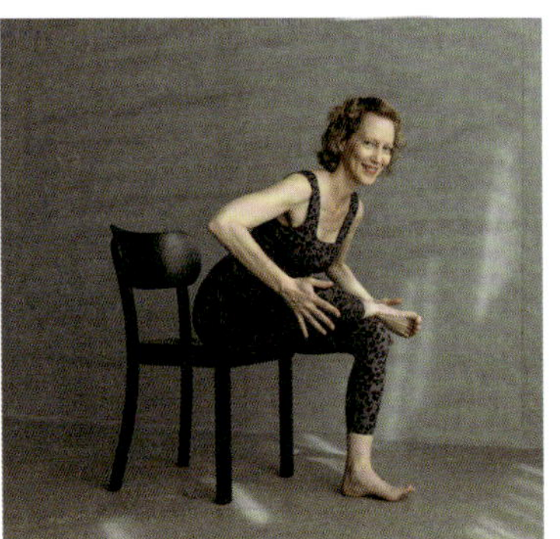

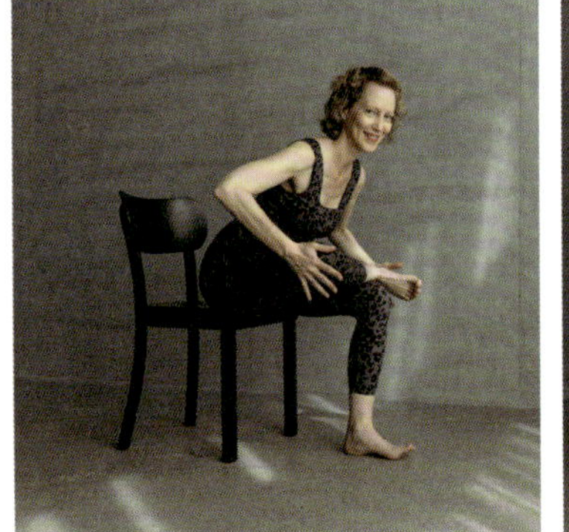

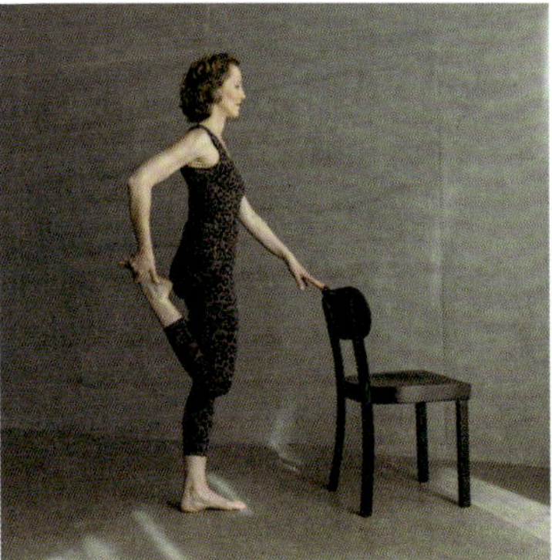

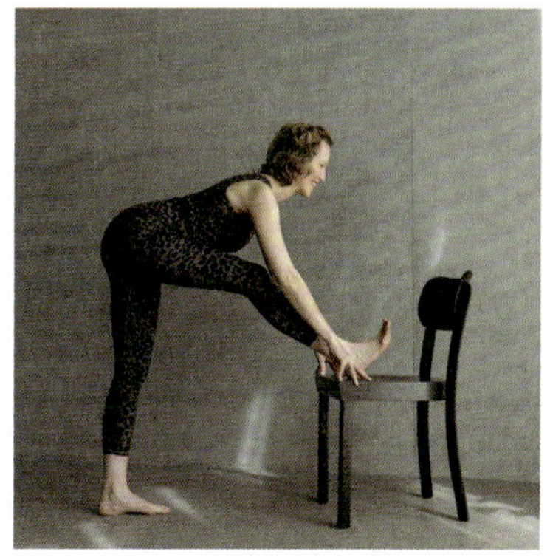

Variante A

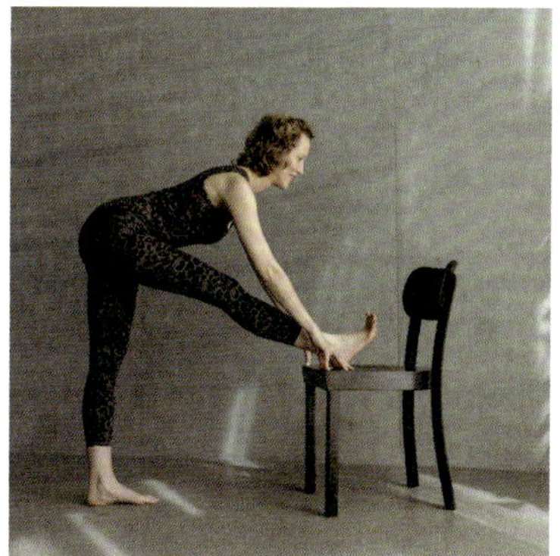

Variante B

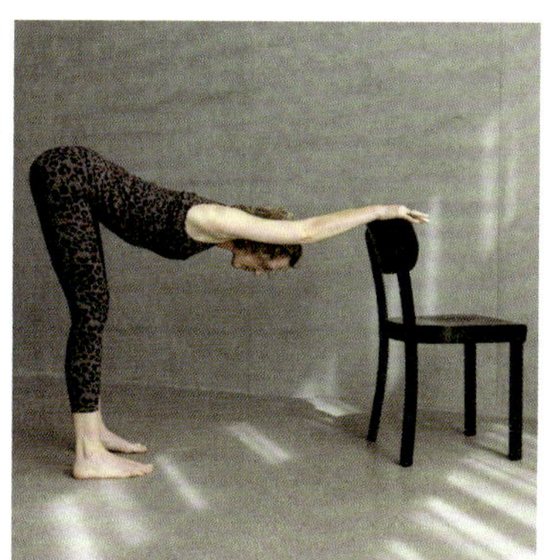

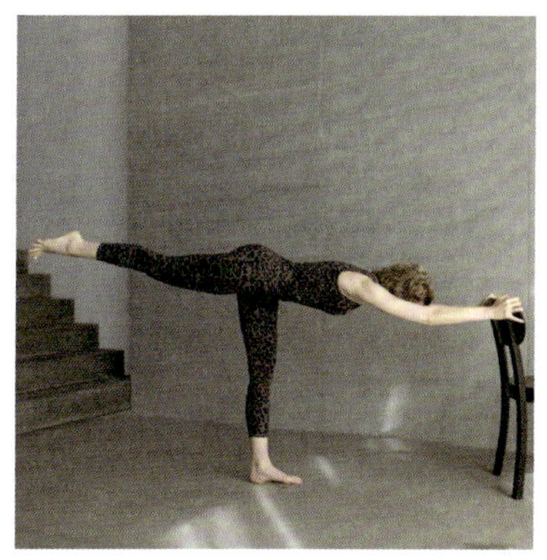

Variante A

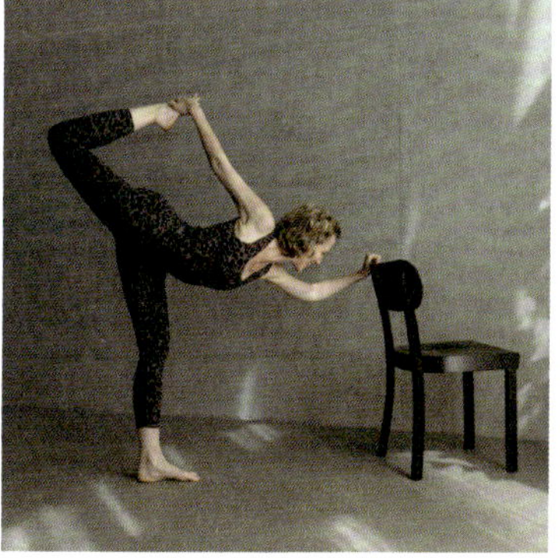

Variante B

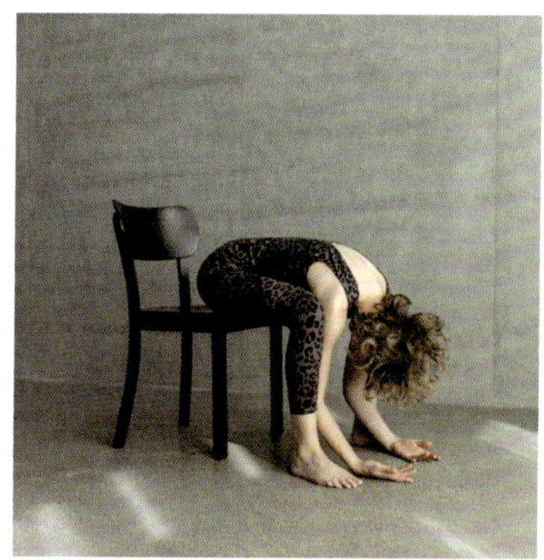

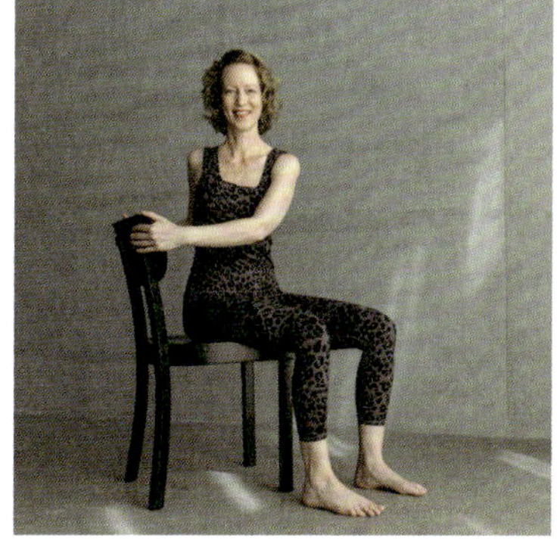

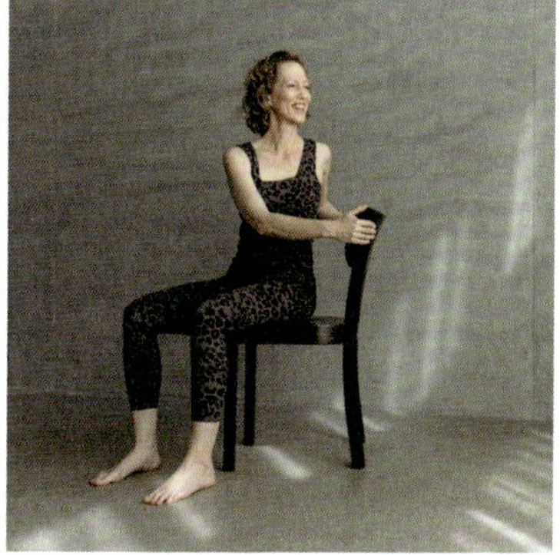

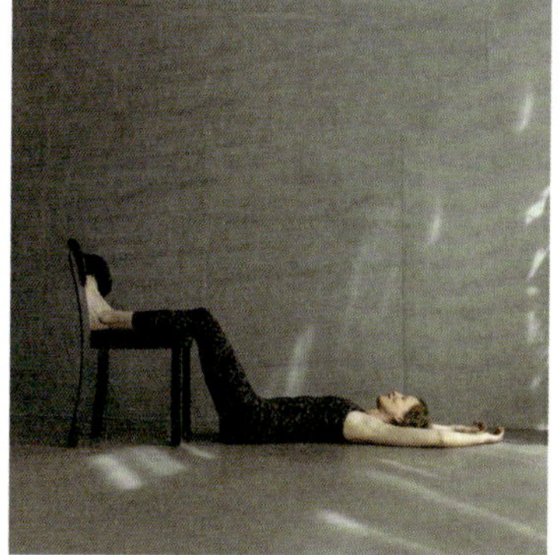

Yin-Yoga zur Entspannung und für besseren Schlaf

Yin Yoga zu praktizieren bedeutet, vom aktiven Yang-Modus in einen passiven Yin-Modus zu kommen und das Loslassen zu üben. Nichts zu tun ist oft am allerschwersten für uns. Die Gegensätze Yin und Yang brauchen wir, um ausgeglichen leben zu können. In dieser Sequenz üben wir, das Yin in uns zu stärken, das parasympathische Nervensystem zu aktivieren, um so zu entspannen und runterzukommen. Yin Yoga hat auf der körperlichen Ebene einen dehnenden Effekt und auf der mentalen Ebene beruhigt es die Sinne und Nerven. Es gibt also beim Älterwerden nichts Besseres, als diese Qualitäten durch eine regelmäßige Yin-Praxis zu stärken. Und ganz abgesehen davon, hilft Yin Yoga uns einfach dabei, besser zu schlafen.
Die Traditionelle Chinesische Medizin und die Arbeit mit den Elementen und Meridianen sind außerdem wichtige Aspekte des Yin Yoga, es würde aber hier zu weit führen, diese auch noch miteinzubeziehen.

Wichtig ist, dass du dich in den Yin-Stellungen wohlfühlst und sie so anpasst, dass du wirklich loslassen und entspannen kannst. Halte jede Stellung ca. vier Minuten, falls die Stellung auf zwei Seiten geübt wird, dann halte auf jeder Seite vier Minuten. Finde zwischendurch eine Ausgleichsstellung für ungefähr eine Minute. Solltest du nur wenig Zeit haben, kannst du dir aus dieser Sequenz einfach ein paar Lieblingsübungen herauspicken und nur mit diesen arbeiten. Yin Yoga wirkt, auch wenn wir nur 30 Minuten Zeit haben.

Es empfiehlt sich, für die Yin-Praxis ein Bolster und zwei Blöcke bereit zu haben, damit du dich jederzeit gut unterstützen kannst.

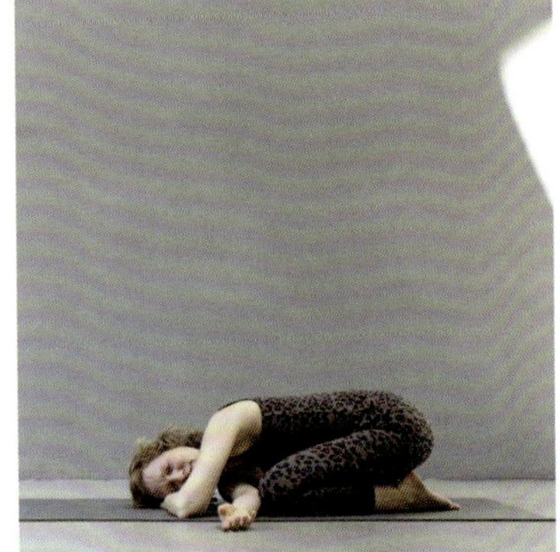

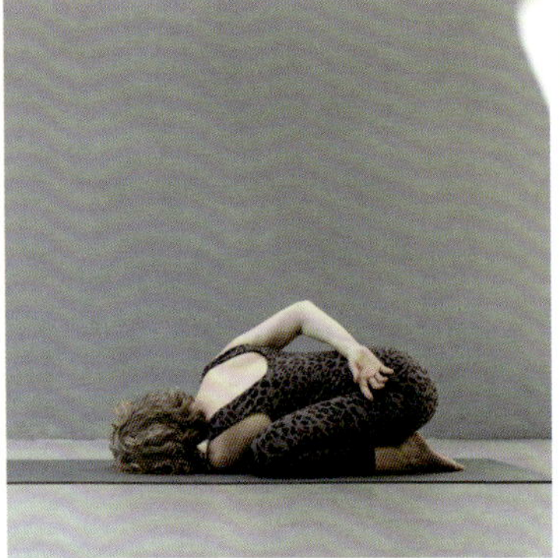

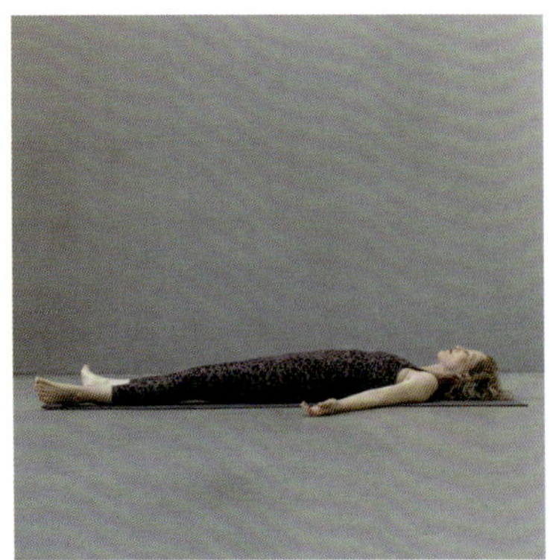

Ausgleichsstellung

Fortsetzung →

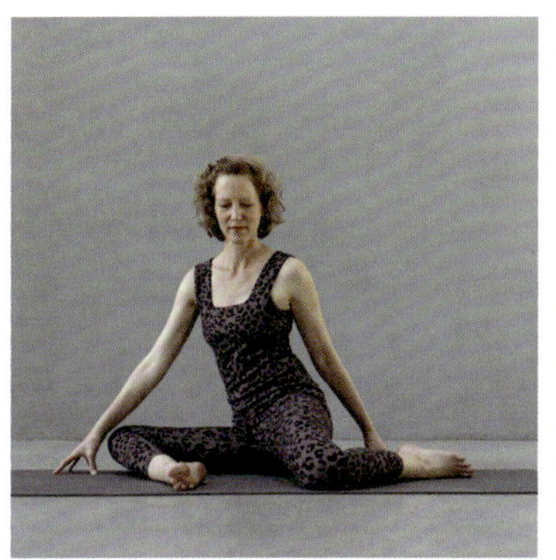

Variante A

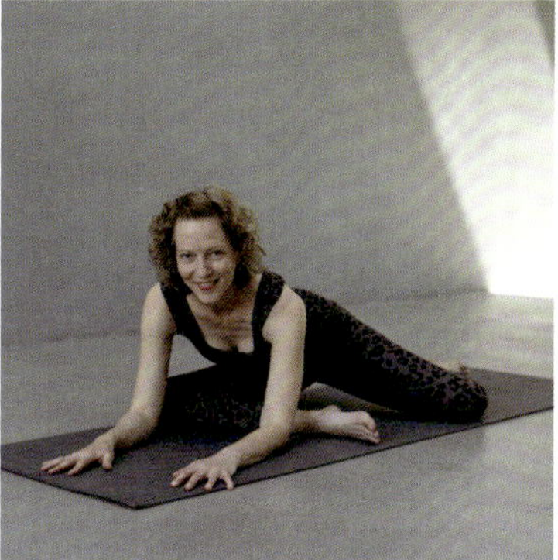

Variante B

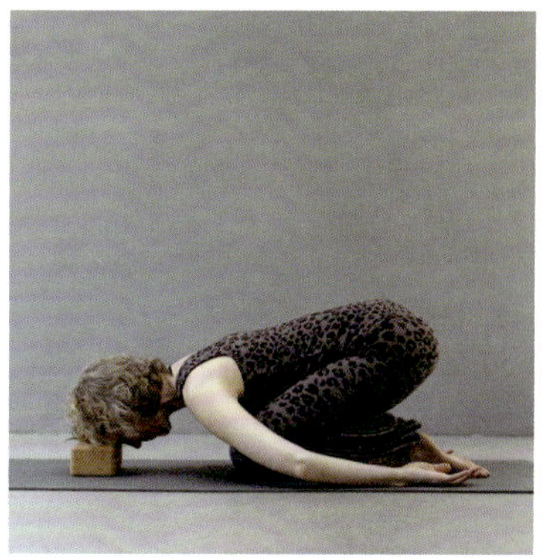

Ausgleichsstellung

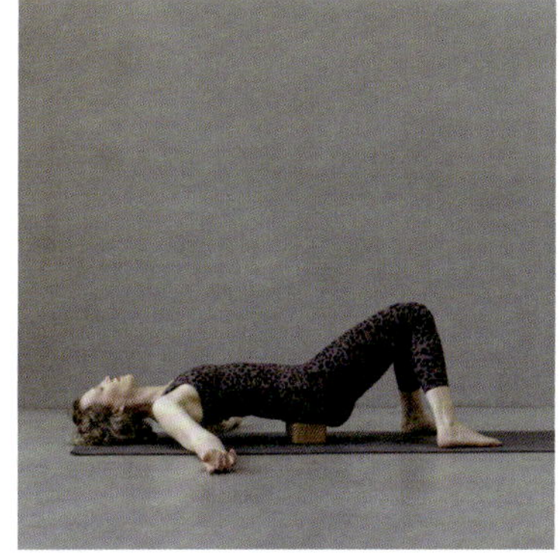

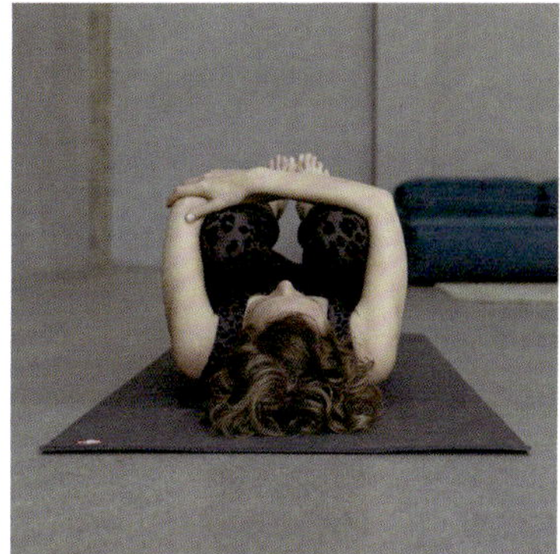

Ausgleichsstellung

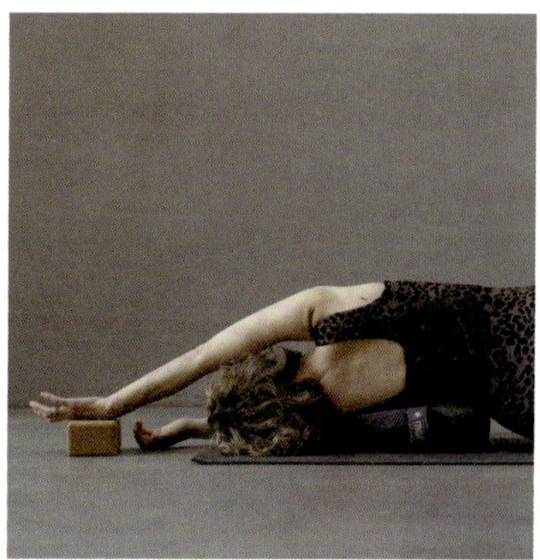

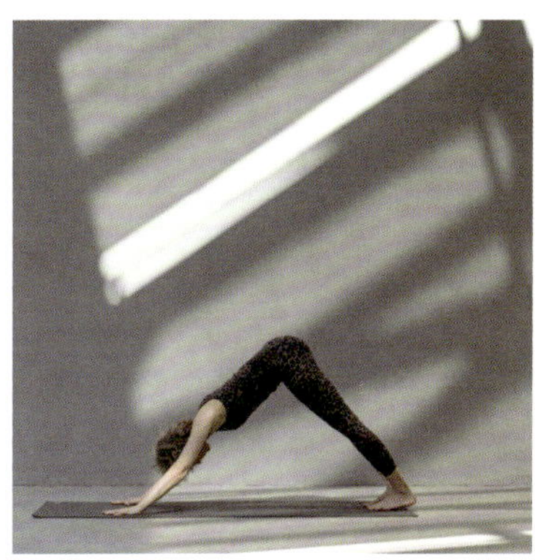

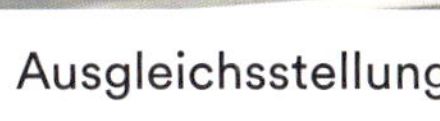

Ausgleichsstellung

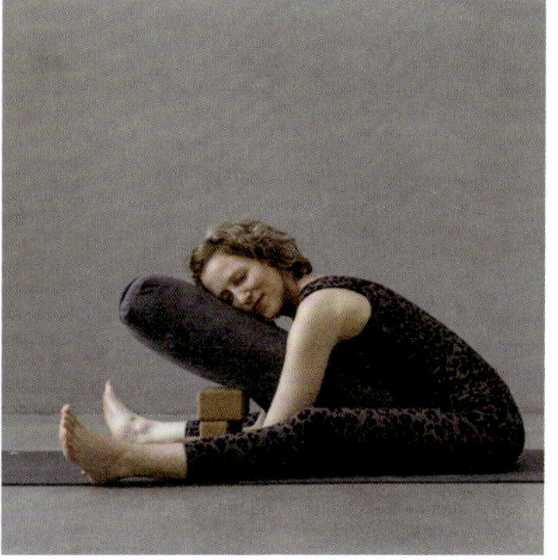

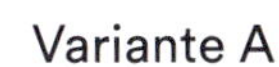

Variante A

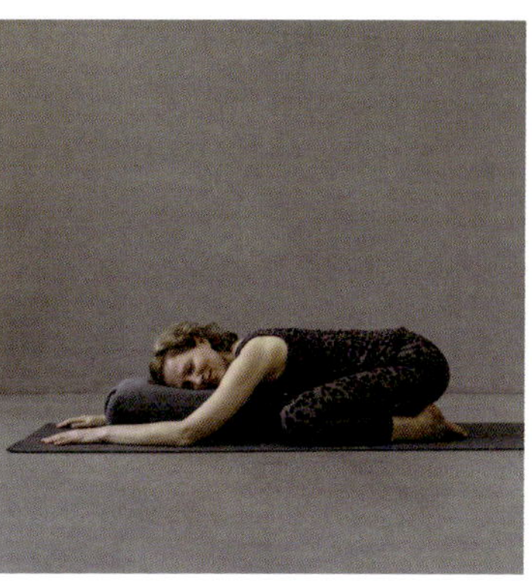

Variante B

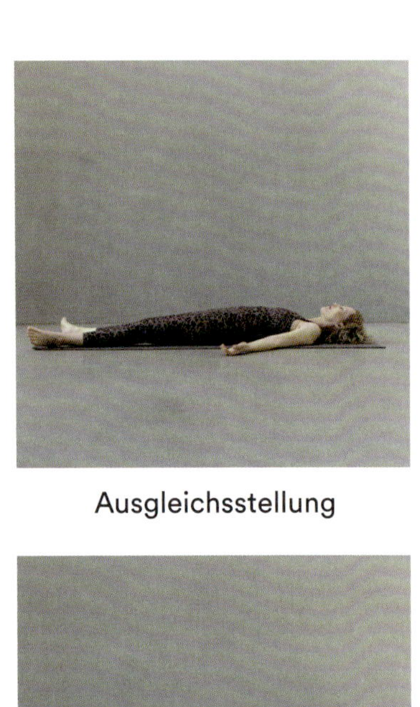
Ausgleichsstellung

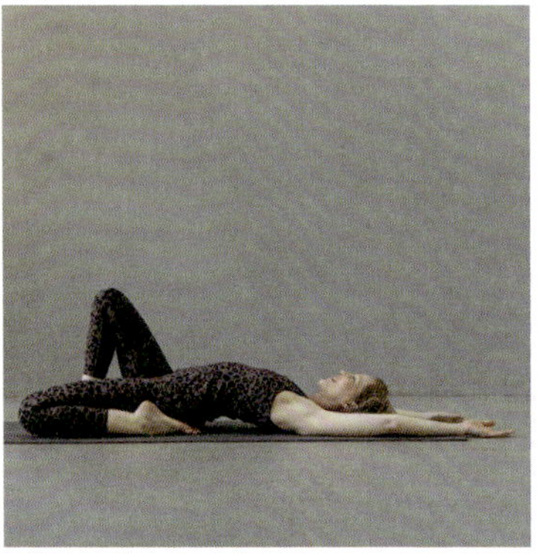
Variante A

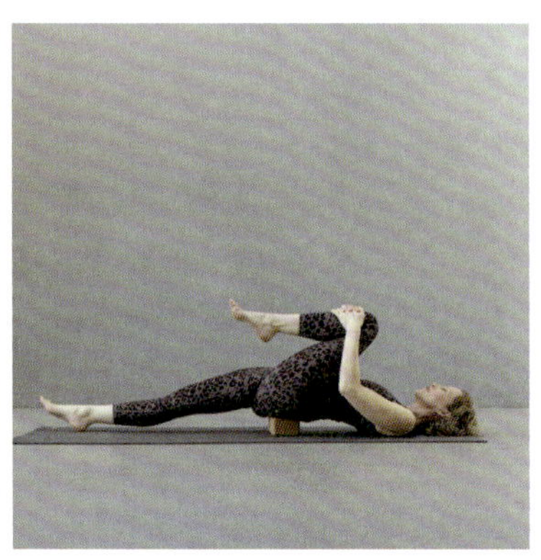
Variante B

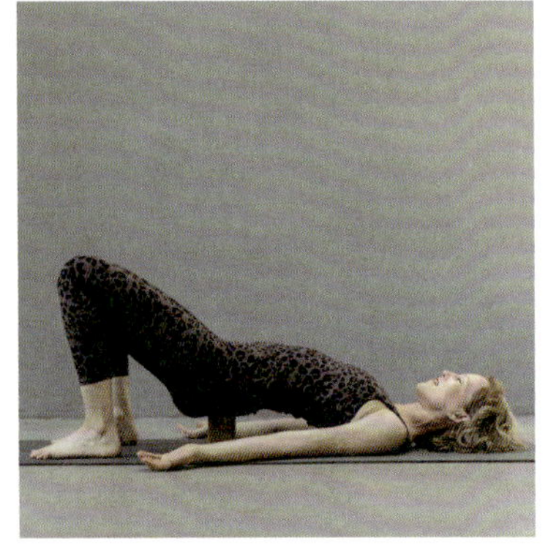
Variante C

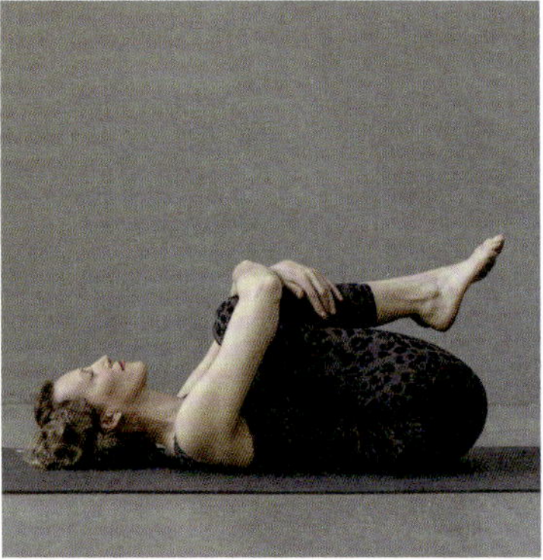
Ausgleichsstellung

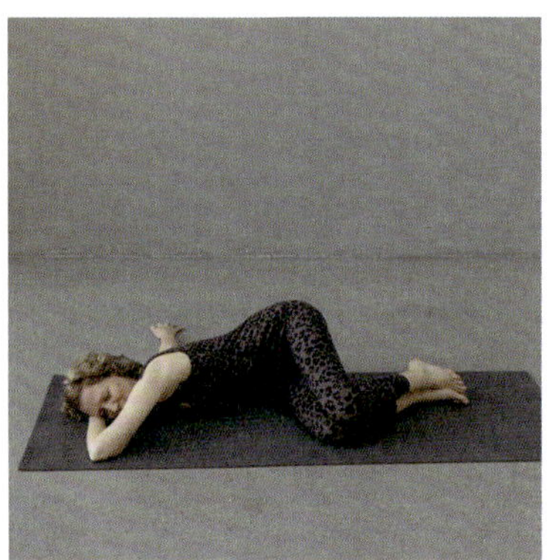
Variante A

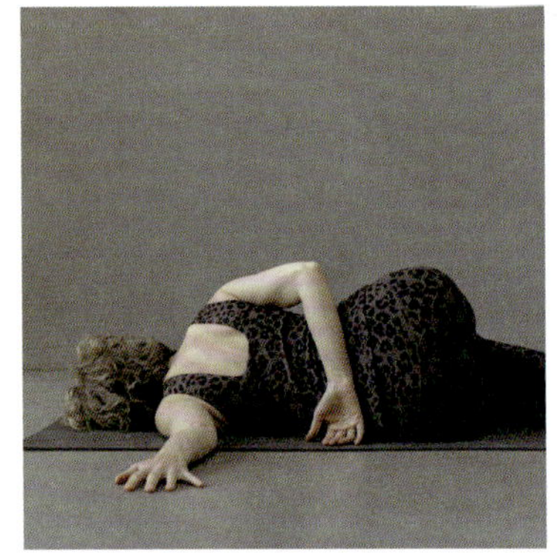
Variante B

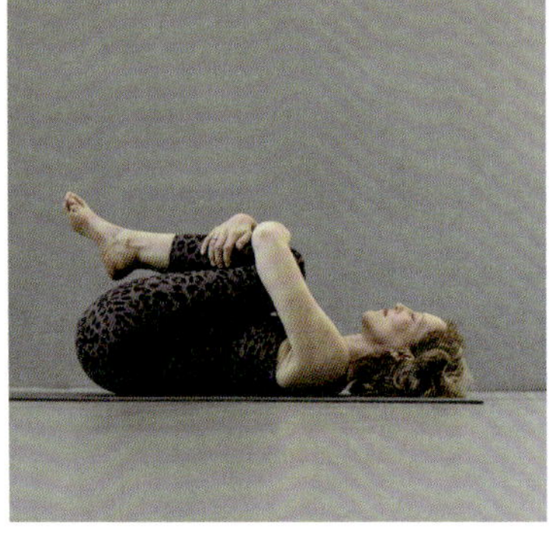
Ausgleichsstellung

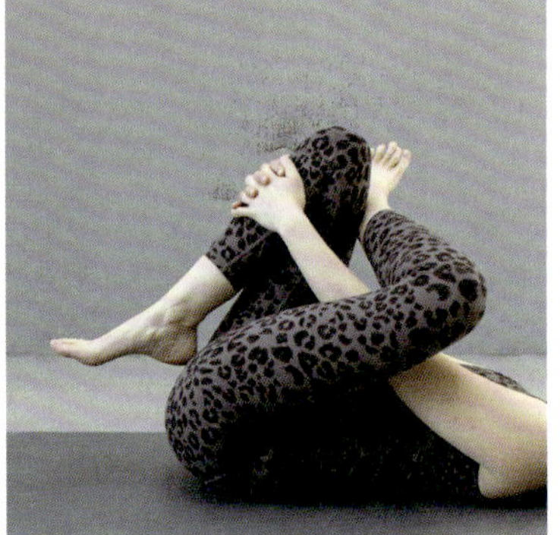
Variante A

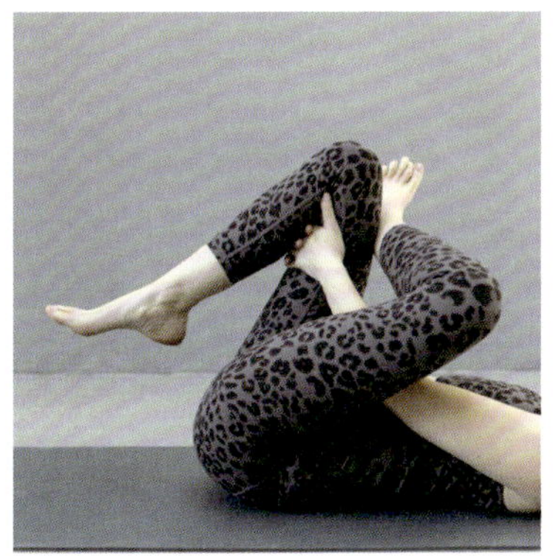

Variante B

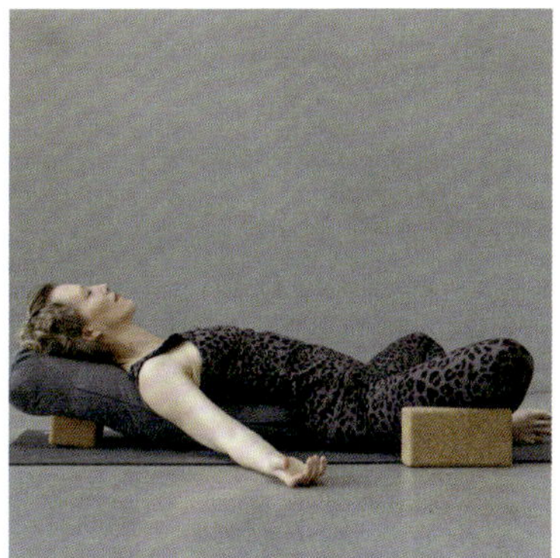

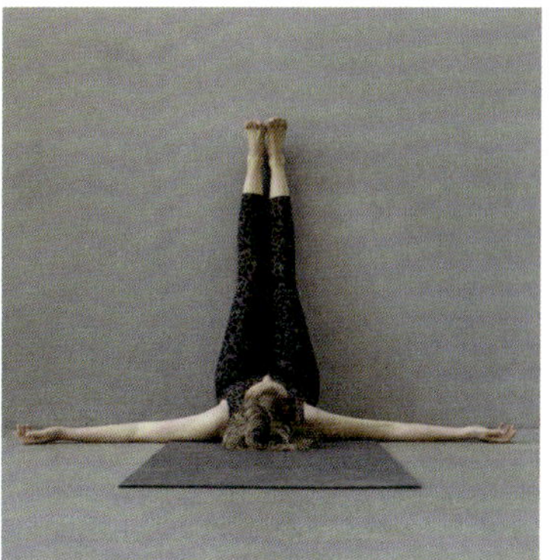

Variante A

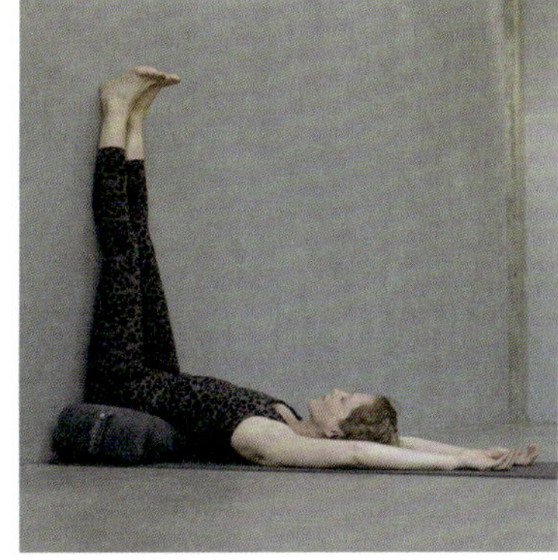

Variante B

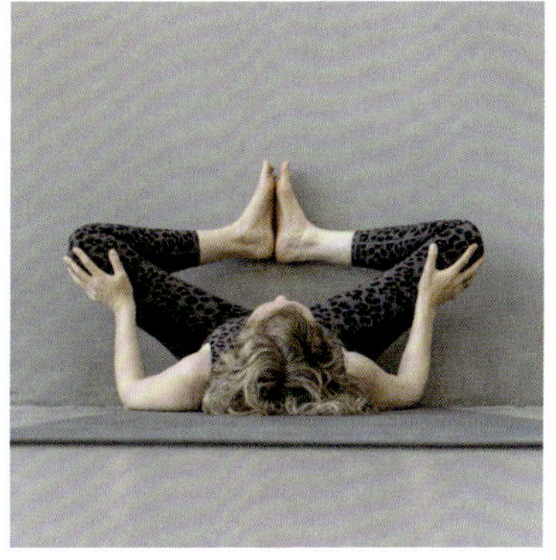

Variante C

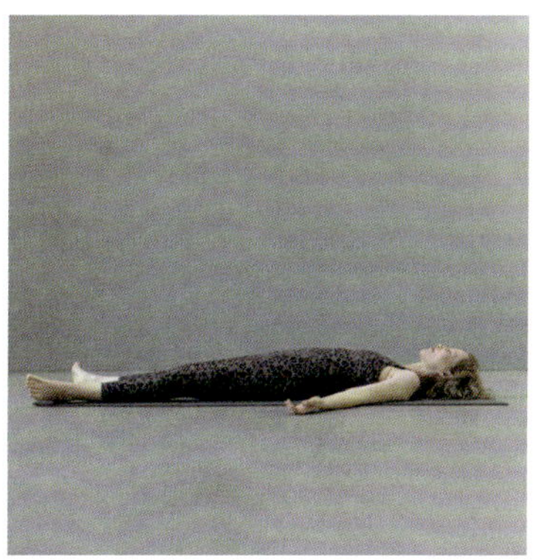

Yoga für die Verdauung:
Bonus-Sequenz als PDF herunterladen.

KAPITEL 2

ERNÄHRUNG
YOGA VON INNEN UND FÜR DEN PLANETEN

ESSEN IST
FÜR MANCHE
MENSCHEN
WIE EINE
RELIGION.

YOGA VON INNEN UND FÜR DEN PLANETEN

Ich möchte in dieses Kapitel vorsichtig einsteigen und niemandem zu nahetreten, denn: Essen ist für manche Menschen wie eine Religion. Ich habe schon unzählige Gespräche über Ernährung geführt, angefangen bei meiner Mutter, die Ernährungsberaterin war und mich schon als Kind mit wechselnden Ernährungskonzepten vertraut gemacht hat. Alle paar Jahre wurde ein Konzept vom nächsten abgelöst, und der jeweils neueste Trend war der Renner und besser als der vorherige.

Mein Leben lang habe ich Bio gegessen, mich phasenweise basisch ernährt, vegetarisch, vegan. Ich kenne die Mayr-Kur, Rohkost, Trennkost, und es ist Teil meiner DNA, dass weißes, ausgemahlenes Mehl gar nicht geht. Dabei fällt mir immer wieder auf, dass sich viele Ernährungskonzepte widersprechen. Die Vielfalt der Konzepte und die Überzeugung ihrer jeweiligen Anhänger machen es uns oft schwer, sich in dem Ernährungsdschungel zurechtzufinden und dabei die beste und optimale Ernährungsweise für sich selbst herauszuarbeiten.
Jeder Mensch ist anders. Deswegen kann es nicht das EINE richtige Ernährungskonzept geben – das schon mal vorweg.

Aber: Es gibt verschiedene Aspekte, die allgemeingültig sind und die wir bei unserer Entscheidungsfindung berücksichtigen sollten. Ein wichtiger Aspekt ist zum Beispiel, welche Auswirkungen unsere Kaufentscheidungen auf den Planeten haben. Es ist nicht egal, wie unsere Nahrung produziert wird, welche Ressourcen dafür verbraucht werden, wo die Nahrung herkommt und wie weit sie eventuell um den Globus geflogen werden muss, bevor sie auf unserem Teller landet.

In diesem Teil des Buches stelle ich verschiedene Ernährungskonzepte vor, ihre Vorteile, vielleicht auch Nachteile, und vor allem eine Vielzahl an Möglichkeiten und Inspirationen, um möglichst lange möglichst gesund zu bleiben.

Es geht nicht nur darum, was unserem Körper beim Älterwerden guttut und was wir gerne essen, sondern wir schauen uns auch den yogischen Aspekt der Ernährung an.
Die Yogapraxis hat zum höchsten Ziel, Erleuchtung zu erlangen – was unter anderem bedeutet, in Verbindung mit sich selbst, der Natur und einer gesamtheitlichen Wirklichkeit zu treten. Daher sollte es ein Teil unserer Yogapraxis sein, dieses Ziel und unsere Verantwortung für unsere Umwelt auch auf unsere Nahrung und generell auf unseren Konsum auszudehnen.

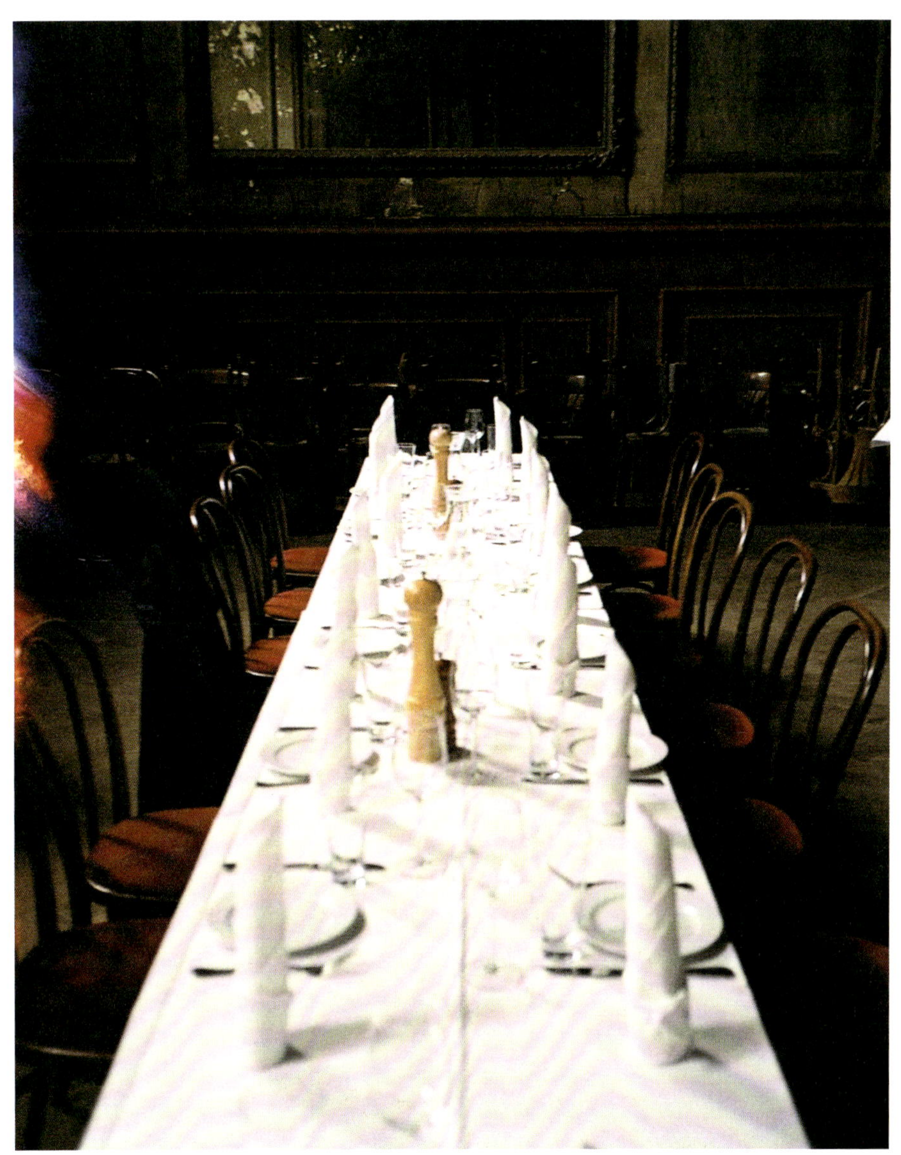

UNSERE NAHRUNG

Wir brauchen mehr als Essen

Nahrung ist viel mehr als nur Ernährung. Das Sanskritwort Prana bedeutet im weitesten Sinne „Lebensenergie". Gemeint ist damit also alles, was unser Körper und unser Geist brauchen, um leben zu können. Dabei geht es nicht um Eiweiß, Kohlehydrate oder Kalorien, sondern um ein großes Ganzes.
Zum Beispiel kann unser Körper sehr lange ohne Essen auskommen, ohne Wasser maximal ein paar Tage. Ohne Luft hingegen dauert es nur ein paar Minuten, bis wir nicht mehr lebensfähig sind. Außerdem brauchen wir Licht und Liebe, um als soziale Wesen nicht nur zu überleben, sondern gut zu leben – was durch die Corona-Pandemie mehr als deutlich wurde.
Dass wir uns über diese Themen überhaupt Gedanken machen dürfen, zeigt, wie privilegiert wir sind. Wir haben den Luxus, auswählen zu können.
Wie viele Menschen auf der Welt hungern? Wie vielen wird ein menschenwürdiges Dasein verwehrt? Wie viele haben keine schöne Kindheit oder ihnen fehlt der Zugang zu Bildung? Und viele verfügen noch nicht einmal über sauberes Wasser!

Nahrung ist alles, was unsere Zellen ernährt, was unseren Körper und Geist lebendig und gesund erhält. Alles, was wir in unseren Körper aufnehmen, hat eine Wirkung auf unsere Zellen, und gesunde Ernährung ist nur ein Teil davon.

Sich gesund zu ernähren bedeutet, viel frisches Obst und Gemüse zu essen, Nüsse und Hülsenfrüchte, Kräuter und Wurzeln zu sich zu nehmen. Unsere Nahrung sollte abwechslungsreich und bunt sein und nachhaltig und ohne Chemie angebaut werden, damit sie so viele Vitalstoffe wie möglich enthält.
Und wir sollten sie möglichst selbst zubereiten und keine vorgefertigten Gerichte kaufen, weil diese natürlich nicht frisch sind und oft ungesunde Zusatzstoffe enthalten (vor allem Konservierungsstoffe und Zucker).
Je frischer, gesünder und nahrhafter die Zellen der Nahrung sind, die wir in uns aufnehmen, desto gesünder sind unsere eigenen Zellen.

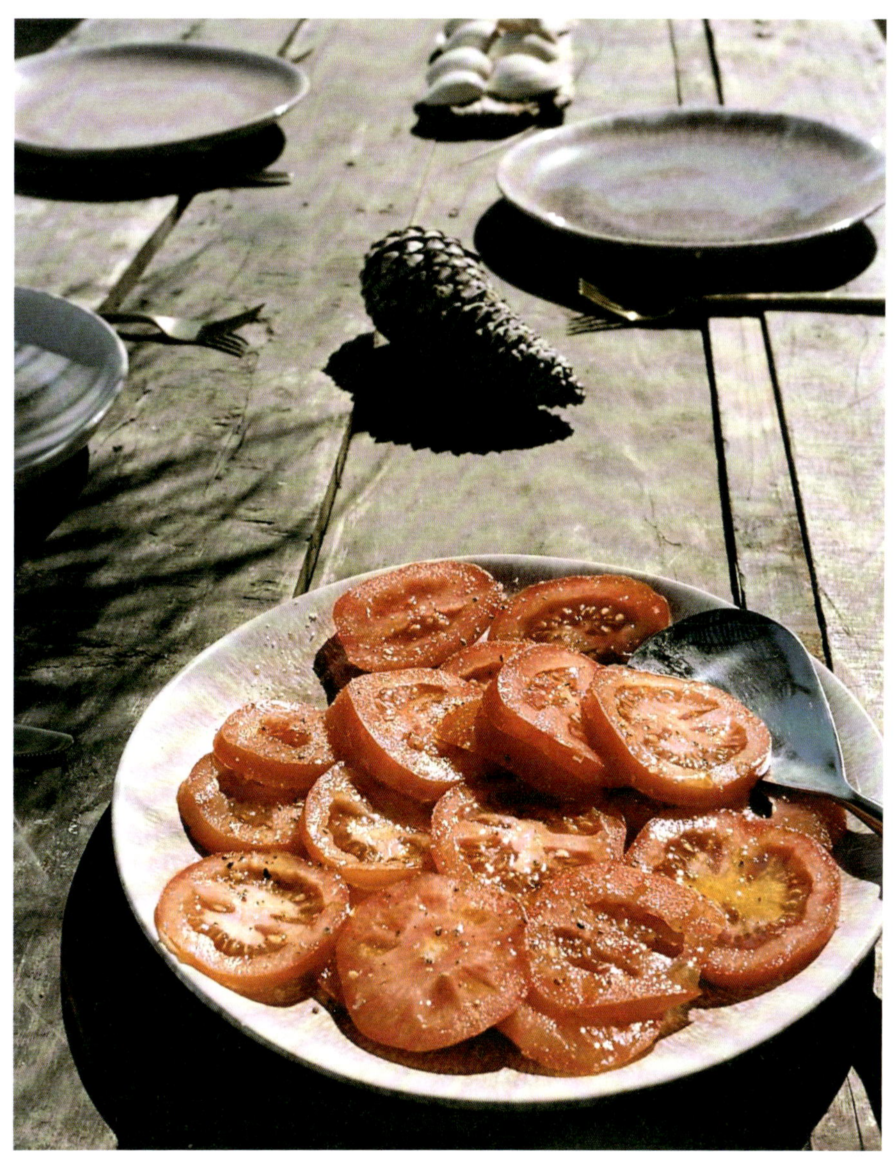

Tierhaltung und unsere Verantwortung

Ein weiterer Aspekt der Nachhaltigkeit ist, dass das, was auf den Tisch kommt, möglichst saisonal und regional sein sollte. Es sollte nicht lange lagern oder von weit weg eingeflogen werden. Denn dann verliert unsere Nahrung an Qualität, ganz zu schweigen von den Ressourcen, die dabei verbraucht werden. Bio ist also gut, aber das gilt nicht unbedingt für den Fall, wenn wir Bio-Erdbeeren im Winter essen.
Konventionell angebautes Gemüse und Obst sind oft von Pestiziden und chemischer Düngung belastet. Es sieht zwar meistens sehr gut aus, schmeckt aber weniger aromatisch, und abgesehen davon stammt es in der Regel aus Monokulturen, die die Böden auslaugen und dann noch mehr künstliche Düngung brauchen, um weiterhin produktiv zu bleiben. Abgesehen davon geht die Artenvielfalt auf den Äckern verloren, weil durch die Pestizide ganze Nahrungsketten durchbrochen und sogar die Bienen in Mitleidenschaft gezogen werden, ohne die die Menschheit nicht überleben könnte.

Durch unsere Kaufentscheidungen bestimmen wir jeden Tag, welche Art von Landwirtschaft wir unterstützen und in welcher Welt wir leben wollen. Unser Konsum, unsere Nachfrage bestimmen das Angebot. Das ist ein Vorteil, wenn man in einer freien Marktwirtschaft lebt. Leider wird auf der politischen Ebene die konventionelle Landwirtschaft immer noch stärker gefördert und subventioniert als die biologische Landwirtschaft bzw. artgerechte Tierhaltung. Daher ist es auch in dieser Hinsicht nicht nur wichtig, was wir kaufen, sondern auch, wen wir wählen.

Zum Thema Tierwohl in der konventionellen Viehzucht muss ich an dieser Stelle nicht viel sagen. Außer dass es dort kein WOHL gibt. Tiere werden wie Produkte behandelt, nicht artgerecht gehalten, mit Medikamenten und billigem Turbo-Futter möglichst schnell großgezogen. Sie hatten ein schlechtes Leben mit viel Stress, und wenn ein Kilo Schweinefilet in einem Discounter 3,99 Euro kostet, müssen wir uns wirklich fragen, wie das sein kann. Tiertransporte, in denen Hunderte Rinder, Schafe, Schweine von A nach B gefahren werden, sind zusätzliche Quälerei.
Abgesehen davon ist die Massentierhaltung mitverantwortlich für Probleme wie erhöhten CO_2-Ausstoß und Klimaerwärmung, Umweltschäden, Abholzung, Monokulturen, multiresistente Keime und die Folgen von Epidemien aus Zoonosen (vom Tier zum Menschen oder umgekehrt übertragene Infektionskrankheiten) – um nur einige zu nennen.

Wer argumentiert, dass Fleisch von artgerecht gehaltenen Tieren extrem teuer sei, dem kann ich nur entgegenhalten, dass das der eigentlich korrekte Preis ist. Fleisch sollte ein Luxusprodukt sein, das wir – wenn überhaupt – selten, aber bewusst konsumieren.
Beim Billigfleisch zahlen wir im Laden zwar weniger, aber als Gesellschaft insgesamt mehr, weil wir die Kosten bzw. Konsequenzen auf die Allgemeinheit umwälzen und dann alle den Preis für unseren Fleischkonsum zahlen, selbst die, die gar kein Fleisch essen.
Auch der Regenwald in Brasilien spielt in diesem Szenario eine Rolle, weil mehr und mehr dieser Fläche für Sojaplantagen abgeholzt wird, um damit unter anderem auch Vieh in Europa zu füttern. Das Argument „Ich esse kein Rindfleisch aus Brasilien" zieht also nicht.
Wer sich als Tierliebhaber bezeichnet, aber trotzdem Fleisch isst, sollte doppelt und dreifach prüfen, woher das Fleisch kommt.
Grundsätzlich ist klar, dass wir mit unserem aktuellen Fleischkonsum unseren Planeten überstrapazieren, dass dieses Verhalten irgendwann gravierende Folgen haben wird und es zu unserer Motivation, uns gesund zu ernähren, nichts beisteuert. Die Aufgabe unserer Ernährung sollte es sein, unseren Körper gesund zu erhalten, uns mit Energie zu versorgen, Übergewicht zu vermeiden und so Krankheiten vorzubeugen.
Gerade das viszerale Bauchfett, das durch falsche Ernährung entsteht und sich beim Älterwerden gerne in unserer Körpermitte und vor allem auf den inneren Organen ansammelt, ist eher für die Gesundheit problematisch als für die Optik. Es wirkt entzündungsfördernd und ist daher ein Risikofaktor für viele Krankheiten: Diabetes, Herz-Kreislauf-Erkrankungen, chronische Entzündungen und Krebs.

Essen sollte aber auch und vor allem ein Genuss sein. Und je mehr wir uns damit beschäftigen, welche Nahrungsmittel uns wirklich guttun, desto eher kommen wir vielleicht weg von ungesunden Dingen, die wir bisher „genossen" haben und die uns im Zweifelsfall dick und krank machen.
Letztendlich ist die Motivation egal: Wer sich gesund ernährt, um schlanker zu sein, erreicht den gleichen positiven Effekt wie jemand, der sich gut ernährt, um gesund zu bleiben.
Warum es aber mit zunehmendem Alter immer schwieriger werden kann, sein Gewicht zu halten und nicht zuzunehmen, hat mit den Veränderungen unseres Stoffwechsels zu tun – und dazu kommen wir im folgenden Kapitel.

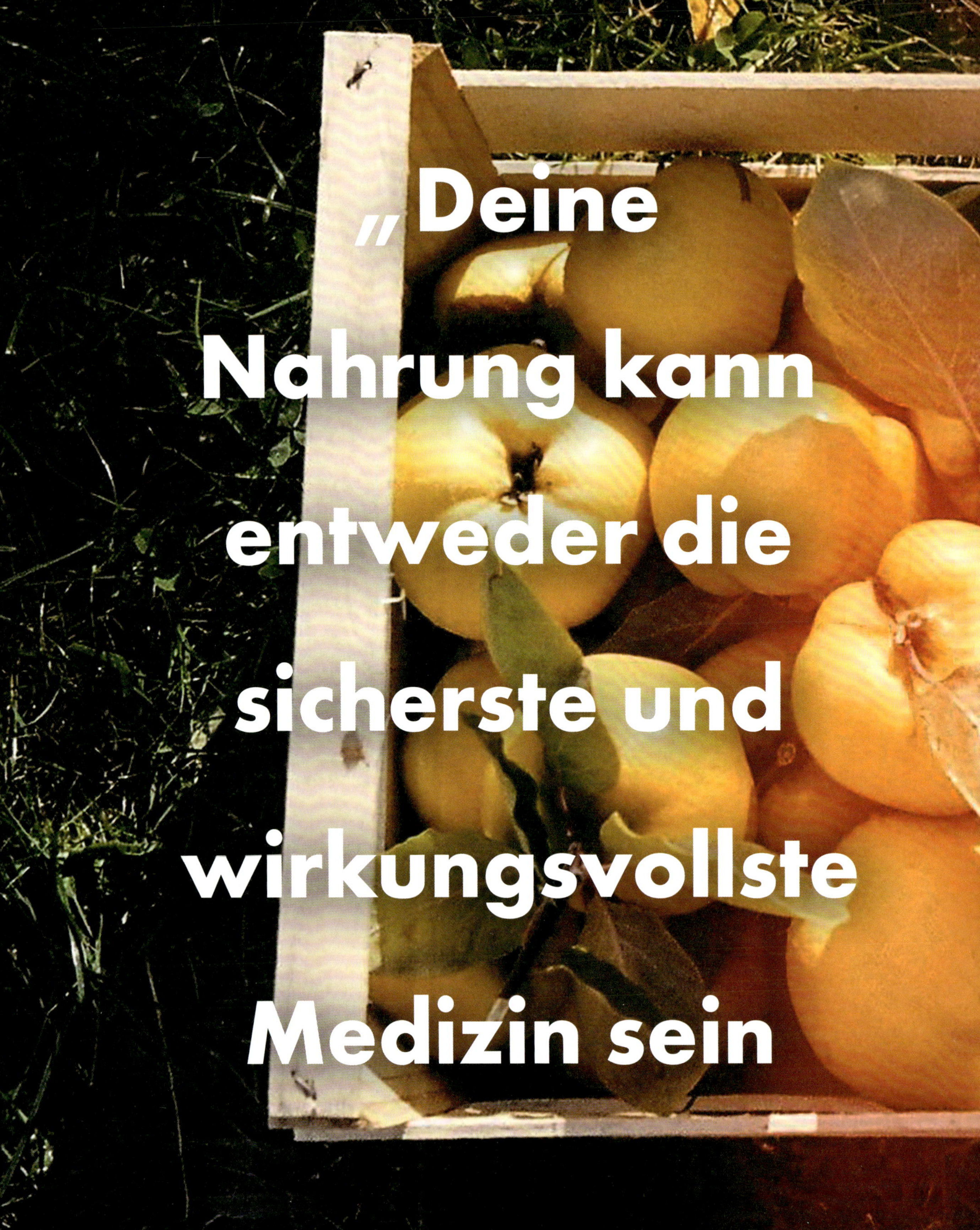
„Deine
Nahrung kann
entweder die
sicherste und
wirkungsvollste
Medizin sein

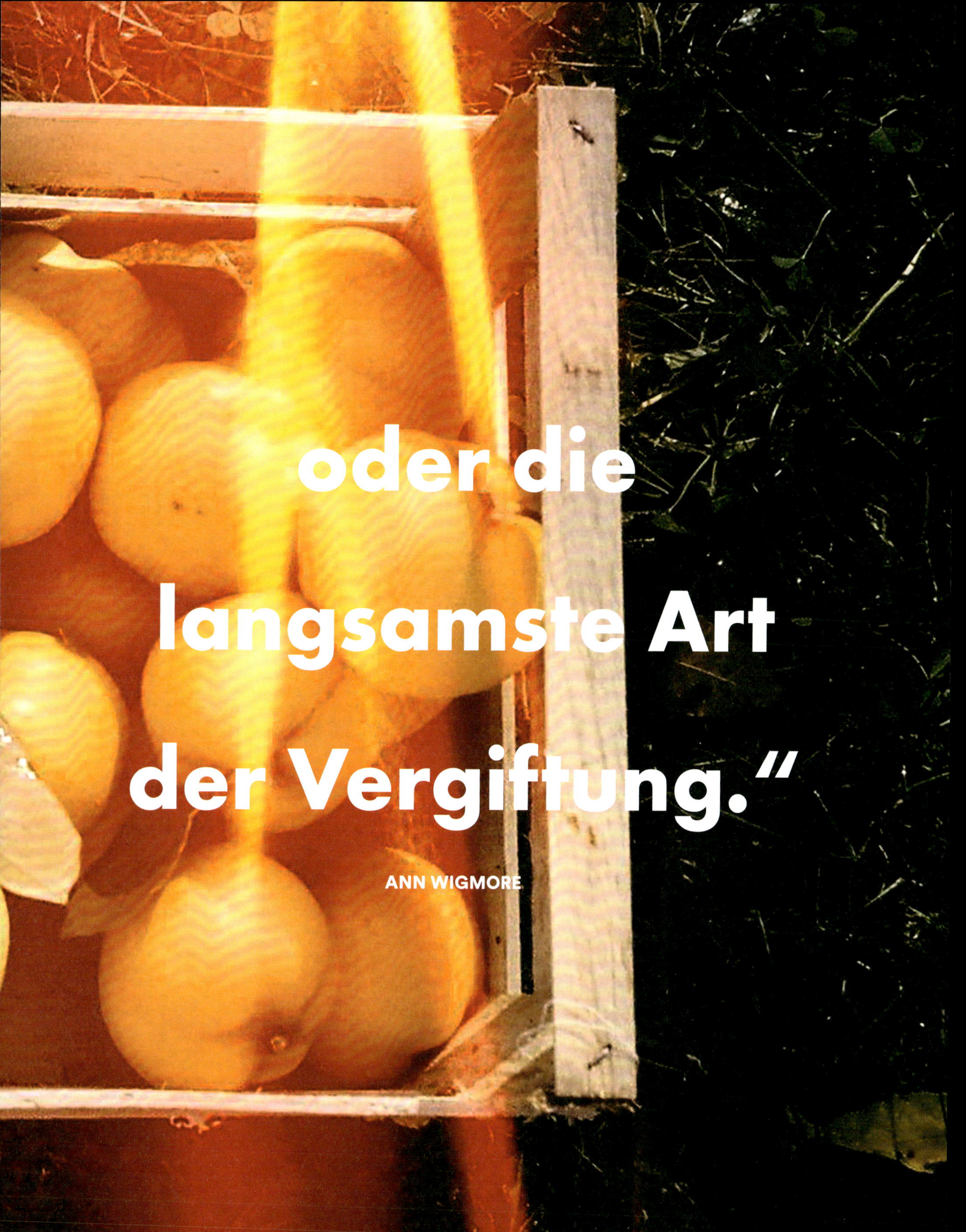

oder die
langsamste Art
der Vergiftung."

ANN WIGMORE

UNSER ENERGIEHAUSHALT UND UNSERE BEDÜRFNISSE

Der Stoffwechsel

Das Wort „Stoffwechsel" sagt es schon: Unser Körper baut die Stoffe, die wir ihm als Nahrung zuführen, um in die Bestandteile, die er braucht, um überleben zu können. Er macht also aus Essen Energie oder Stoffe, die unser Körper aufnimmt und die ihn erhalten bzw. die wir dann ausscheiden. Es gibt energiereiche und energiearme Nahrung, und manche Nahrung kann schneller verstoffwechselt werden als andere.

Genau genommen beginnt unsere Verdauung – und damit unser Stoffwechsel – schon im Mund. Wenn wir unsere Nahrung langsam und gründlich kauen, hat der Magen weniger Arbeit, die Nährstoffe können schneller und damit frischer in den Dünndarm gelangen und dort aufgeschlüsselt und verwertet werden. Außerdem fühlen wir uns schneller satt, wenn wir langsamer kauen und essen. Auch der Dickdarm profitiert von einer gut vorverdauten Nahrung, sodass wir allein schon durch die Art, wie wir essen, gesünder leben können.

Unser Hormonhaushalt spielt hier eine große Rolle: Wenn in der Andro- oder Menopause das Testosteron im Körper zurückgeht, wird es für unseren Organismus schwieriger, Muskelmasse zu bilden. Wir wandeln Nahrung dann eher in Fett um, das sich mit den genannten negativen Folgeerscheinungen eben nicht nur außen am Bauch absetzt, sondern auch auf den inneren Organen. Außerdem lagern wir Frauen leichter Wasser im Körper ein, was mit dem Rückgang von Progesteron, dem Gegenspieler von Östrogen, zu tun hat. Dadurch steigt der Östrogenspiegel und führt so wiederum zu noch mehr Wassereinlagerungen.

Es gibt also ein Zusammenspiel aller möglichen Faktoren, die es uns schwerer machen, unser schlankes und jugendliches Körpergefühl zu erhalten oder wieder zu erreichen. Dazu kommt, dass wir durch den verlangsamten Stoffwechsel im Alter weniger Nahrungsanteile in Energie umwandeln. Deswegen sollten wir weniger essen als ein heranwachsender Mensch und noch viel mehr auf die Qualität unserer Nahrung achten. Wenn wir unser Verhalten also diesen grundlegenden Veränderungen nicht anpassen, entsteht daraus eventuell ein Problem.

Weniger (ungesundes) Essen und mehr Bewegung – das könnte eine brauchbare Formel fürs Älterwerden ohne Gewichtsprobleme sein.

Allerdings bilden der Hormonhaushalt und der Stoffwechsel ein sehr komplexes System, das sich gegenseitig beeinflusst und manchmal komplett aus den Fugen gerät. Wer also trotz aller Bemühungen das Gefühl hat, sich nicht selbst helfen zu können, sollte unbedingt einen Arzt aufsuchen. Eine Messung des Hormonspiegels und die Untersuchung der Blutwerte liefern auf jeden Fall wichtige Informationen, auf deren Grundlage fundierte Entscheidungen getroffen werden können.

Für eine ausgewogene Ernährung brauchen wir Proteine, also Eiweiß, und außerdem Kohlehydrate, Ballaststoffe, Mineralien, Öle bzw. Fette und Vitamine.

Auf eine einfache Formel reduziert benötigen wir:
1. Proteine für den Muskelaufbau,
2. Kohlehydrate für die Energieversorgung,
3. Ballaststoffe für eine gesunde Darmflora und Verdauung,
4. Mineralien für ein stabiles Knochengerüst, Haare und Fingernägel,
5. Öle und Fette für eine gute Gehirnfunktion,
6. Vitamine für sämtliche Vitalfunktionen im Körper.

In einem ausgewogenen Verhältnis zueinander sorgen diese sechs Komponenten für einen funktionsfähigen Organismus und einen optimalen Stoffwechsel, sodass wir energetisch ausgeglichen sind, nicht zu viel, aber auch nicht zu wenig wiegen, klar denken können und uns auch gut regenerieren.
Unsere Ernährung so aufzustellen oder umzustellen, dass wir langfristig gesund bleiben, ist gar nicht so schwer. Ein Anfang ist zum Beispiel schon damit gemacht, etwas wegzulassen, von dem wir wissen, dass es nicht gut für uns ist.
Essen sollte auch beim Älterwerden keine Pflichtübung werden – oder das Nicht-Essen zu einer leidigen Disziplin. Schließlich versorgen wir uns über unsere Nahrung mit Prana, und das bedeutet, in Fülle zu leben.
Ganz oben auf unserer Agenda sollte immer die Lebensfreude stehen. Denn wenn das Leben keinen Spaß macht, wozu wollen wir dann möglichst lange leben?

Gesundheit versus Genuss?

Okay, einigen wir uns darauf, dass es schlechte und gute Ernährung gibt: Schlecht sind die meisten Fertiggerichte, Zucker, Alkohol, weißes Mehl, fast alles, was frittiert ist, und einige Fette. Gut sind alle frischen und frisch zubereiteten Nahrungsmittel, Obst, Gemüse, Nüsse, viele kalt gepresste Öle und ggf. auch Fisch und sogar Fleisch. Hier hört der gemeinsame Nenner aber wohl auch schon auf.
Es gibt Leute, die meinen, dass Kohlehydrate schlecht sind – oder überflüssig. Andere essen keine tierischen Eiweiße. Manche wollen nur Rohkost, andere nur gegarte Speisen. Manche schwören auf intensive Gewürze, andere vermeiden alles, was den Geschmack verändert. Manche Menschen nehmen zu, wenn sie Dinge essen, die andere schlank machen. Manche Menschen vertragen Dinge nicht, die sie gern essen, und andere essen Dinge, die ihnen nicht schmecken, um gesund zu bleiben ... Es ist zum Mäusemelken.

Es gibt so viele Ernährungskonzepte, wie es Bedürfnisse gibt, und deshalb gibt es keine einfachen Antworten bei einem so komplexen Thema.

Um ein paar Inspirationen und Anregungen zu geben, stelle ich im nächsten Kapitel verschiedene Ansätze vor. Jeder Ansatz hat seine Vorteile und, je nach Betrachtungsweise und persönlicher Konstitution, eventuell auch Nachteile. Letztendlich müssen wir selbst herausfinden, was uns glücklich macht und gesund hält, was altersgemäß ist und was in unserem Alltag überhaupt möglich ist. Denn auch der praktische Aspekt der Nahrungsaufnahme ist unglaublich wichtig. Da kann es vorkommen, dass wir irgendetwas (unterwegs) in uns hineinstopfen, einfach weil es praktisch ist und schnell gehen muss – aber leider ungesund ist. Die meisten Büros und Kantinen sind zum Beispiel Orte, die mit gesunder, vollwertiger Ernährung nur schwer zu vereinbaren sind.
Und wenn wir nur noch nach dem Prinzip „Hauptsache gesund“ leben, verlieren wir womöglich den Spaß am Essen und die Fähigkeit zu genießen. Das betrifft aber vermutlich eher die Minderheit, die meisten Menschen neigen wohl eher dazu, das zu essen, was ihnen schmeckt und was sie genießen, auch wenn sie sich damit langfristig eher schaden als nutzen. Die Wahrheit liegt – wie immer – in der Mitte, und es gilt herauszufinden, was wir persönlich brauchen, um gesund zu bleiben UND Freude am Genuss zu haben.

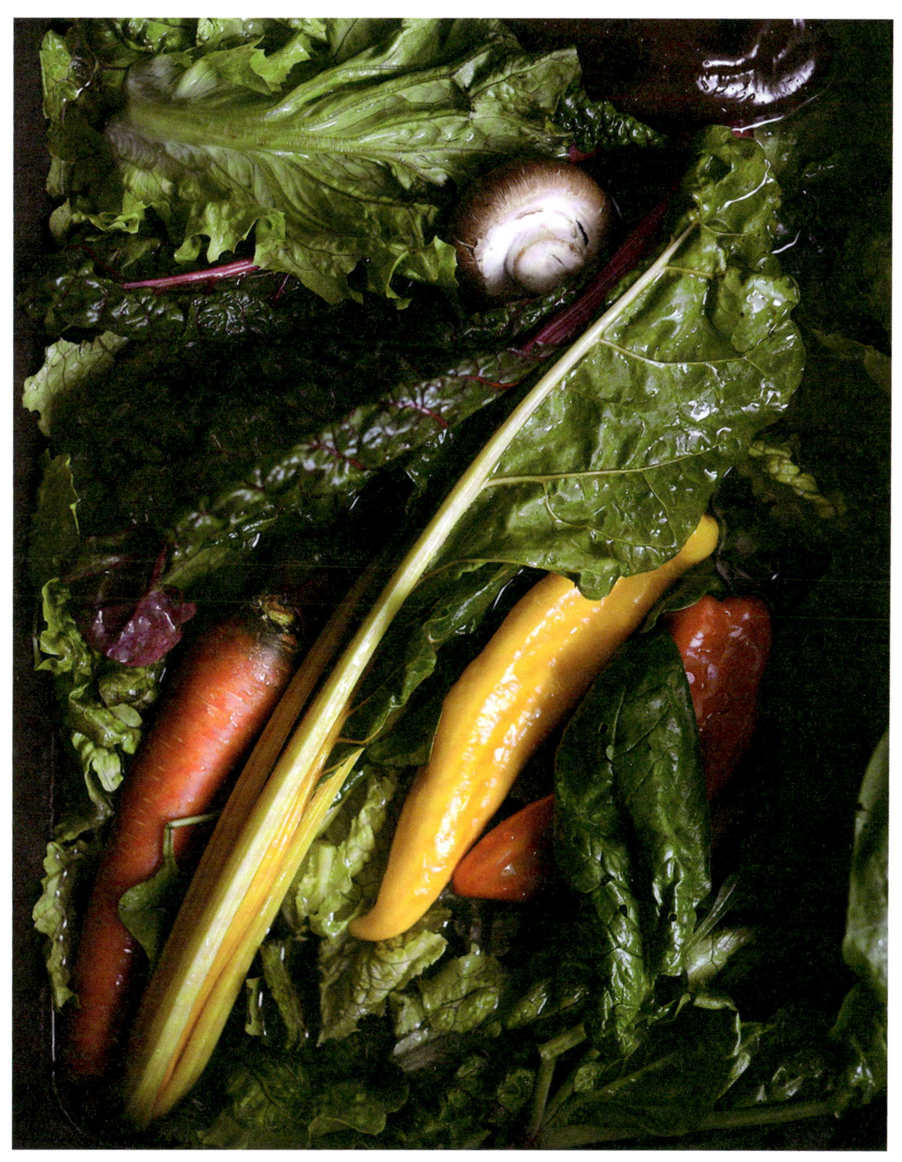

Ernährungsgewohnheiten

Mit zunehmendem Alter haben wir oft auch mit zunehmendem Gewicht zu tun. Ich sage absichtlich nicht „zu kämpfen", weil ich finde, dass Ernährung kein Kampf sein sollte. Durch unsere hormonellen Veränderungen ist es wichtig, dass wir darauf achten, uns mit allem zu versorgen, was wir brauchen, aber auch bestimmte Dinge wegzulassen oder ganz einfach nur die Menge der Nahrung zu reduzieren, damit wir gesund bleiben.
Die schlanke Taille mit über 50 erreichen zu wollen, wenn sie vorher nicht da war, macht uns Stress. Doppelt so viel Sport zu treiben ist auch stressig, und Stress ist bekanntlich der größte Feind unserer Gesundheit. Deswegen lohnt es sich, immer wieder zu schauen, wo die goldene Mitte liegt und was wir im Alltag umsetzen können, um uns besser zu fühlen, mehr Energie zu haben und länger fit zu bleiben.

Der Mensch ist ein Gewohnheitstier. Das trifft auch auf unsere Essensgewohnheiten zu.
Was wir von unseren Eltern gelernt haben, prägt uns oft das ganze Leben – im Guten wie im Schlechten. Gerade wenn wir mit gutbürgerlicher deutscher Küche aufgewachsen sind, ist es ein schwieriger Weg zu einer gesunden, leichten und frischen Ernährungsweise. Meistens zeigt sich beim Älterwerden, welche Konsequenzen eine ungesunde Ernährung haben kann in Bezug auf unser Gewicht, unseren Energiehaushalt oder durch Erkrankungen, wie zum Beispiel Gicht oder Rheuma, die auch durch übermäßigen Fleischkonsum begünstigt werden.

Die Frage, was eine gesunde Ernährung ausmacht, ist, wie gesagt, nicht einfach zu beantworten. Und weil alle Menschen unterschiedlich sind, gibt es auch kein einfaches Rezept à la „Iss dies, lass jenes weg und schon wirst du gesund alt werden". Für sein Buch „Der Ernährungskompass" untersuchte der Wissenschaftsautor Bas Kast sämtliche Studien zum Thema Ernährung, die in den letzten Jahren erschienen sind. Die Frage, wer die Studie in Auftrag gegeben hat, ist dabei immer sehr interessant, weil sie dadurch schon eine spezielle Ausrichtung hat bzw. nicht unbedingt ergebnisoffen ist. Diese Studien sind sehr nüchtern, frei von moralischen oder ethischen Beurteilungen und schauen nur auf die physiologischen Aspekte und die gesundheitlichen Auswirkungen. Er fasst schlussendlich zusammen, dass die mediterrane Ernährungsweise am besten abgeschnitten hat: viel frisches Obst, Gemüse, Fisch und gutes Olivenöl. (Pasta und Pizza gehören leider nicht zur gesunden Abteilung der mediterranen Küche.)

Es ist wirklich schwer, unsere Ernährungsgewohnheiten umzustellen – wir haben sie ja sozusagen mit der Muttermilch eingesogen. Also sollten wir uns Zeit nehmen und langsam an das Thema herangehen: nicht alles auf einmal ändern, vielleicht erst einmal etwas weglassen, was uns nicht so schwerfällt, oder etwas Gesundes neu in unseren Speiseplan aufnehmen. Schritt für Schritt können wir so unsere Ernährungsgewohnheiten ändern und unserem Körper damit einen großen Gefallen tun. Eventuell schenken wir uns sogar zusätzliche Lebensjahre! Es lohnt sich also.

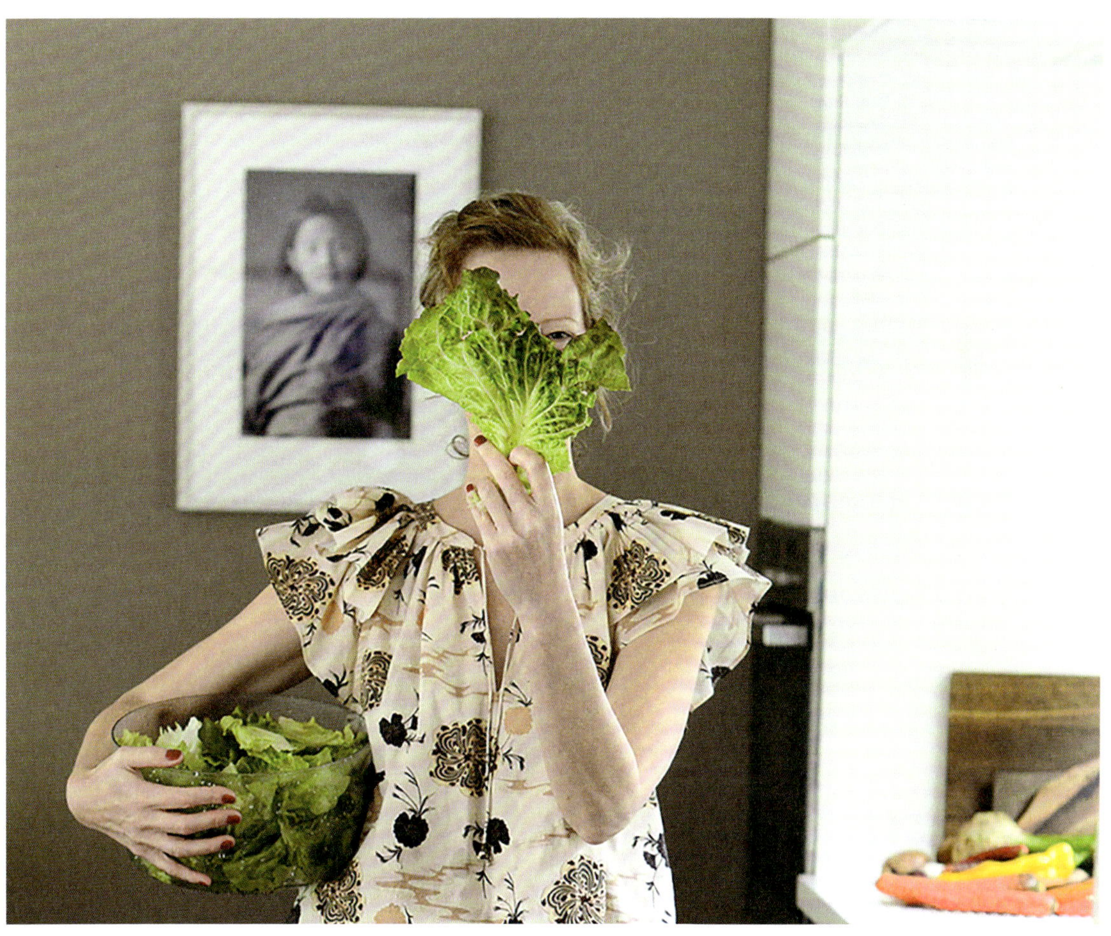

ERNÄHRUNGSKONZEPTE – EINE AUSWAHL

Vegetarisch, vegan, basisch, paläo, keto, Ayurveda

Dass ich gerade die folgenden Ernährungskonzepte ausgewählt habe, hat damit zu tun, dass sie entweder gut für uns und gut für den Planeten sind oder einen anderen heilenden Aspekt haben. Und um Fleischkonsum nicht völlig an den Pranger zu stellen, ist Paläo auch vertreten.

Vegetarisch

Die meisten Vegetarier, die ich kenne, sind nicht zu 100 Prozent Vegetarier. Viele essen ab und zu, dann aber mit Genuss Fleisch, manche essen kein Fleisch, dafür aber Fisch. Für diese Leute wird immer wieder das Wort „Flexitarier" verwendet. Interessant ist, dass bei vielen Flexitariern irgendwann die Lust auf Fleisch oder Fisch nachlässt, je weniger sie davon essen. Ich selbst bezeichne mich auch als Flexitarierin – mit klarer Tendenz zu komplettem Fleischverzicht.

Weiter oben bin ich auf unterschiedliche Gründe eingegangen, warum es sich lohnt, mit dem Fleischkonsum aufzuhören. Hier noch eine Übersicht der Argumente:

1. **Unser Körper kommt bestens ohne tierische Proteine aus (eventuell muss man B-Vitamine substituieren).**
2. **Die Ernährung von Schlachttieren verbraucht unverhältnismäßig viele pflanzliche Proteine, um dann als tierisches Protein auf unseren Tellern zu landen. Wir sollten deshalb die pflanzlichen Proteine lieber direkt essen.**
3. **Auch andere Ressourcen, wie zum Beispiel frisches Wasser, sind effizienter eingesetzt, wenn sie nicht den Umweg über die Viehzucht in unsere Nahrung nehmen.**
4. **Transport des Viehfutters und der Transport der Schlachttiere ist eine weitere Belastung für unser Ökosystem.**
5. **Medikamente, die in der Massentierhaltung eingesetzt werden, sorgen für schlechte Fleischqualität und für multiresistente Keime, die letztendlich auch die Gesundheit von Menschen gefährden, die keine Tiere essen.**
6. **Die Entsorgung der Gülle belastet unsere Böden und unser Trinkwasser.**

7. **Die industrielle Fleischproduktion hat außerdem mit Tierwohl überhaupt nichts zu tun. Die meisten Schlachttiere leiden ihr ganzes Leben lang und gehen voller Adrenalin in den Tod. Wenn wir unsere Körperzellen mit Nahrung füttern, die einen solchen Weg hinter sich hat, liegt es auf der Hand, dass wir uns damit eher schaden als nutzen.**

Leider sieht es mit dem Thema Fisch auch nicht viel besser aus, obwohl Fisch grundsätzlich zu einer gesunden Ernährung dazugerechnet werden kann. Aber auch hier gibt es viele Probleme, die den Fischgenuss relativieren: die Überfischung der Meere, die Probleme, die durch Schleppnetze entstehen oder durch sogenannte Geisternetze, die viele Meeressäugetiere töten, und nicht zuletzt auch noch die Fischfarmen, in denen reichlich Medikamente eingesetzt werden, weil diese Art von Fischzucht der Massentierhaltung gleichkommt.

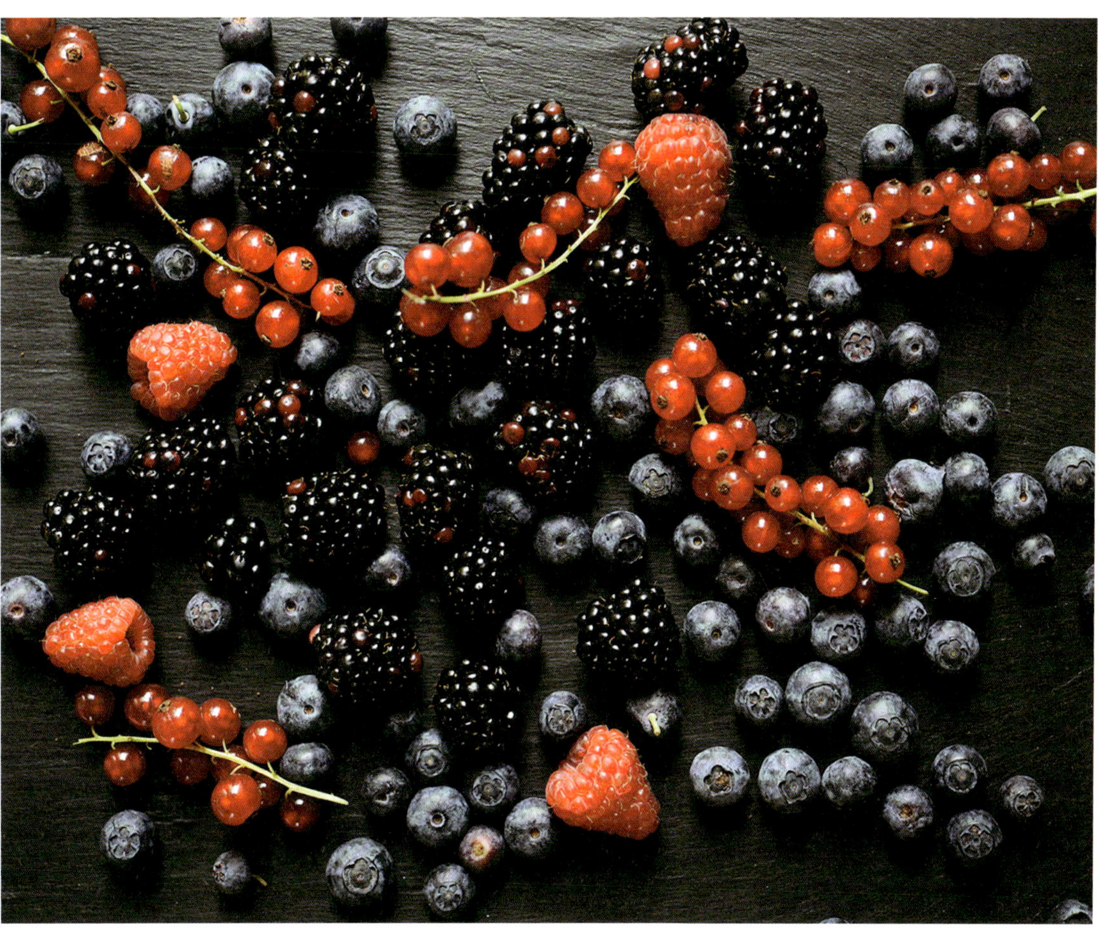

Deswegen ist es sinnvoll, Fisch aus lokaler Produktion zu essen, auf ein „Fair Fish"-Label zu setzen und die Fischarten zu vermeiden, die stark bedroht sind.[16] Das Gleiche gilt natürlich für Fleisch: bio, artgerecht gehalten und aus der Region sollte es sein – das ist das Mindeste.

Heutzutage müssen wir uns unbedingt fragen: Wie soll dieser Planet alle Menschen mit Nahrung versorgen können, wenn alle Menschen den Anspruch erheben, mehrmals in der Woche Fleisch oder Fisch zu essen? Das wird uns in die Knie zwingen, wenn wir nicht bereit sind umzudenken. Es reicht schon aus, den eigenen Fleischkonsum zu reduzieren, um einen Wandel einzuleiten, selbst wenn wir noch nicht bereit sind, ganz darauf zu verzichten.

Um eine ausgewogene fleischlose Ernährung zu gewährleisten, können wir aus einem großen Reichtum an Pflanzennahrung, aber auch an Tierprodukten schöpfen, wie zum Beispiel Milch, Käse und Eier. Ovo-lakto-vegetabil ist die Bezeichnung für diese Ernährungsweise.
Isst man auch keine Eier, spricht man von einer lakto-vegetabilen Ernährung. Wir nehmen dabei zwar tierisches Eiweiß zu uns, aber müssen dafür keine Tiere sterben lassen. Gemüse, Salate, Kräuter, Früchte, Nüsse und Getreideprodukte sind so vielseitig kombinierbar, dass keine Langeweile aufkommt. Wer auf sein Gewicht achten möchte, sollte darüber nachdenken, die tierischen Eiweiße zu reduzieren, da sie oft sehr fetthaltig sind (Sahne, Käse, Butter etc.).

FAZIT VEGETARISCH:
Wir brauchen kein Fleisch und auch nicht unbedingt Fisch, um uns gesund und ausgewogen zu ernähren. Proteine, Kohlehydrate, Ballaststoffe und Fette kommen in pflanzlicher Nahrung ausreichend vor. Es ist wesentlich besser für unsere Welt, wenn wir auf Fleisch und Fisch verzichten und dadurch nachhaltiger leben.
Und last but not least: Es gibt extrem schmackhafte Möglichkeiten, pflanzliche Nahrung zuzubereiten und miteinander zu kombinieren. Vegetarisch zu leben ist also nicht nur für unseren Körper gut, sondern auch für unseren Planeten – und damit für die Zukunft unserer Kinder und Enkel.

[16] Siehe dazu den Fischratgeber des WWF unter https://fischratgeber.wwf.de/ (Stand: 16. 09. 2021).

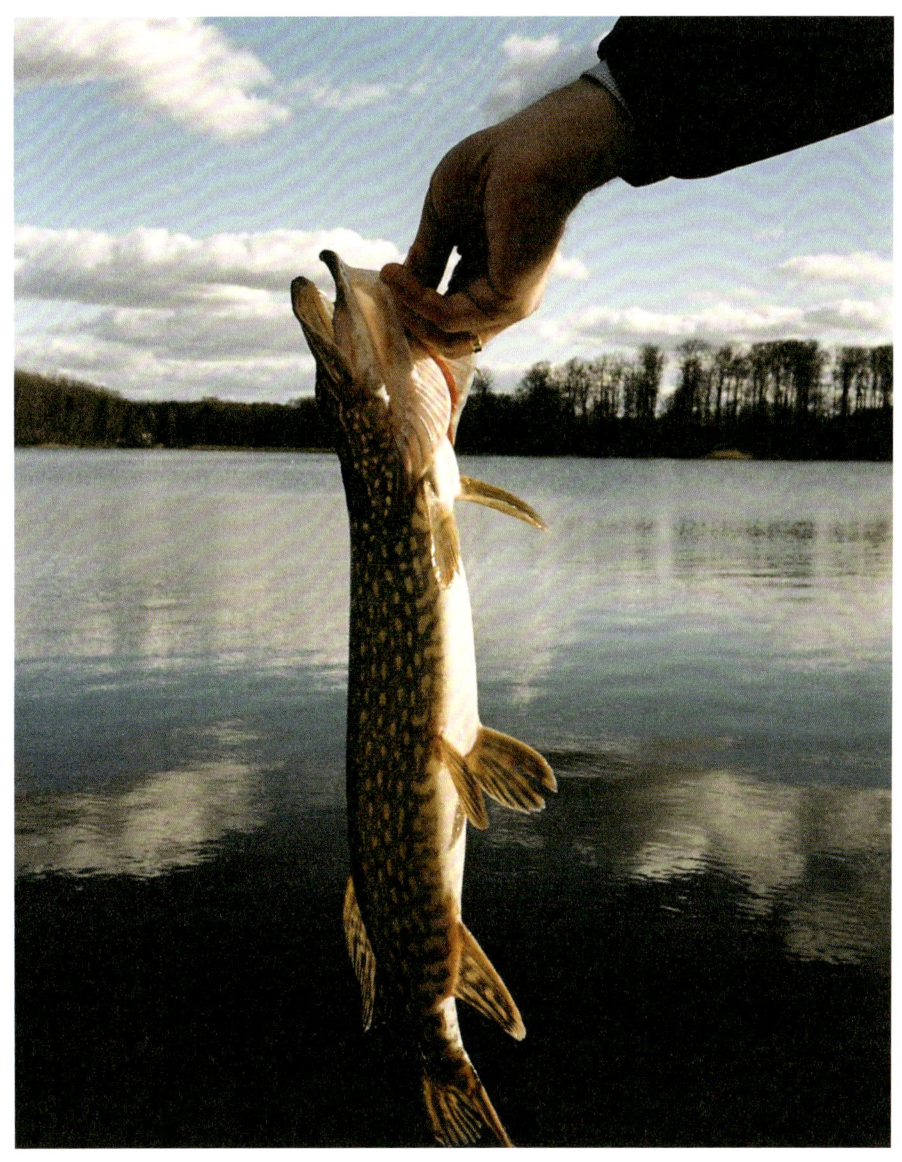

Vegan

Bei der veganen Ernährung verzichten wir auf alle tierischen Produkte, entweder aus dem Tierwohl-Ansatz heraus oder aber, weil einige Nahrungsmittel, wie zum Beispiel Laktose, für viele Menschen unverträglich sind.
Ein erwachsener Mensch braucht in der Regel keine Milch, und wir sollten uns fragen, warum wir ausgerechnet die Milch von Kühen trinken und nicht die Milch anderer Säugetiere. Milch ist eine Art Turbonahrung, die den Tier- und Menschenbabys hochkonzentrierte Nährstoffe und Mineralien zuführt, die ein stark im Wachstum befindlicher Organismus braucht. Ab einem gewissen Alter ist Milch zum Überleben nicht mehr nötig oder sogar unverträglich.
Auf Fleisch oder Fisch zu verzichten reicht bei der veganen Ernährung nicht aus, denn auch die Eier- und Milchproduktion sind oft Tierquälerei. Wenn wir überlegen, wie viele tierische Produkte in unserem täglichen Leben vorkommen, kann es kompliziert werden, weil konsequent vegan zu leben sich weit über die Nahrung hinaus ausdehnt:
Butter, Sahne, Käse, Joghurt und Honig sind zum Beispiel komplett tierischen Ursprungs, aber auch Produkte wie Gummibärchen oder Marmelade können Rindergelatine enthalten, und die Milchschokolade fällt dann auch weg.
Seifen werden eventuell aus Knochen hergestellt, vom Leder für unsere Schuhe, Handtaschen oder Jacken ganz zu schweigen. Selbst unsere Wollpullover sind dann plötzlich nicht mehr selbstverständlich.
Spätestens hier wird klar, dass vegan zu leben sich auf die gesamte Lebensweise bezieht. Zum Glück gibt es mehr und mehr vegane Angebote an Kleidung, Schuhen und Taschen und sogar Lebensmittelläden, die ein rein veganes Sortiment haben. „Vegan“ scheint inzwischen fast ein „Lifestylelabel“ zu sein, mit dem sogar Produkte beworben werden wie Nagellack.
Persönlich find ich sehr interessant, dass es sehr guten veganen Fleischersatz gibt, wie zum Beispiel Burger-Buletten, die aus Erbsenproteinen hergestellt werden, vegane Würstchen, die man auf den Grill legen kann, oder vegane panierte Schnitzel, die sehr gut schmecken. Wenn man also den Geschmack von Fleisch grundsätzlich mag, kann man hier seine Bedürfnisse befriedigen, ohne dass dafür Tiere gequält werden. Der einzige Nachteil hier ist, dass diese Produkte grundsätzlich stark verarbeitet sind und daher dem Grundsatz widersprechen, möglichst frische und wenig verarbeitete Nahrung zu sich zu nehmen.

Immer mehr Lebensmittelkonzerne erweitern ihre Produktpalette zugunsten von veganen „Fleisch"-Produkten und erobern damit immer mehr Marktanteile. Es gibt sogar vegane Butter, Feta und Mayonnaise, die genauso schmecken wie das Original – ich schwöre!

FAZIT VEGAN:
Vegan zu leben bedeutet, seine Tierliebe konsequent umzusetzen, auch wenn das manchmal gewisse Komplikationen mit sich bringt. So ist das Essengehen manchmal eine Herausforderung, weil viele Köche mit Butter braten, Sahne in die Soßen geben etc. Ein vegetarisches Gericht zu bestellen ist also nicht automatisch die Lösung, und beim Kellner nach dem genauen Rezept zu fragen macht einen auch nicht gerade beliebt. Zum Glück gehen immer mehr Restaurants auf den veganen Trend ein, und viele Produkte werben mit der Bezeichnung „vegan" für sich. Vegane Ernährung ist dabei nicht unbedingt gesünder als zum Beispiel vegetarische Ernährung. Es hängt also auch hier davon ab, wie vielseitig unsere Nahrung ist – auch wenn, oder gerade weil, der Rahmen bei „vegan" noch enger gesteckt ist als bei „vegetarisch".

Basisch

Der Vorteil einer basischen Ernährung ist, dass der Körper nicht übersäuert und wir damit bestimmten Erkrankungen, wie zum Beispiel Krebs, Allergien oder Osteoporose, unter Umständen vorbeugen können. Das liegt daran, dass es Krankheiten in einem basischen Milieu schwerer haben, sich durchzusetzen. Ein gesunder Körper hat einen – im Blut gemessenen – PH-Wert zwischen 7,35 und 7,45. Liegt er unter 7,35, spricht man von Übersäuerung, liegt er über 7,45, haben wir einen Basenüberschuss. Durch verschiedene Regulationsmechanismen ist unser Körper normalerweise gut in der Lage, den Körper in einem gesunden mittleren Niveau zu halten. Wenn wir aber zu viele säurebildende Lebensmittel zu uns nehmen oder dauerhaft im Stress sind, wird es für den Körper schwer, dagegen auf Dauer anzusteuern.

Säurebildende Lebensmittel schmecken selbst nicht unbedingt sauer, und umgekehrt können gerade sauer schmeckende Lebensmittel basenbildend sein, wie zum Beispiel die Zitrone, da sich die basische bzw. saure Wirkung erst durch die Verdauung entfaltet. Man kann sich dauerhaft vorwiegend basisch ernähren oder aber eine Basenkur machen, um sich zu entsäuern und eine Art „Reset“ für den Körper zu erreichen. Das bedeutet, dass man mehrere Wochen lang möglichst ausschließlich basische Lebensmittel zu sich nimmt. Zu einer Basenkur gehört, eher wenig zu essen und auf einen hohen Gemüseanteil zu achten, am Abend nicht zu spät zu essen, viel Wasser oder basische Tees zu trinken und vor allem auf alle Lebensmittel zu verzichten, die säurebildend sind. Dazu gehören: tierische Eiweiße mit Ausnahme von Ghee oder Sahne, alkohol- und koffeinhaltige Getränke, Zucker, Sojaprodukte, weißes Mehl und alles, was daraus hergestellt wird, kohlensäurehaltige Getränke, Fruchtsäfte, Softdrinks, schwarzer Tee, Essig.
Außerdem sollten wir auf Stress verzichten, denn der ist auch säurebildend.
Basisch sind fast alle Gemüsesorten, Obst, Pilze und Kräuter. Viele Getreidesorten (Vollkorn), Hülsenfrüchte und Samen sind eher neutral (sie bilden zwar Säure, haben aber viele mineralische Anteile, die das ausgleichen) und sind daher auch bei einer Basenkur erlaubt.
Durch eine vorwiegend basische Ernährung können wir Gewicht verlieren, Energie gewinnen, Allergien und Krankheiten vorbeugen und insgesamt ein besseres Körpergefühl erreichen.
Diese Ernährungsform ist übrigens ebenfalls vegetarisch, aber mit bestimmten zusätzlichen Regeln und Einschränkungen.

Faustregel für eine basische Wirkung: Nimm pflanzliche, frische Nahrung zu dir, die möglichst nicht industriell verarbeitet ist.

Übersicht über basische, gute säurebildende und schlechte säurebildende Nahrungsmittel

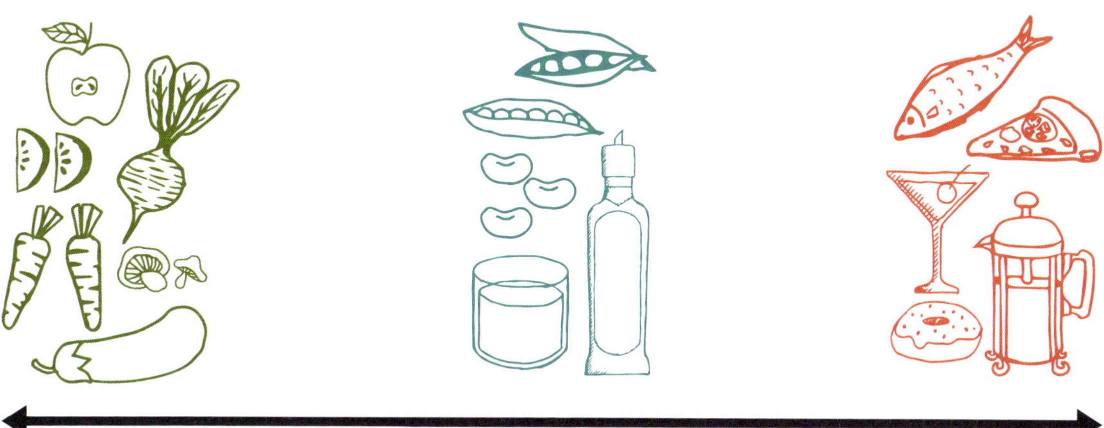

Basisch:	**Neutral**:	**Sauer**:
Obst	Wasser	Fleisch/Fisch
Gemüse	Öl	Käse
Kräuter	Vollkorn	Weißmehlprodukte
Nüsse	Hülsenfrüchte	Süßigkeiten/Zucker
Sprossen		Alkohol
Samen		Kaffee
Kräutertee		Milch

FAZIT BASISCH:

Eine basische Ernährung ist einfach im Alltag umzusetzen, wenn man vor allem verstanden hat, welche Nahrungsmittel man nicht essen sollte. Aber auch hier ist es wichtig, nicht zu streng zu sich zu sein: Ab und zu ein Glas Wein oder ein Stück Schokolade haben wohl noch niemanden krank gemacht. Wer sich nicht dauerhaft basisch ernähren will, kann sich für ein paar Wochen auf diese Ernährungsumstellung einlassen und so auch schon viel für sich tun.

Paläo

Diese Ernährungsform lehnt sich an das Nahrungsangebot an, das Menschen in der Steinzeit zur Verfügung gestanden hat. Sie wird deshalb zuweilen auch als „Steinzeitdiät“ bezeichnet und beinhaltet alle Sorten von Obst und Gemüse, Fleisch, Fisch, Nüsse, Samen, Beeren, Eier und natürliche Fette bzw. Öle. Außerdem gehören Honig oder Ahornsirup dazu, wenn es mal süß sein soll.
Zucker, sämtliche Getreideprodukte, Hülsenfrüchte, Milch und Milchprodukte und alle industriell verarbeiteten Lebensmittel – auch Wurst und andere Fleischprodukte – stehen hierbei nicht auf der Liste.
Der Körper soll mit möglichst natürlicher Nahrung versorgt werden, die so wenig wie möglich (industriell) verarbeitet wurde. Angesichts der vielen Zusatzstoffe, die heute in vielen Nahrungsmitteln vorhanden sind, macht das natürlich Sinn. Allerdings haben sich unsere Lebensumstände seit der Steinzeit stark verändert. Deswegen ist dieses Ernährungskonzept unterschiedlich interpretierbar und kann in mehr oder weniger strenger Auslegung angewandt werden.

Die Tatsache, dass die Zellen und insbesondere die Mitochondrien (die Kraftwerke der Zellen) dann am besten arbeiten, wenn sie die wertvollen Pflanzenstoffe frisch und komplett zugeführt bekommen, gilt natürlich für sämtliche hier vorgestellten Ernährungsformen. Denn der Körper braucht nicht nur die Vitamine, Mineralien oder Enzyme, die in unserer Nahrung enthalten sind. Er kann sie darüber hinaus am besten verwerten, wenn die übrigen Stoffe, die dieses Nahrungsmittel auch enthalten, mit verzehrt werden. So werden die Zellen optimal versorgt, können ihr volles Potenzial abrufen und stellen dem Körper die perfekte Energie zur Verfügung, die er braucht, um gesund zu sein. So wird die Voraussetzung dafür geschaffen, dass Krankheiten wenig Angriffsfläche bekommen und Zellen nicht vorzeitig absterben oder sogar entarten.

Zum Beispiel sind Blaubeeren unter anderem deswegen super gesund, weil sie antioxidativ wirken: Sie binden freie Radikale und beugen so vielen Krankheiten, wie zum Beispiel Krebs, vor. Außerdem wirken sie antibakteriell. Blaubeeren enthalten viel Vitamin C und E, Spurenelemente wie Magnesium, Kalzium und Eisen und darüber hinaus den Ballaststoff Pektin. Was die

Beere aber vor allem so wertvoll macht, sind die sekundären Pflanzenstoffe, auch Flavonoide genannt, die für die dunkle Farbe sorgen. Gerade diese Flavonoide haben eine eigene antibakterielle, antivirale, antimykotische, antikarzinogene, gefäßerweiternde und entzündungshemmende Wirkung. Generell kann man sagen, dass alle Lebensmittel, die von Natur aus eine kräftige Farbe haben und besonders dunkel sind, auch besonders gesund sind.

Natürlich kann man sämtliche Vitamine, Spurenelemente usw. auch in Pulverform zu sich nehmen, allerdings kann der Körper diese auf das reine Wirkelement reduzierte Nahrung nicht so gut verwerten. Wir brauchen das Gesamtpaket – die ganze Frucht, das komplette Gemüse inklusive der (farbigen) Schale oder des Fruchtfleischs, damit sämtliche Benefits der Nahrung auch in unseren Zellen ankommen.

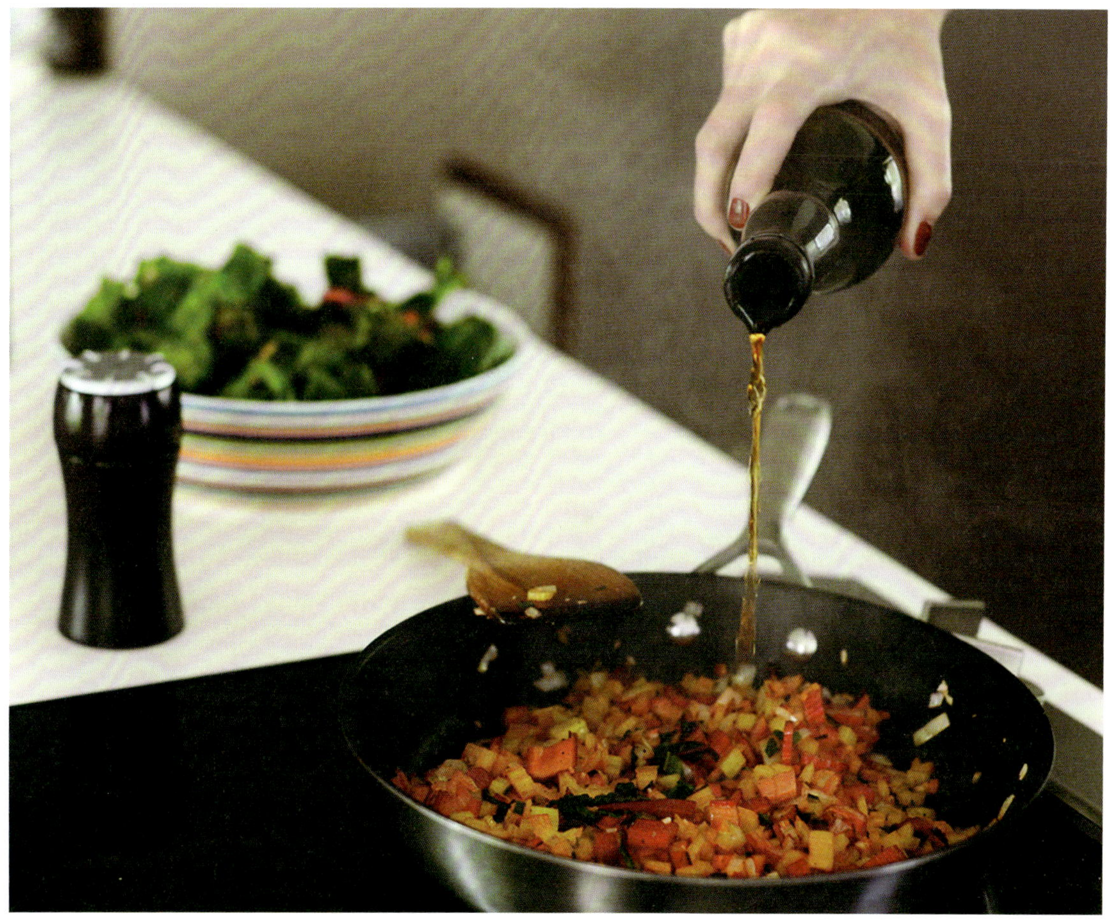

Leider ist die Paläo-Ernährung sehr fleischlastig. Auch hier gilt das Argument, dass Fleisch (und auch Fisch) uns ein Komplettprogramm liefert und wir über tierische Proteine optimal essenzielle Aminosäuren (Fettsäuren) aufnehmen können. Aminosäuren sind Proteinbausteine, und wir brauchen sie für einen optimalen Stoffwechsel und den Transport und die Speicherung aller Nährstoffe. So tragen sie zu Energiebereitstellung, Muskelaufbau, einem gesunden Skelettsystem, ausgeglichenem Körpergewicht und gutem Schlaf bei.

Man kann sich natürlich auch als Vegetarier mit essenziellen Aminosäuren versorgen, aber dazu muss man Getreide mit Hülsenfrüchten kombinieren. Nach der Überzeugung von Paläo-Anhängern ist es dabei schwieriger, die gleiche Menge im Körper zu verwerten wie beim Fleischkonsum. In der Paläo-Ernährung wird außerdem nicht nur Muskelfleisch verwendet, sondern auch Knochenbrühe (für Knochen und Gelenke) und Innereien (zur Versorgung mit fettlöslichen Vitaminen), da in der Steinzeit ein erlegtes Tier so wertvoll war, dass das gesamte Tier komplett verwertet wurde.

Das Buch „Multiple Sklerose erfolgreich behandeln – mit dem Paläo-Programm“ ist ein empfehlenswerter Tipp zu diesem Thema. Die Autorin und Ärztin Terry Wahls saß aufgrund ihrer MS-Erkrankung selbst im Rollstuhl. Sie hat ein Ernährungsprogramm entwickelt, das speziell auf Autoimmunerkrankungen ausgerichtet ist, aber das Prinzip dieser Ernährungsweise auch ganz allgemein sehr anschaulich beschreibt.

FAZIT PALÄO:
Pflanzen und Tiere möglichst vollständig und im natürlichen Zustand zu verzehren kann sinnvoll sein. Astronautennahrung, die aus zusammengestellten, mehr oder weniger künstlichen Einzelbestandteilen besteht, macht auf die Dauer krank und vor allem: Der Verzehr ist extrem unbefriedigend. Paläo ist quasi das Gegenteil: farbenfrohe, frische Nahrung bietet dem Auge und dem Körper eine reichhaltige Grundlage für Gesundheit. Der Fleisch- und Fischanteil sollte unbedingt aus nachhaltiger Tierzucht stammen! Paläo ist besonders gut für Menschen mit Glutenunverträglichkeit geeignet.

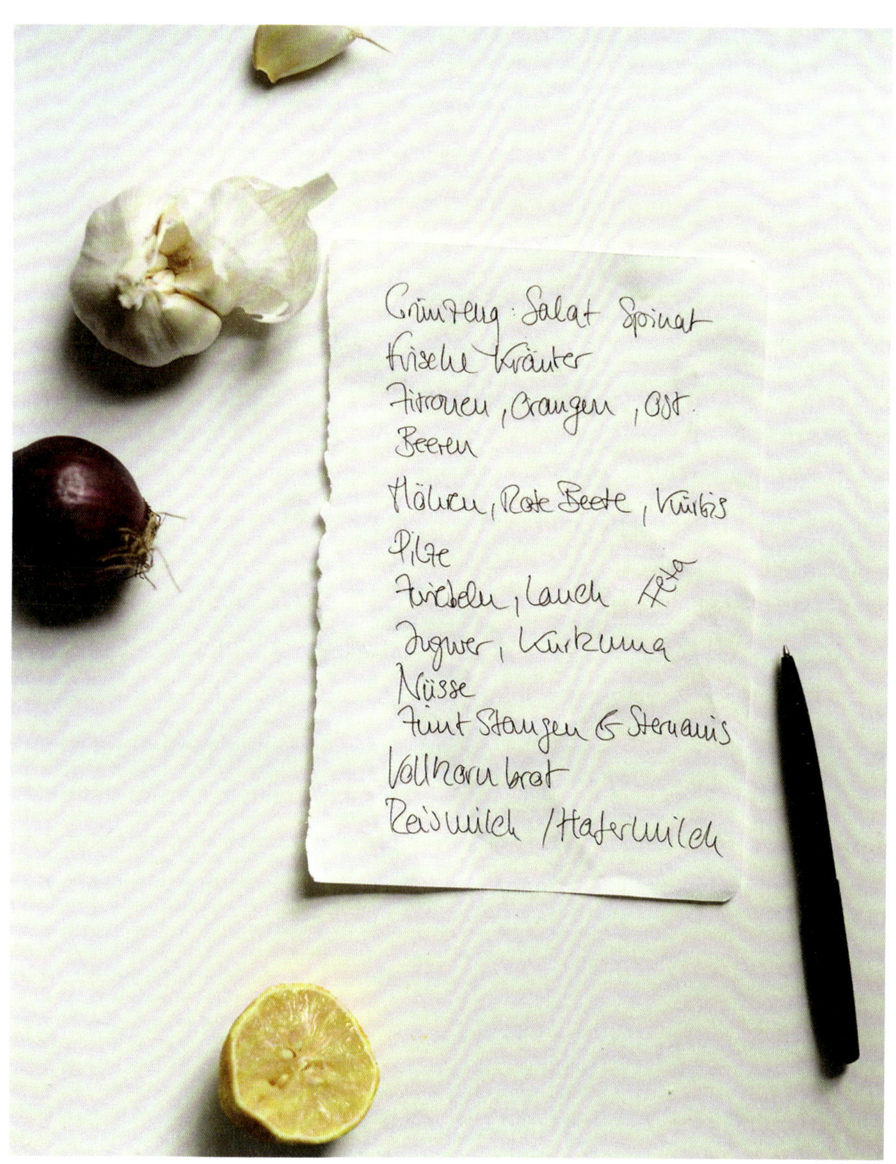
Grünzeug: Salat Spinat
frische Kräuter
Zitronen, Orangen, Obst.
Beeren
Möhren, Rote Beete, Kürbis
Pilze
Zwiebeln, Lauch
Feta
Ingwer, Kurkuma
Nüsse
Zimt Stangen & Sternanis
Vollkorn brot
Reismilch / Hafermilch

Keto

Als Ketose beschreibt man den Zustand, in den wir unsere Zellen versetzen, wenn wir eine Weile nichts essen oder sogar fasten. Der Körper stellt dann von Nahrung von außen um auf Nahrung von innen und macht sich daran, die im Körper vorhandenen Fettsäuren zu verwerten. Unsere Leber bildet sogenannte Ketonkörper, die die Funktion von Kohlehydraten ersetzen. Bei einer ketogenen Ernährungsweise verzichtet man daher weitgehend auf Kohlehydrate und ernährt sich vorwiegend von Fett und Ballaststoffen. Auch Fleisch steht hier nicht weit oben auf dem Nahrungsplan. Voraussetzung für eine ketogene Ernährung ist, dass die Kohlehydratzufuhr auf ein Minimum beschränkt wird. Dadurch fallen auch einige Gemüsesorten, wie zum Beispiel Erbsen oder Mais, durchs Raster, die reich an Kohlehydraten sind. Natürlich ist auch die Fruktose, die in den meisten Obstsorten enthalten ist, in der Keto-Ernährung tabu, da Fruktose den Fettaufbau fördert. Glukose, die über den Stoffwechsel aus Kohlehydraten entsteht, erhöht den Blutzuckerspiegel und wird in Muskeln und Leberzellen eingelagert. Fruktose dagegen landet direkt in der Leber.

Im Unterschied zu Trennkost, bei der entweder Proteine ODER Kohlehydrate in einer Mahlzeit gegessen werden, verzichtet die ketogene Ernährung fast komplett auf Kohlehydrate, damit dem Körper keine Glukose zugeführt wird. So fängt die Leber an, auf Hochtouren zu arbeiten und den Zuckerstoffwechsel in einen Fettstoffwechsel umzubauen. Der Körper nutzt die Fettverbrennung als Energiequelle, und wir reduzieren so relativ schnell und effektiv unser Gewicht – vor allem, wenn wir diese Ernährungsweise mit Sport kombinieren. Außerdem versetzt der Entzug von Kohlehydraten das Gehirn in einen Ausnahmezustand und sorgt dafür, dass mehr Wachstumshormone ausgeschüttet werden und auch unser Serotoninspiegel steigt.[17]

Die Keto-Ernährung enthält sehr viel Fett. Leider haben wir gelernt, dass Fett dick macht. Das stimmt so pauschal überhaupt nicht. Es kommt sehr darauf an, welche Fette wir zu uns nehmen. Natürlich können auch Fette dick machen und ungesund sein (Transfette zum Beispiel, die oft in industriell hergestellten Nahrungsmitteln zu finden sind), aber die schlimmsten Dickmacher sind Zucker und Mehlspeisen – die im Körper auch in Glukose umgewandelt werden. Alle kalt gepressten Öle, Fett aus Nüssen oder Fisch und sogar Fett aus Milchprodukten sind in der ketogenen Ernährung essenziell.

[17] Siehe dazu den Artikel zu Ketose unter www.medmeister.de/ketose/ (Stand: 22. 09. 2021)

FAZIT KETO:

Eine zucker- und stärkehaltige Ernährung fördert Entzündungsprozesse. Daher ist die ketogene Ernährung eine sehr gute Vorbeugung gegen viele Krankheiten. Mehr Energie, bessere Gedächtnisleistung und tieferer Schlaf sind absolut positive Aspekte dieser Ernährungsweise. Allerdings sind wir in Westeuropa sehr an Kohlehydrate als (Haupt-) Bestandteil unserer Ernährung gewöhnt. Kartoffeln, Reis, Nudeln und Brot gehören bei den meisten Menschen zu jeder Mahlzeit dazu. Deswegen bedeutet es eine große Umstellung, völlig darauf zu verzichten.

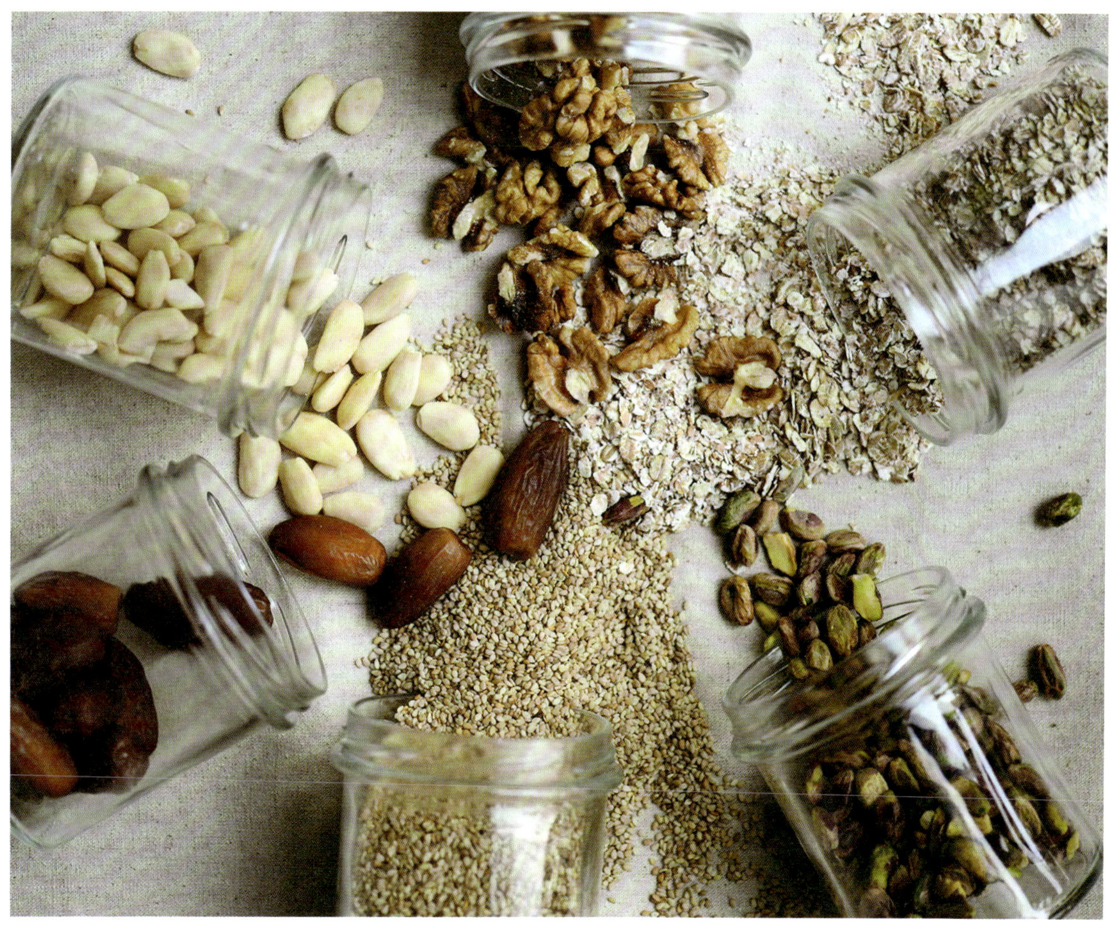

Ayurveda

Ayurveda ist ein Wort aus dem Sanskrit und wird als „Wissenschaft vom Leben" übersetzt. Es ist deutlich mehr als eine Ernährungsweise. Eher lässt sich eine ganzheitliche Lebensweise darunter verstehen und eine Methode, um Gesundheit zu bewahren und Krankheiten am besten gar nicht erst entstehen zu lassen.
In der Philosophie des Ayurveda wird der Mensch als Ganzes und als Teil des Universums betrachtet. Sein Überleben hängt vom Überleben der Natur und aller anderen Wesen ab und ist untrennbar damit verbunden. Nur wenn das Wohlergehen aller Lebewesen und der Pflanzenwelt gesichert ist, kann auch der Mensch in Harmonie leben.
Die ayurvedische Medizin ist Jahrtausende alt und, um es möglichst einfach zu formulieren, hat zum Ziel, Ausgleich zu schaffen und ein Gleichgewicht herzustellen. Da jeder Mensch unterschiedlich ist und seine ganz eigene Konstitution mitbringt, seinen ganz eigenen Herausforderungen ausgesetzt ist und so auch jeweils ganz individuelle Dysbalancen entwickeln kann, werden die Menschen zunächst in drei Hauptkategorien aufgeteilt, die auch in Kombinationen auftreten und so insgesamt sieben Typen bilden. Sie werden Doshas genannt.

Vata, Pitta und Kapha sind die drei Haupt-Doshas und sie werden jeweils einem Element zugeordnet: Vata – Luft, Pitta – Feuer, Kapha – Erde. Und aus der Kombination dieser Doshas ergeben sich Mischtypen, wie zum Beispiel die Vata-Pitta-Konstitution oder die Vata-Kapha-Konstitution.

VATA-Konstitution: beweglich, feingliedrig, schmal, trockene Haus, sensitiv, künstlerisch, neugierig, eher unruhig; empfindlich gegenüber Kälte und Wind, eher schwaches Immunsystem, nehmen leicht ab.

PITTA-Konstitution: dynamisch, leistungsstark, ehrgeizig, zielgerichtet, hohe Intelligenz, ungeduldig, oft auch egoistisch oder selbstbezogen; schwitzen viel, weisen oft eine rötliche Haut auf, neigen zu Hautunreinheiten.

KAPHA-Konstitution: innere Stärke, Stabilität, innere Ruhe, phlegmatisch; kräftiger Körperbau, gutes Immunsystem, manchmal wenig Antriebskraft.

Es würde an dieser Stelle zu weit führen, tiefer in die Doshas und die gesamte Lehre des Ayurveda einzusteigen, und ich empfehle unbedingt, sich ein gutes Ayurveda-Buch zu kaufen und sich näher damit zu beschäftigen. Nicht nur, um mehr über die Doshas, ihre Kombinationen und darüber, welcher Typ wir selbst sind, herauszufinden, sondern auch um gezielte Nahrungsempfehlungen zu bekommen, die die jeweilige Konstitution ausgleichen, und um mehr über den medizinischen Aspekt des Ayurveda zu lernen. Mithilfe der Ernährung und dem gezielten Einsatz von Gewürzen und Kräutern kann das gesamte körperliche System wieder ins Gleichgewicht gebracht werden und Krankheiten geheilt werden. Auch Probleme wie Übergewicht oder schlechter Schlaf können sich fast wie von selbst auflösen, wenn wir typgerecht leben und essen. Hier spielt außerdem eine Rolle, wie viel wir essen, wann wir essen und in welcher Reihenfolge wir die verschiedenen Nahrungsmittel zu uns nehmen.
In einer Ayurvedakur zum Beispiel wird zunächst eine genaue Typbestimmung und Anamnese gemacht. Dann wird ein Diätplan bzw. Nahrungsplan erstellt, und vor allem wird der Körper rundum und von innen gereinigt.

Vor allem die Darmgesundheit, verbunden mit dem Verdauungsfeuer AGNI, spielen im Ayurveda eine zentrale Rolle. Wie wir inzwischen auch aus der westlichen Medizin wissen, hängt unser Immunsystem mit dem Mikrobiom in unserem Darm zusammen. Auch unser gesamtes Wohlbefinden und unsere mentale Ausgeglichenheit werden vom Darm beeinflusst, weil der Vagusnerv, der zum Parasympathikus gehört, unser Gehirn direkt mit allen Verdauungsorganen und Entgiftungsorganen verbindet. Ist unser Darm in einem guten Zustand, wird unsere Nahrung optimal aufgeschlossen und im Körper aufgenommen.[18]

Die ayurvedische Art, sich zu ernähren, ist sehr abwechslungsreich und meistens vegetarisch. Es geht dabei sowohl um Nahrung als auch um Medizin, da durch die Nahrung nicht nur der Körper am Leben gehalten und der Hunger gestillt werden, sondern durch eine gezielte Auswahl an Nahrungsmitteln und Gewürzen die Gesundheit gefördert, das Verdauungssystem ausgeglichen und das Immunsystem gestärkt werden.

Da es mir in diesem Kapitel um eine kurze Vorstellung von verschieden Arten der Ernährung geht, kann ich der Tiefe und Weisheit des Ayurveda an dieser Stelle nicht gerecht werden.

[18] Kulreet Chaudhary & Eve Adamson, „Wie neu geboren durch modernes Ayurveda", S. 103 ff.

Aber dass Yoga und Ayurveda sich hervorragend ergänzen, wird insofern klar, weil es auch im Yoga für jeden Körper eine jeweils individuell passende Art zu praktizieren gibt. Was für den einen Körper richtig ist, kann für den anderen komplett falsch sein. Im Yoga und im Ayurveda werden Körper und Geist als Einheit betrachtet, und daher ist dieser Ansatz genauso ganzheitlich wie die Yogapraxis.

FAZIT AYURVEDA:
Eine Ernährungsweise, die davon ausgeht, dass es unterschiedliche Typen mit unterschiedlichen Bedürfnissen gibt, kann vielen Menschen gerecht werden. Wir können im Ayurveda nichts separat betrachten, sondern sehen immer den Zusammenhang zwischen unserer Lebensweise im Allgemeinen und unserer Nahrung und unseren gesundheitlichen Themen bzw. Problemen im Speziellen. Wenn wir die Grundausstattung ayurvedischer Gewürze besitzen und unsere Dosha-Kombination kennen, ist es relativ einfach, auch mit regionalem Gemüse ayurvedisch zu kochen.

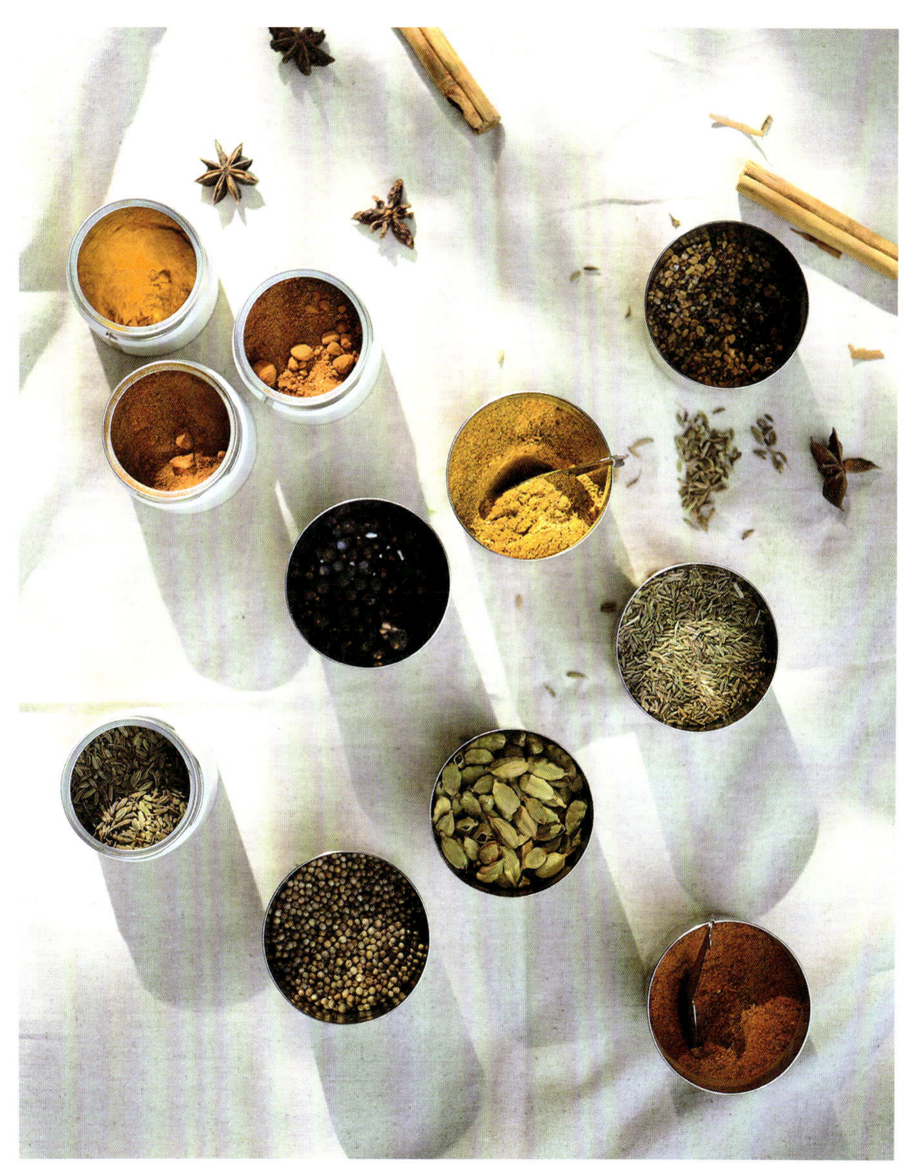

FASTEN – 16/8 – SÄFTE

In der Entwicklungsgeschichte der Menschheit gab es immer mal wieder Zeiten, in denen nicht ausreichend Nahrung zur Verfügung stand, und unsere körperliche Disposition hat sich in den letzten Jahrtausenden kaum verändert. Wir sind deshalb absolut in der Lage, mit Phasen von Hunger oder reduzierter Nahrung umzugehen, vor allem vor dem Hintergrund, dass wir heute in Mitteleuropa in der Regel über mehr als genug Nahrung verfügen. Wir tun unserem System also einen Gefallen, wenn wir ab und zu unsere Nahrung verändern oder den Rhythmus unserer Nahrungsaufnahme variieren.

Fasten klingt nach Diät, ist aber genau das Gegenteil. Bei einer Fastenkur stellen wir die Nahrungsaufnahme weitgehend ein – und nicht um. Der Stoffwechsel holt sich dann die Energie nicht aus der von außen zugeführten Nahrung, sondern aus unserem inneren Speicher. Er stellt auf den sogenannten Fasten-Stoffwechsel um (siehe Ketose). Durch Fasten entlasten wir unser Verdauungssystem, das eine Menge Energie braucht, die wir so anderweitig nutzen können. Außer etwas salzfreier Brühe oder ein paar frischen Säften nehmen wir für einige Zeit nichts zu uns. Nur Wasser, ganz viel Wasser. So spülen wir unser System durch, stellen um von Energiezufuhr von außen auf Energiezufuhr von innen. Wenn wir fasten, helfen wir dem Körper dabei, die innere „Müllabfuhr" zu aktivieren. Wir reinigen unsere Zellen von innen, transportieren Ablagerungen im Darm ab, entwässern und entschlacken den Körper und bringen so neue Energie in unsere Zellen. Fasten verjüngt, lässt die Haut straffer aussehen, hat einen positiven Effekt auf den Blutdruck und kann sogar Krankheiten vorbeugen.

Eine Fastenkur von mehreren Tagen kann ein oder zwei Mal im Jahr für einen guten Reset sorgen. Allerdings taugen Fastenkuren nicht zur dauerhaften Gewichtsreduktion. Dass wir während des Fastens ein paar Kilo verlieren, ist zwar eine nette Begleiterscheinung, aber nicht nachhaltig. Meistens kommen diese Kilos ganz von allein zurück, wenn wir wieder normal essen. Falls wir aber nach einer Fastenkur unsere Ernährung umstellen, kann das zu lang anhaltenden positiven Konsequenzen führen.

Saft-Fasten ist auch eine interessante Kur, weil wir hier unseren Körper mit konzentrierten Vitaminen, Spurenelementen und sogar Ballaststoffen versorgen, allerdings ohne die Verdauung damit zu belasten. Frisch gepresste Säfte aus Obst und Gemüse, in Kombination mit Nuss- oder Mandelmilch, sind eine ideale Lösung für diejenigen, die nicht komplett fasten wollen, aber den Wunsch nach Entlastung und Detox haben.

Intervall-Fasten ist eine Fastenart, die wir permanent anwenden können, ohne dabei in ein Mangelgefühl zu kommen. Bei dieser sogenannten 16/8-Diät entziehen wir unserem Körper für 16 Stunden jegliche Nahrung und essen innerhalb der restlichen 8 Stunden so viel wir wollen. Zum Beispiel können wir abends um 18 Uhr zu Abend essen und nehmen dann erst am nächsten Tag um 12 Uhr mittags wieder etwas zu uns – und steigen damit direkt mit einer warmen Mahlzeit ein. Wenn wir gerne frühstücken, können wir stattdessen einfach das Abendessen am Tag zuvor weglassen und dafür spät zu Mittag essen. So können wir unsere Mahlzeiten auf zwei am Tag reduzieren, woran man sich zwar gewöhnen muss, was aber viel Freiheit mit sich bringt und sich nachhaltig auf der Waage bemerkbar macht.

FAZIT FASTEN – 16/8 – SÄFTE:
Ernährungsgewohnheiten zu verändern oder kurzfristig zu unterbrechen kann helfen, sich besser zu fühlen und neue Erfahrungen zu machen. Selbst wenn es nur die Erkenntnis ist, dass ein Apfel einem nach fünf Tagen fasten wie ein Fünf-Sterne-Menü erscheint! Wenn wir allerdings dauerhaft etwas verändern wollen, müssen wir unsere Ernährung umstellen bzw. den Rhythmus und die Menge der Nahrungsaufnahme reduzieren.

NAHRUNGSERGÄNZUNG

Wer ernährt sich perfekt? Niemand! Auch wenn wir viel über Ernährung wissen, stellen wir fest: Die Realität ist oft weit entfernt von dem, was wir gerne tun würden: uns vollwertig, umfassend und gesund ernähren. Denn das ist – neben Genuss und Lebensfreude – ja der Sinn einer gesunden Ernährung: die Vermeidung von ernährungsbedingten Erkrankungen und die Erhaltung einer hohen Lebensqualität. Welchen Sinn macht es, möglichst alt werden zu wollen, wenn es uns dabei nicht gut geht?

Meine Mutter, die Ernährungsberaterin war, empfand es als große Niederlage, trotz ihrer jahrzehntelangen Bemühungen um gesunde Ernährung an Krebs zu erkranken. Ich denke, dass sie womöglich schon viel früher erkrankt wäre, wenn sie sich auf der Ernährungsebene nicht so gut aufgestellt hätte.

Aber egal, wie gut wir es mit uns selbst meinen: Unsere Ernährung hat Lücken.

Wir essen oft nicht ausreichende Mengen an Obst und Gemüse. Und selbst wenn wir das tun: Konventionell gezogene Pflanzennahrung ist oft belastet mit Pestiziden und mit Kunstdünger zu einer geschmacklosen, wässrigen Masse hochgezogen worden. Eventuell ist das Gemüse auch noch genmanipuliert, damit es die harten Pestizide aushält, die in der konventionellen Landwirtschaft eingesetzt werden. Unsere Böden sind ausgelaugt, sie dürfen sich nicht erholen, sondern im Gegenteil müssen sie jedes Jahr effizienter funktionieren, was nur mit dem Einsatz von Kunstdünger möglich ist.

Auch wenn wir ausschließlich bio essen, können wir uns nicht optimal versorgen, denn auch hier sind die Nährstoffe nicht mehr so konzentriert im Gemüse und Obst enthalten wie früher, und eventuell haben die Lebensmittel durch Transport oder Lagerung viele Vitalstoffe verloren.

Die Belastungen des modernen Lebens verlangen uns deutlich mehr ab als das, wofür wir genetisch gemacht sind. Unser Leben hat, gerade in der Großstadt, fast nichts mehr mit einem natürlichen Ablauf zu tun. Wir leben nicht mehr nach einem natürlichen Rhythmus der Jahreszeiten oder Tageszeiten, wir essen nicht mehr nur das, was vor unserer Tür wächst. Wir arbeiten meistens zu viel, schlafen zu wenig und sind umgeben von künstlichem Licht, schlechter Luft, Lärm und allen möglichen Strahlenquellen. Außerdem sind wir oft so abgelenkt von uns selbst, dass wir gar nicht recht merken, was diese Lebensweise mit uns macht. Wir funktionieren zwar ganz gut, oft aber laufen wir ins Defizit: energetisch, körperlich und/oder psychisch.

Dazu kommen temporäre Belastungen, die das normale Belastungsniveau übersteigen: Wenn wir zum Beispiel Prüfungen haben oder Projekte fertigstellen müssen, gesundheitlich angeschlagen oder chronisch krank sind oder einfach persönlichen Stress haben. In diesen stressigen Phasen braucht der Körper eine bessere Grundversorgung, um die Zellen ausreichend mit Energie zu versorgen.

Zum Beispiel haben viele Frauen (egal in welchem Alter) einen Vitamin-D-Mangel, der dazu führt, dass weniger Kalzium in den Knochen eingelagert wird und wir an Osteoporose erkranken können. Vitamin D allein bringt aber nichts, wenn wir es nicht mit Vitamin K kombinieren. Ohne diese Kombination ist es nicht bioverfügbar, das heißt, vom Körper verwertbar. Wer sich vegan ernährt, weiß, dass es sinnvoll sein kann, Vitamin B12 zu sich zu nehmen, weil dieses Vitamin vor allem in tierischen Produkten vorkommt.

Das Älterwerden können wir mit einer außergewöhnlichen psychischen und physischen Belastung gleichsetzen: Krankheiten nehmen zu, unser Stoffwechsel wird langsamer, die Entzündungen im Körper nehmen zu, unser Energielevel lässt nach, und wir sind häufiger mit Krankheiten und dem Verlust anderer Menschen konfrontiert und dadurch belastet.
Viele Menschen erfahren in der Phase zwischen 40 und 50 ein Burn-out, weil sie sich weiter an der Leistungsfähigkeit ihrer Jugend orientieren und nicht anerkennen, dass das Älterwerden von uns andere Verhaltensweisen verlangt.
Deswegen ist es unter anderem sinnvoll, eine generelle Unterstützung durch Nahrungsergänzung zu betreiben – sei es präventiv oder um uns wieder besser, fitter und gesünder zu fühlen und unsere Ressourcen wieder aufzufüllen. Dabei ist es individuell unterschiedlich, welche Nahrungsergänzung sinnvoll ist, je nachdem, wie wir uns fühlen, was uns fehlt und wo genau wir Unterstützung brauchen.

Im Zentrum sollte dabei die Gesundheit der einzelnen Zelle stehen, denn unser Körper ist die Summe seiner Zellen. Wenn die Kraftwerke (die Mitochondrien) unserer Zellen gut arbeiten, sind wir energetisch auf einem ausgeglichenen Niveau. Wir schaffen für unseren Körper also die Voraussetzung zur Selbstheilung, indem wir für Ausgeglichenheit und Harmonie auf der zellulären Ebene sorgen.

Wenn wir uns für Nahrungsergänzung entscheiden, sollte das Thema „Bioverfügbarkeit" im Mittelpunkt stehen: Vitamine, Mineralien, Enzyme und Fettsäuren, die der Körper nicht aufnehmen kann, bringen nichts und kosten nur unnötig Geld. Viele grundsätzlich sehr gute und für den Körper wichtige Stoffe kommen überhaupt nur in unseren Zellen an, wenn sie in Kombination mit anderen Stoffen eingenommen werden. Außerdem sollten die einzelnen Bestandteile einer Nahrungsergänzung aus guten und sicheren Quellen kommen: biologisch angebaut, frei von Schadstoffen und möglichst natürlich. Auch der Aggregatzustand der Nahrungsergänzung ist nicht ganz unwichtig: Flüssigkeiten können zum Beispiel vom Körper schneller und besser verwertet werden als Pulver.

Natürlich bleiben wir durch Nahrungsergänzung nicht ewig jung, aber wir können unser allgemeines Wohlbefinden steigern, leistungsfähig bleiben, uns besser konzentrieren, unser Immunsystem stärken und uns auch schneller regenerieren.

Wenn wir die Liste der oben genannten Nahrungsergänzungsmittel „abarbeiten" wollen, müssen wir täglich viele Pillen schlucken und immer ein Arsenal an Kapseln, Pillen und Tinkturen dabeihaben. Weil das für niemanden besonders attraktiv ist, macht es mehr Sinn, sich zunächst die aktuell wichtigsten Punkte herauszupicken, um gezielt an diesen Stellen zu unterstützen.
Oder aber wir nehmen eine Nahrungsergänzung, die die wichtigsten Punkte abdeckt, sodass wir erst einmal entspannt davon ausgehen können, eine gute Grundlage im Alltag zu haben. Sollten dann besondere Umstände nach gezieltem Support verlangen, können wir immer noch mit einzelnen Wirkstoffen nachhelfen. Eventuell ist es auch sinnvoll, über ein Blutbild die aktuelle persönliche Lage zu klären und dann entsprechend zu handeln.
Um weiterhin fit und gesund älter zu werden, können Nahrungsergänzungsmittel ein wichtiger Baustein sein, den wir ganz einfach aktivieren können: ohne großen Aufwand und eventuell mit einem großen Nutzen!

Einige der Sorgen und Nöte beim Älterwerden und dazu die gängigen Gegenspieler zum Einnehmen:

Falten: *Hyaluron & L-Carnosin*

Arthrose: *Silicea (Kieselsäure)*

Schlechtere Gedächtnisleistung: *Omega-3-Fettsäuren*

Osteoporose: *Calcium, Vitamin D, Vitamin K, Magnesium*

Schlaflosigkeit: *Ginseng oder Ashwagandha*

Hormonhaushalt (Östrogen): *Sojaprodukte*

Migräne, Müdigkeit, Stimmungstiefs, innere Unruhe: *B-Vitamine*

Schwächeres Immunsystem, Mikroentzündungen im Körper, Krebs: *Antioxidantien, Vitamine, Zink*

DIE EINZIG RICHTIGE ERNÄHRUNGSWEISE

Die einzig richtige Ernährungsweise gibt es nicht. Aber eines ist wohl schon klar geworden: Alles, was industriell stark verarbeitet ist, braucht unser Körper nicht. Dazu gehören auch Zucker und Alkohol. Am besten einigen wir uns auf ein paar einfache Regeln, eine Art Merkliste, die wir auf alle Ernährungskonzepte weitgehend anwenden können und die schon einen großen Unterschied machen:

WAS:
viel frisches Gemüse, Obst, Vollkornprodukte, kalt gepresste Öle, Nüsse, viel Wasser bzw. Kräutertees.

WAS NICHT:
Zucker, Alkohol, weißes Mehl, Fleisch (und falls doch, dann nur wenig).

WIE OFT und WANN:
zwei- bis dreimal täglich, mit möglichst wenig Zwischenmahlzeiten; die letzte Mahlzeit des Tages früh (vor 20.00 Uhr) und leicht.

WIE:
langsam essen, gut kauen; aufhören, wenn der Hunger gestillt ist.

WARUM:
um lange gesund zu bleiben oder wieder gesund zu werden und fit zu sein.

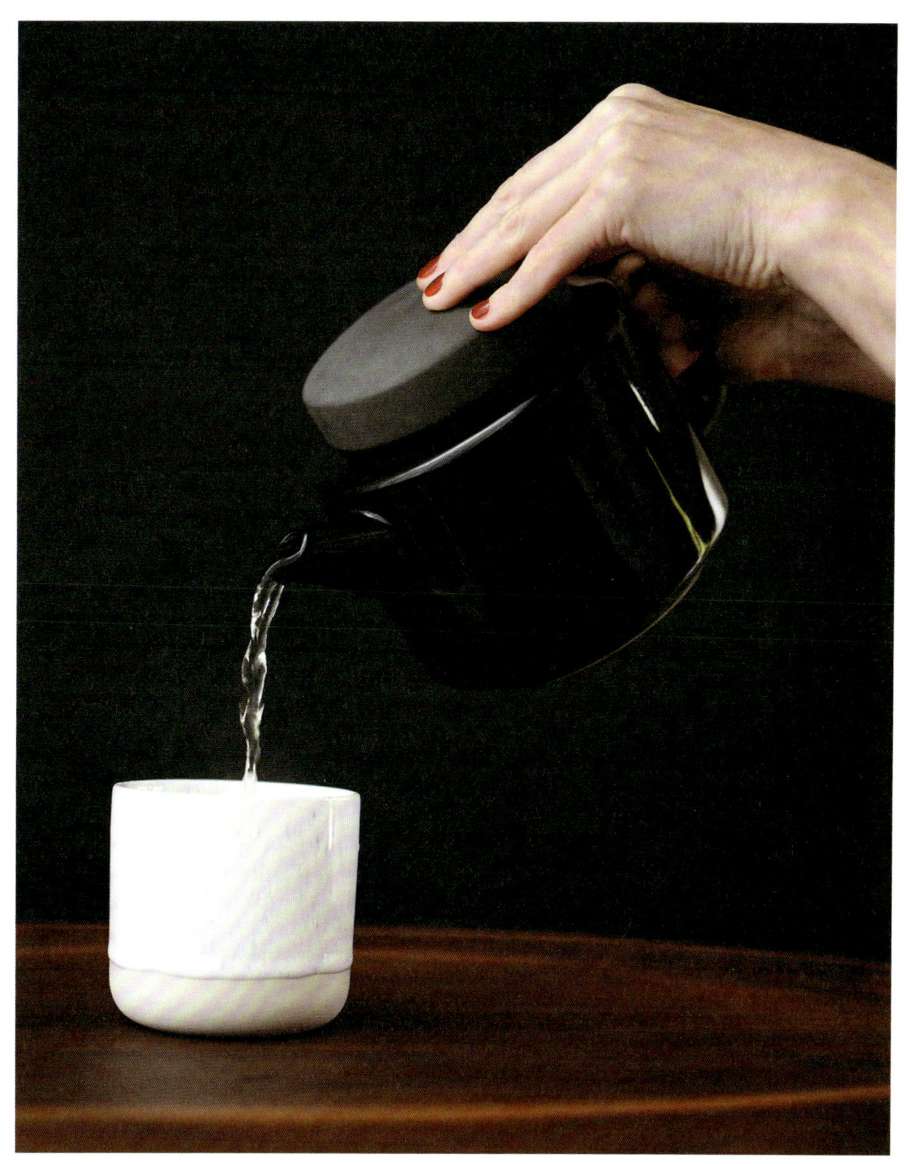

ALTERSGERECHTE LEBENSWEISE

Spätestens mit 50 sollten wir unsere eigenen Gesundheitsexperten werden!
Denn die Krankheiten und Probleme, die beim Älterwerden zunehmen, hängen tatsächlich mit unserer Lebensweise zusammen. Dabei ist es wichtig, uns mit dem Thema Gesundheit zu beschäftigen und wie wir sie optimal erhalten können, und nicht den Fokus auf die Krankheiten und Probleme zu legen.

Wer meint, die moderne Medizin hält alles bereit, was wir zu unserer eigenen Rettung brauchen, ist wahrscheinlich irgendwann eine wandelnde Apotheke. Natürlich gibt es gegen alle möglichen Probleme auch die entsprechenden Medikamente. Aber jede Wirkung hat auch Nebenwirkungen, und auch dagegen kann man dann wieder Medikamente einnehmen.

Ziel unseres eigenen Expertentums sollte es sein, den Krankheiten und Herausforderungen des Älterwerdens so wenig Angriffsflächen wie möglich zu geben.
Natürlich können wir für die Errungenschaften der modernen Medizin dankbar sein und sollten diese auch nutzen, falls wir wirklich einmal schwer erkranken.
Aber unsere Ärzte sind bestenfalls dazu ausgebildet, Erkrankungen zu heilen, oft können sie aber nur Symptome lindern. Was die Ursachen einer Erkrankung sind, wird in der modernen Medizin oft nur unzureichend betrachtet, erforscht und leider auch gelehrt. Der Fokus in der Medizinausbildung setzt meist erst an dem Zeitpunkt an, an dem das Kind sozusagen schon in den Brunnen gefallen ist. Ab dann sind wir Patienten, werden behandelt und folgen einer Agenda, die uns von Experten angeraten wird.
Ich denke manchmal, dass viele Ärzte eher Krankheits- als Gesundheitsexperten sind.

Deswegen sollten wir selbst versuchen, so viel wie möglich über die Zusammenhänge von unserer Lebensweise und unserer Gesundheit zu recherchieren, um aktiv an unserem gesunden Älterwerden mitzuwirken.
Zum Beispiel gibt es in der Natur so viele heilsame Wirkstoffe, die wir über unsere Nahrung, über die Haut oder als Tinkturen (Tee) aufnehmen können. Sie sind nicht patentierbar und daher kann niemand damit Geld verdienen. Die Pharmaindustrie ist vorwiegend an Wirkstoffen interessiert, die sie monetarisieren kann. Und so findet Naturheilkunde in der modernen Medizin kaum statt. Es sei denn, wir finden Ärzte, die genau diese Lücke schließen – und zum Glück gibt es davon immer mehr!

Der Ansatz in der ayurvedischen Medizin sagt mir deshalb so zu, weil er den gesunden Menschen als den Urzustand und Krankheit als Dysbalance ansieht. Über natürliche „Medikamente“, die sich auch auf die komplette Ernährung ausdehnen, arbeiten der ayurvedische Arzt und der Patient gemeinsam daran, die Balance und damit die Gesundheit wiederherzustellen!

Nur damit hier keine Zweifel aufkommen: Ich lehne die moderne Medizin und ihre Errungenschaften nicht ab. Im Gegenteil: Ich bin komplett durchgeimpft, meine Familie auch, und ich würde nicht zögern, mich mit modernen Medikamenten und Behandlungsmethoden gegen schwere Erkrankungen behandeln zu lassen. Ich möchte an dieser Stelle nur appellieren, dass wir uns durch unsere eigene Recherche und unser Wissen selbst darin ermächtigen können, unsere Gesundheit zu fördern und selbst zu wissen, was für uns gut ist und was nicht!

Auf der Ebene der Naturheilkunde wird unserer Gesundheit, zum Beispiel durch ätherische Öle, Heilkräuter, Beeren, Wurzeln, Nüsse, so viel geboten, dass uns nie wieder langweilig wird, wenn wir erst mal anfangen, uns damit zu beschäftigen! Es sind also nicht nur Obst und Gemüse, die uns gesund erhalten, sondern vieles mehr.

FAZIT:

Wir haben es selbst in der Hand, wie wir älter werden, und wir können unsere Lebensweise zu jedem Zeitpunkt ändern. Es ist nie zu spät, Schädliches wegzulassen und Gutes zuzulassen. Nur der Glaube, die Dinge würden sich von selbst erledigen, bringt uns nicht weiter. Wir müssen die Verantwortung für unser Leben und unsere Gesundheit selbst in die Hand nehmen.

NACHHALTIGER KONSUM VON NAHRUNGSMITTELN

Nachhaltig zu leben bedeutet, dass das, was wir tun, dauerhaft so weitergemacht werden kann, ohne dass wir der Natur und der Umwelt schaden. Oder anders formuliert: Natur und Umwelt können dauerhaft aushalten, dass wir einen Teil ihrer Ressourcen nutzen, sofern wir konsequent auf Nachhaltigkeit achten.

Wenn wir dieses Prinzip auf unsere persönliche Lebensweise anwenden, merken wir schnell, dass wir an unsere Grenzen kommen. Vieles, was wir vielleicht gerne in puncto Nachhaltigkeit ändern würden, ist im Alltag sehr schwer zu vermeiden oder umzusetzen. Zum Beispiel ist Plastik unser ständiger Begleiter. Ohne Plastik ist unsere Welt inzwischen kaum mehr vorstellbar, leider ist aber sowohl die Plastikproduktion als auch die Plastikentsorgung für unsere Umwelt ein gigantisches Problem. Sogar im Bioladen sind viele Lebensmittel in Plastik verpackt. Es kann sehr anstrengend und frustrierend sein, wenn wir versuchen, unser Leben komplett nachhaltig zu gestalten. Aber: Jeder kleine Schritt ist gut und wichtig. Denn die Summe der Ereignisse macht eine Veränderung aus.

Alles, was von weither kommt oder was eingeflogen werden muss, kann nicht wirklich nachhaltig sein. Wenn wir einen Garten haben, können wir uns direkt mit frischem Obst, Gemüse und Kräutern versorgen, und alles, was wir nicht direkt essen, können wir einkochen, trocknen oder anderweitig haltbar machen. Wer keinen Garten hat, kann sich zumindest im Frühjahr, Sommer und Herbst auch aus der Natur bedienen. Brennnesseln sind zum Beispiel ein sehr gesundes Gemüse, das man wie Spinat kochen, in Smoothies mixen oder zu Suppen verarbeiten kann. Auch Giersch (auch Geißfuß genannt), der vielen Gärtnern ein Dorn im Auge ist, ist toll in Smoothies oder als Salat.

Hier ein paar Tipps zu Nachhaltigkeit in Bezug auf Ernährung:

- *Regionale und saisonale Bioprodukte kaufen.*
- *Nur so viel kaufen, wie wir wirklich verbrauchen.*
- *Möglichst mit eigenen Taschen zum Einkaufen gehen.*
- *In der Nähe des eigenen Wohnorts einkaufen.*
- *Möglichst Produkte in Papierverpackungen kaufen oder gleich unverpackt.*
- *Glasdosen oder Wachstücher zum Aufbewahren von Resten benutzen.*
- *Biokiste oder Abo mit aussortiertem Gemüse buchen.*
- *Fleisch, wenn überhaupt, dann aus artgerechter Haltung und regional kaufen.*
- *Fisch am besten aus regionalen Gewässern beziehen.*

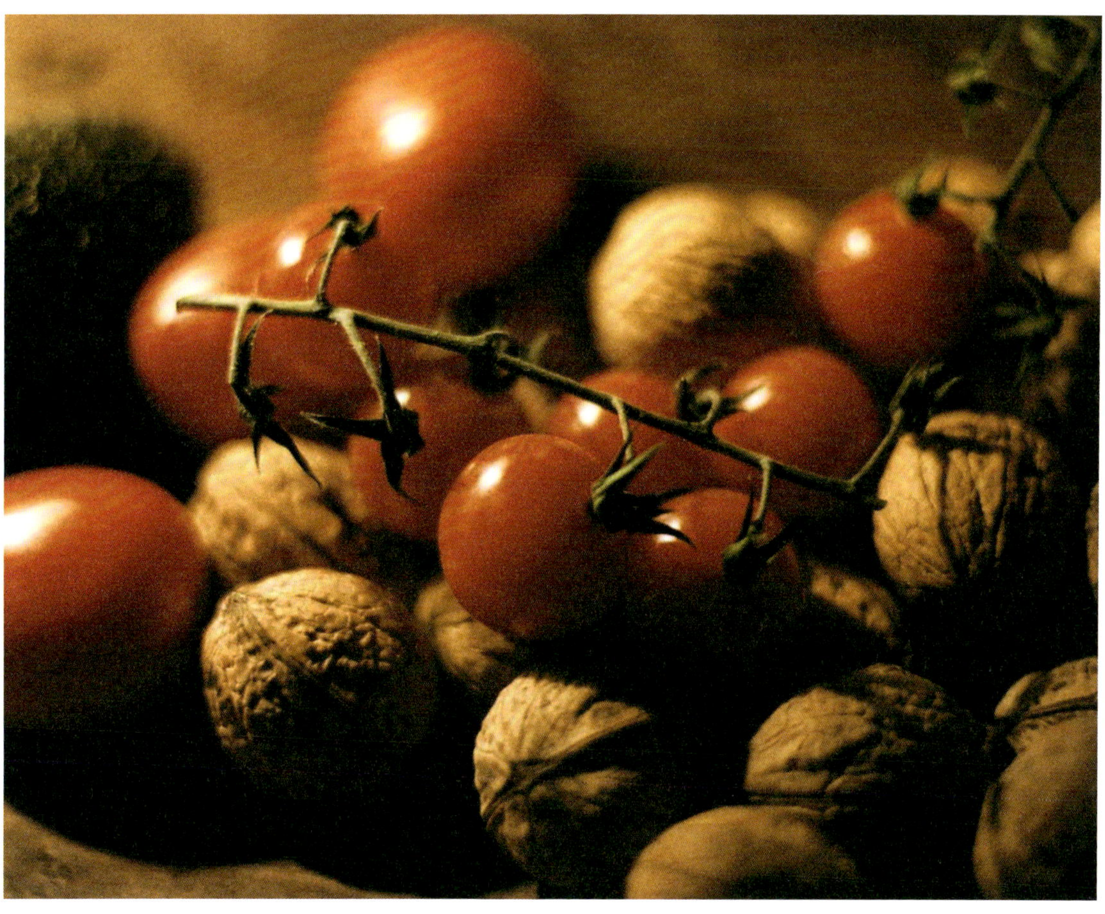

RITUALE IM ALLTAG, DIE DAS ÄLTERWERDEN LEICHTER MACHEN

Unser Jungbrunnen ist der Schlaf: Nachts regenerieren wir uns mental und physisch optimal. Also macht es Sinn, unseren Tagesablauf auf einen erholsamen Schlaf hin abzustimmen. Das Ziel sollte sein, acht Stunden ungestört und möglichst ununterbrochen schlafen zu können. Demensprechend brauchen wir eine Deadline für unseren Tag bzw. Abend. Wer morgens um 6 Uhr aufsteht, sollte also spätestens um 22 Uhr im Bett liegen.

Womit sich unser Tag füllt, liegt nicht immer in unserer Macht. Aber was wir tun können, ist, immer Pausen einzuplanen, damit wir Zeit für uns selbst haben, um zum Beispiel in Ruhe zu essen, Sport zu machen oder zu meditieren. Ich habe zum Beispiel Jahre meines Lebens vor dem Computer gegessen, ohne zwischendurch vor die Tür zu gehen oder wenigstens eine kleine Pause zu machen – was für eine Unart. Wir sollten uns und unserer Nahrung ausreichend Zeit und Präsenz geben, um erstens gesundes Essen zuzubereiten und es zweitens mit der nötigen Achtsamkeit und Aufmerksamkeit zu genießen.

Sollten wir eine stressige Phase im Leben nicht vermeiden können, wäre ein einziger Termin mit uns selbst wirklich wichtig: die Meditation am Morgen.
Wer meint, es nicht zu schaffen, täglich 30 Minuten zu meditieren, der sollte täglich 1 Stunde meditieren!
Darin steckt so viel Wahrheit. Denn wenn wir die Selbstfürsorge hinten anstellen, stehen wir bald selbst hinten, sind ausgebrannt, müde und uninspiriert.

Wir brauchen mindestens einen, besser noch zwei komplett freie Tage in der Woche, an denen wir keine E-Mails checken oder beantworten und auch sonst keine Dinge erledigen, die etwas mit dem Wort „müssen“ zu tun haben.

Es lohnt sich, im Frühjahr eine Fastenzeit einzuplanen: entweder eine Fastenkur nach Buchinger, bei der wir mindestens fünf Tage lang – nach einer gründlichen Darmreinigung – nur Wasser und salzfreie Brühe zu uns nehmen. So geschehen im Körper wichtige Reinigungsprozesse, und wir gehen mit frischer Energie ins weitere Jahr.

Oder wir machen eine Basen- oder Saftkur, die unser System entlastet, unserer Verdauung guttut und uns hilft, ungute Gewohnheiten zu durchbrechen.
Wir sollten außerdem übers Jahr verteilt unsere Vorsorgetermine planen und diese dann auch wahrnehmen: Zahnreinigung, Krebs- bzw. Brustkrebsvorsorge, Schilddrüsen-Check-up, eventuell eine prophylaktische Darmspiegelung, ab und zu ein Blutbild etc. Und wenn wir merken, dass sich etwas komisch anfühlt, schmerzt, sich verändert: Lieber einmal zu oft zum Arzt gehen als gar nicht. Alles, was im Anfangsstadium behandelt wird, ist leichter in den Griff zu bekommen, als wenn wir warten, bis wir es nicht mehr ignorieren können.

In Kürze bedeutet das also:

1. Für ausreichend Schlaf sorgen.
2. In Ruhe und mit Achtsamkeit essen.
3. Selfcare-Pausen machen.
4. Zwei freie Tage in der Woche einplanen.
5. Einmal im Jahr fasten oder die Ernährung umstellen.
6. Termine zur Vorsorge und für Gesundheits-Check-up wahrnehmen.

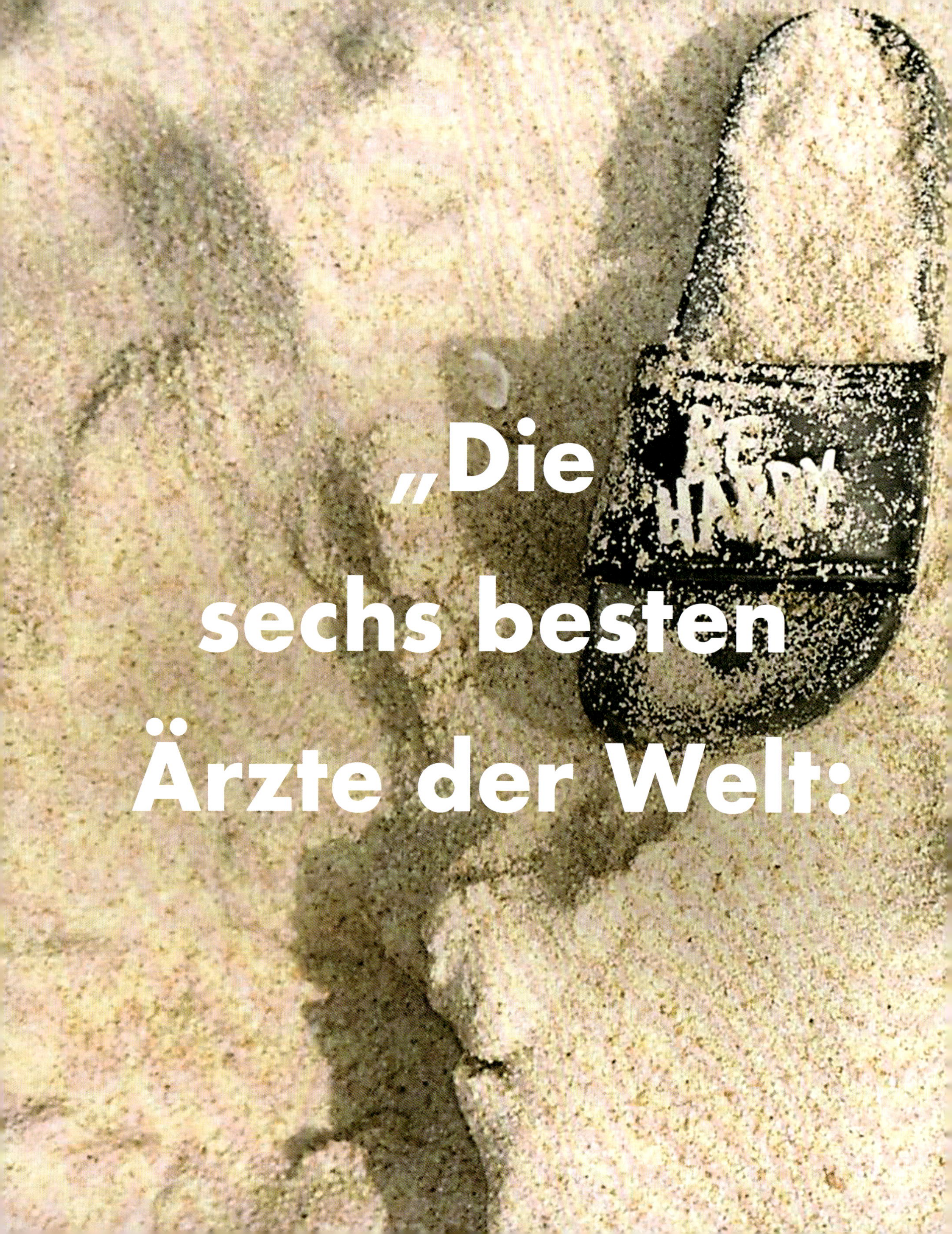
„Die
sechs besten
Ärzte der Welt:

Sonne, Ruhe, Bewegung, gesunde Ernährung, Selbstachtung, Freunde.“

CHARLIE CHAPLIN

KAPITEL 3

MENTALES YOGA
UNSERE INNERE WELT

WAS IST WIRKLICH, UNVERÄN-DERBAR UND DAUERHAFT IN UNS?

WER BIN ICH?

Vom Zeitpunkt unserer Geburt bis zum Moment unseres Todes verändern wir uns kontinuierlich. Wir erleben im Lauf unseres Lebens Gutes und Schlechtes, ziehen daraus Erkenntnisse, versuchen uns zu verbessern, aus den Fehlern der Vergangenheit zu lernen und scheitern damit auch immer wieder. Unsere Persönlichkeit ist wie eine Matrix, durch die wir die Welt sehen. Bestimmte Vorstellungen, die wir haben, werden durch unsere Erfahrungen bestätigt, und oft sorgt unsere innere Einstellung dafür, dass das auch so bleibt. Es ist für uns einfacher, unsere Konzepte bestätigt zu sehen, als sie loszulassen, denn dann wissen wir nicht, womit wir sie ersetzen sollen. Und sie einfach loszulassen erscheint uns oft unmöglich. Die Märchen und Sagen und auch unsere modernen Narrative sind voll von tragischen Helden, die ihrer Agenda folgen und bereit sind, für ihre Ideale zu sterben. Es kommt ihnen gar nicht in den Sinn, ihren Auftrag zu hinterfragen oder zu untersuchen, ob ihre Wahrheit nicht vielleicht die Unwahrheit für andere sein könnte. Gewissheiten geben uns Sicherheit. Aber sie schränken uns auch ein, denn sie nageln uns auf das fest, was wir für wahrhaftig, unveränderbar und dauerhaft halten.

Wenn wir uns aber unsere biologische Struktur anschauen, stellen wir fest, dass wir seit unserer Geburt keine einzige Zelle mehr im Körper haben, die sich nicht erneuert hätte. Zellen teilen sich, sterben ab, teilen sich, sterben ab und fahren damit fort bis zum Tod des gesamten Organismus. Wenn wir also inzwischen mehrfach erneuert worden sind, ist die Frage:
Wer sind wir?

Natürlich können wir sagen: Das ist meine Persönlichkeit, so bin ich. Aber wenn wir bereit sind, unsere Konzepte zu hinterfragen, und wenn wir darüber hinaus noch feststellen, dass wir mit keiner einzigen Zelle mehr die sind, als die wir geboren wurden, entdecken wir ein großes Potenzial an Veränderung in uns – und damit auch die Möglichkeit für Wachstum und Entwicklung. Und zwar in jedem Alter!

Wir dürfen innerlich „umziehen", uns neu erfinden, neu anfangen, neu denken, wenn wir bereit sind, uns auf uns selbst neu einzulassen. Uns die Frage „Wer bin ich?" immer wieder neu zu stellen kann uns sehr viel Freiheit geben und uns helfen, uns je nach Lebensphase neu zu orientieren, neu zu definieren und sogar ganz neu zu erfinden. Vielleicht schaffen wir es so sogar, uns lang gehegte und noch unerfüllte Wünsche zunächst einmal zuzugestehen und sie uns dann auch irgendwann zu erfüllen. Ich bin jedenfalls überhaupt nicht mehr die, die ich mit

20 gewesen bin, oder mit 30 oder mit 40. Und es macht mir große Freude, immer wieder neu auf mich selbst zu schauen.

Mentales Yoga lädt uns dazu ein, uns zu öffnen und uns immer wieder neue Fragen zu stellen, Fragen wie: Was ist wirklich, unveränderbar und dauerhaft in uns?
Die befreiende und gleichzeitig bedrohliche Erkenntnis ist: nichts. Nur unser Geist, unser Bewusstsein, das, was größer ist als unsere irdische Existenz, ist ewig, unbegrenzt und unzerstörbar. Im Buddhismus gehen wir davon aus, dass jeder Mensch die Buddha-Natur bereits hat und erleuchtet ist. Nur durch die Konzepte, in die wir hineinwachsen, und durch die Erfahrungen, die wir im Leben machen, wird dieses Potenzial verschüttet.
Mentales Yoga ist die Einladung dazu, unseren Geist wiederzufinden, ihn freizulegen und unsere innere, erleuchtete Natur zu erkennen!

Sind wir die Summe unserer Teile?

Wo ist das, was wir ICH nennen?

Was bleibt, wenn unser Körper sich auflöst?

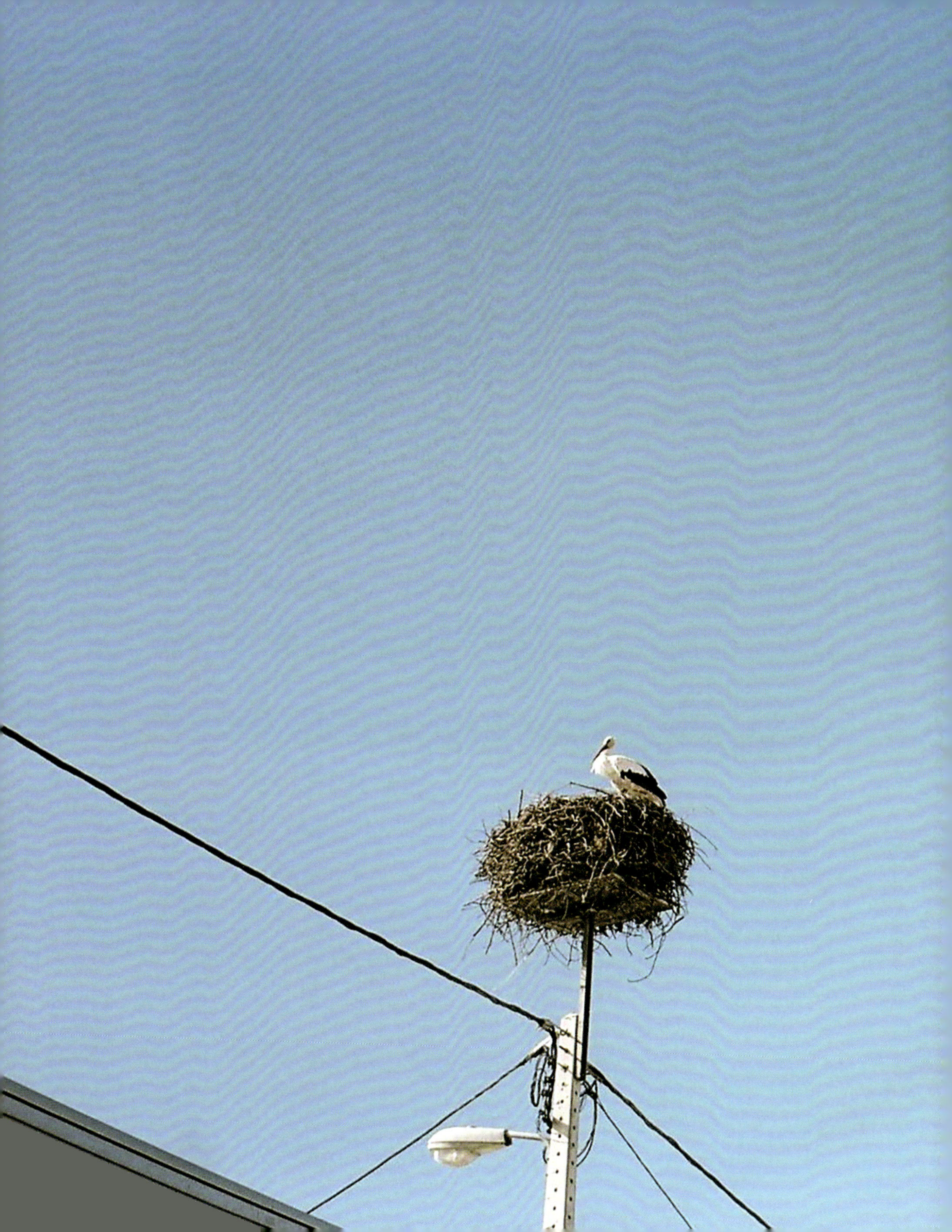

ÄLTERWERDEN IN DER GESELLSCHAFT – MENTORSHIP

Wir sind wichtig und wir werden gebraucht! Keine Gesellschaft der Welt kann ohne das Wissen, die Erfahrung und den tatkräftigen Einsatz der Menschen existieren, die in ihre zweite Lebenshälfte hineinwachsen. Damit sollte eigentlich alles gesagt sein.

Trotzdem denken viele von uns, dass wir weniger schön und weniger wert sind, weil wir nicht mehr jung sind, nicht mehr knackig, nicht mehr fruchtbar und nicht mehr so formbar sind.
Es liegt an uns selbst, welche Aspekte des Älterwerdens wir in den Fokus stellen: die Defizite oder das, was besser wird und was uns in dieser Lebensphase auszeichnet: die Fähigkeit, unsere Erfahrungen, unser Wissen und unsere Weisheit zu teilen und andere, jüngere Menschen davon profitieren zu lassen.
Zum Glück ändert sich auch in der öffentlichen Wahrnehmung und Darstellung gerade einiges zugunsten der Generation 45 plus. Wir sind eine starke und zahlungskräftige Zielgruppe und: Wir werden immer mehr. Die Alterspyramide hat sich inzwischen in Deutschland umgedreht, und es gibt mehr ältere als jüngere Menschen.[19] In der Werbung und vor allem in den sozialen Netzwerken werden immer mehr grauhaarige Frauen jenseits der 50 sichtbar, die ihr Alter stolz vor sich hertragen. Ihr Alter, ihre grauen Haare, ihre Falten und ihr Style sind sozusagen ihr Markenzeichen, und das macht sie in puncto Selbstbewusstsein zu Vorbildern für junge Frauen. Vor allem liegt darin eine Art Selbstermächtigung: Wir machen uns selbst sichtbar, ohne darauf zu warten, dass jemand anderes uns sieht und unseren Beitrag und unsere Teilhabe anerkennt. Das ist der Vorteil der sozialen Medien. Der Nachteil ist, dass auch hier eine Art Norm und ein gewisser Schönheitszwang herrscht: Nur wer beim Älterwerden „gut" aussieht oder bestimmte Werte nach außen darstellt, traut sich, sich zu zeigen. Die problematischen Anteile oder Momente des Älterwerdens werden nicht gezeigt oder formuliert.

Loriot hat einmal gesagt: „Altwerden ist eine Zumutung" – und damit hat er recht. Vieles wird nicht leichter. Aber wollen wir uns wirklich darauf reduzieren?
Wir wollen die Schwierigkeiten nicht schönreden, aber wie der amerikanische Psychologe Milton Erickson sagte: „The energy flows, where the attention goes" – die Energie folgt der Aufmerksamkeit. Das bedeutet in unserem Zusammenhang: Wenn wir den Fokus auf Probleme und Sorgen legen, lässt uns das die Leichtigkeit und Zuversicht missachten – im wahrsten

[19] Siehe dazu den Artikel „So stark altert die deutsche Bevölkerung bis 2060" von Matthias Janson auf https://de.statista.com/infografik/19053/altersaufbau-der-deutschen-bevoelkerung/ (Stand: 23. 09. 2021)

Sinne des Wortes. Und vor allem beweist schon die Tatsache, dass wir mit über 40 schon viel über das Leben gelernt haben und bis heute irgendwie durchgekommen sind, dass wir es „können". Wir sind weiter, klarer, stärker und erfahrener als noch vor 20 Jahren. Wir sollten uns also darauf fokussieren, was alles gut funktioniert hat, womit wir gut gefahren sind und was uns geholfen hat, mit den Herausforderungen klarzukommen.

Aber Vorsicht! Unsere Strategien sind nicht unbedingt allgemeingültig. Wenn wir also unsere Erfahrungen und unser Wissen mit jüngeren Menschen teilen wollen, sollten wir vor allem eins können: gut zuhören, um herauszufinden, welche Art von Unterstützung wirklich gebraucht wird. Es gibt kaum etwas Schlimmeres als ältere Menschen, die ungefragt ihre „Weisheiten" Jüngeren aufdrücken und mit allem recht haben wollen. Mich haben solche „Alten" schon als Kind genervt, weil ich sie als besserwisserisch und altklug empfunden habe. Auch die Haltung, dass früher alles angeblich besser war, ist, wenn man sie mal auf den Prüfstand stellt, meistens komplett falsch. Unser eigener Filter lässt oft nur das übrig, was uns mit unserer Biografie in Einklang sein lässt. Sonst müssten wir vieles infrage stellen, was wir entschieden und erlebt haben.

Wenn ich mich mit jungen Leuten unterhalte, bin ich oft beeindruckt von deren Klugheit, Weltgewandtheit, Bildung, Wissen und klarer (politischer) Haltung!
Und ganz oft denke ich: Wer lernt hier eigentlich von wem? Es geht also nicht darum, das eigene Alter aufzuwerten und die Jugend abzuwerten oder umgekehrt. Wenn wir uns gegenseitig respektieren, kann eine wundervolle Synergie entstehen.

Wer war für uns ein Mentor oder eine Mentorin?

Wir können unserer inneren Weisheit vertrauen – sie war schon immer da.

Älter zu werden heißt, dass unsere Weisheit glaubwürdiger wird.

Werde der Mensch, den du gebraucht hättest, als du jünger warst.

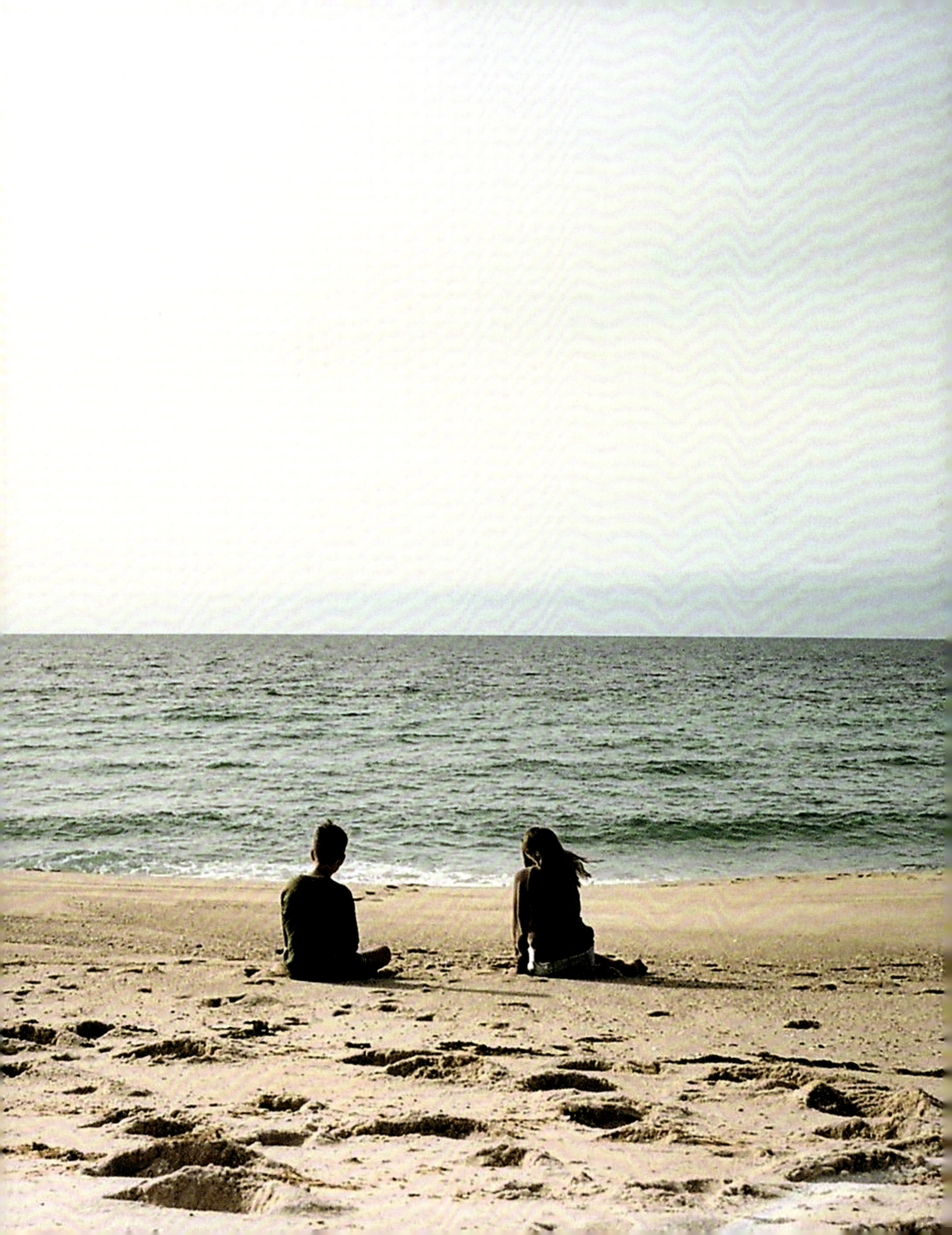

PROBLEMATISCHE THEMEN BEIM ÄLTERWERDEN UND EIN GUTER UMGANG DAMIT

Mentale Probleme

Über die körperlichen Probleme beim Älterwerden haben wir im ersten Teil des Buches schon ausführlich gesprochen. Es ist schwierig, eine klare Trennung von Körper und Geist zu finden, weil wir über den Körper den Geist beeinflussen und umgekehrt. Wenn es uns körperlich gut geht, sind wir oft auch mental gut drauf. Wenn wir aber unter den zunehmenden Problemen des Älterwerdens leiden, spielt das nach einer Weile auch körperlich eine Rolle.

Deswegen ist es wichtig, beide Ebenen gesondert zu betrachten und sich sowohl körperlich als auch mental um sich selbst zu kümmern.

Einige große problematische Themen des Älterwerdens sind:
Stress, Einsamkeit, Trennung, Verlust von Angehörigen und Freunden, Trauer, Ängste, Depressionen, Probleme mit dem Älterwerden selbst, Vergänglichkeit, Renteneintritt, Übergangssituationen allgemein, Arbeitslosigkeit, Traumata, Leistungsdruck, Altersarmut und natürlich auch körperliche Probleme und Krankheiten.

Die Selbstdefinition von „Ich bin nicht mehr jung“ macht uns Probleme. Dass wir dem Tod näher sind als der Geburt, ist eine Erkenntnis, die erst einmal verdaut werden muss. Dazu kommt, dass wir zunehmend mit Verlusten konfrontiert sind. Eventuell haben wir schon einen oder sogar beide Elternteile verloren und stehen somit selbst in der ersten Reihe. Oder wir mussten den Verlust anderer geliebter Menschen verarbeiten – schlimmstenfalls den Verlust eines Kindes. Das Leid, das wir selbst erfahren haben, kann helfen, Mitgefühl mit den Menschen zu haben, die das Gleiche erleben. Die Frage „Warum passiert das mir?“ können wir uns – so hart das klingt – sparen: Schlimme und traurige Dinge passieren allen Menschen, und wir alle fühlen Angst, Verlust, Trauer und Sehnsucht nach denen, die gegangen sind. Das verbindet uns, und das Bewusstsein für diese Verbindung hilft uns, nicht zu verbittern.

Auch das Thema Übergangssituationen kann sehr herausfordernd sein, denn wir verlassen vertrautes Terrain und betreten Neuland (was eigentlich unser gesamtes Leben lang passiert).

Die Einschnitte werden aber gravierender mit zunehmendem Alter. Frauen über 50, die eventuell beruflich zurückgesteckt haben, weil sie sich um ihre Kinder gekümmert haben, fällt es oft schwer, einen gut bezahlen Job zu finden, wenn die Kinder aus dem Haus sind. Das „berufliche" Selbstbewusstsein muss erst neu aufgebaut werden, und die Fähigkeiten, die als Mutter wertvoll waren, scheinen in der Arbeitswelt nicht zu zählen.
Selbst wenn es keine Kinderpause gab und wir durchgehend berufstätig waren – was für die meisten Männer gilt –, bewegen wir uns langsam auf das Ende unserer beruflichen Tätigkeit zu. Das Gefühl, nicht mehr gebraucht zu werden – sowohl von den Kindern als auch vom Arbeitgeber –, stellt uns wieder vor eine der vielen Herausforderungen.

Letztendlich geht es darum, mit unseren Ängsten, Sorgen und Nöten so umzugehen, dass sie uns nicht lähmen, sondern uns dabei helfen, offenzubleiben, neugierig und mitfühlend. Es ist eine Illusion zu glauben, dass wir Leid vermeiden können. Es gibt kein Leben ohne Leid. Das anzuerkennen ist der erste Schritt. Und wenn für uns das Älterwerden selbst Leid bedeutet, dann helfen wir uns am besten damit, auch das anzuerkennen. Selbstmitgefühl ist ein weiterer Schritt zu mehr Offenheit. Gefühle sind nicht richtig oder falsch – sie sind einfach da. Zu lernen, sie nicht für unumstößlich zu halten, ist der Schlüssel zu Veränderung. Was wir denken und fühlen, entsteht in unserem Kopf und unserem Herzen, und wir können lernen, damit zu arbeiten, um unsere Wahrnehmung zu verändern und zu erneuern.

Die buddhistische Nonne Pema Chödron hat zu diesen Themen zwei Bücher geschrieben, die in meinem Leben eine große Rolle gespielt haben: „Wenn alles zusammenbricht" und „Geh an die Orte, die du fürchtest". Sie beschreibt darin ganz pragmatisch, wie wir uns den großen und kleinen Problemen unseres Alltags mit Gelassenheit stellen können, und für mich sind es echte Juwelen der Weisheit und des Mitgefühls für uns selbst und für andere.

Träume aufgeben – zurückblicken

Vor Kurzem habe ich zum ersten Mal in meinem Leben „bereut“, mein Jurastudium abgebrochen zu haben. Ja, klar, alles wäre dann anders gekommen, und ich hätte meinen wunderbaren Mann nie getroffen und meinen geliebten Sohn nicht bekommen – ich hätte keine tollen Filme gemacht und wäre vermutlich auch nicht Yogalehrerin geworden usw. Aber irgendwie wurmte es mich plötzlich. Also habe ich mal ganz ernsthaft darüber nachgedacht, ob ich das jetzt noch nachholen kann. Das Ergebnis: Ich wäre mit dem zweiten Staatsexamen kurz vor Renteneintritt fertig ...

Also: Es ist definitiv für mich zu spät, um Volljuristin zu werden. Was mir aber wirklich geholfen hat, ist, mich wieder mit den Gründen zu verbinden, die mich damals dazu gebracht haben, diese Entscheidung zu treffen. Natürlich bin ich heute klüger und weiß, dass ein Abschluss – fast egal welcher – eine wichtige Voraussetzung im beruflichen Leben ist.
Aber: Zum Zeitpunkt unserer Entscheidungen sind wir da, wo wir sind.
Zum Beispiel kann eine Entscheidung für eine Abtreibung in jungen Jahren dann richtig schmerzhaft werden, wenn es später nicht mehr klappt, schwanger zu werden.

Denn leider – oder zum Glück – ist unser Leben immer eine Verkettung von Entscheidungen, die wir treffen bzw. bereits getroffen haben und aus denen sich unser Lebensweg zusammensetzt. Im Yoga und im Buddhismus wird das KARMA genannt: das Prinzip von Ursache und Wirkung oder die Interdependenz (gegenseitige Abhängigkeit) der Dinge. Alles, was wir tun, zieht Konsequenzen nach sich. Auch das, was wir nicht tun, hat Konsequenzen. Und es ist schon großes Leid daraus entstanden, dass Menschen sich entschlossen haben, nicht zu handeln.
Wichtig ist, dass wir lernen, mit dem zu leben, wofür wir uns selbst entschieden haben. Dazu gehört auch, dass wir uns über verpasste Gelegenheiten ärgern, vielleicht sogar wütend sind auf uns selbst. Auch Trauer über das, was unwiederbringlich verloren ist, ist richtig und wichtig, um damit abschließen zu können. Wir haben Fehler gemacht. Aber wir haben auch vieles richtiggemacht, und oft können wir erst im Rückblick erkennen, was „falsch“ und was „richtig“ war, wenn wir überhaupt in diesen Kategorien denken wollen. Die Summe unserer Entscheidungen – ob richtig oder falsch – hat unser heutiges Leben gestaltet. Wenn wir den Fokus auf das legen, was wir an unserem Leben heute lieben und vor allem wofür wir dankbar sind, lässt uns das Frieden schließen.

Und um diese Erkenntnis auf unsere Zukunft auszuweiten: Jede Entscheidung, die wir heute treffen oder nicht treffen, gestaltet unsere Morgen! Egal, wie alt wir sind.

Für manches ist es also tatsächlich zu spät. Loslassen zu müssen ist schwer. Dennoch ist das immer eine gute Übung – vor allem im Hinblick darauf, dass wir am Ende unseres Lebens noch viel mehr loslassen müssen. Die Trauer, den Schmerz und die Wut aus unserer Vergangenheit loszulassen und mit Leichtigkeit neue Wege einzuschlagen ist das, was uns bleibt, um unser Älterwerden selbstbestimmt und positiv zu gestalten.

Und außerdem: Für vieles ist es auch überhaupt noch nicht zu spät, und wir können jederzeit einen neuen Weg einschlagen – selbst wenn es ein Jurastudium sein sollte. Denn es geht ja nicht immer unbedingt um das Ziel, sondern um den Weg selbst! Wenn also ungelebte Träume auf ihre Verwirklichung warten: Los geht's! Wir haben keine Zeit zu verlieren.

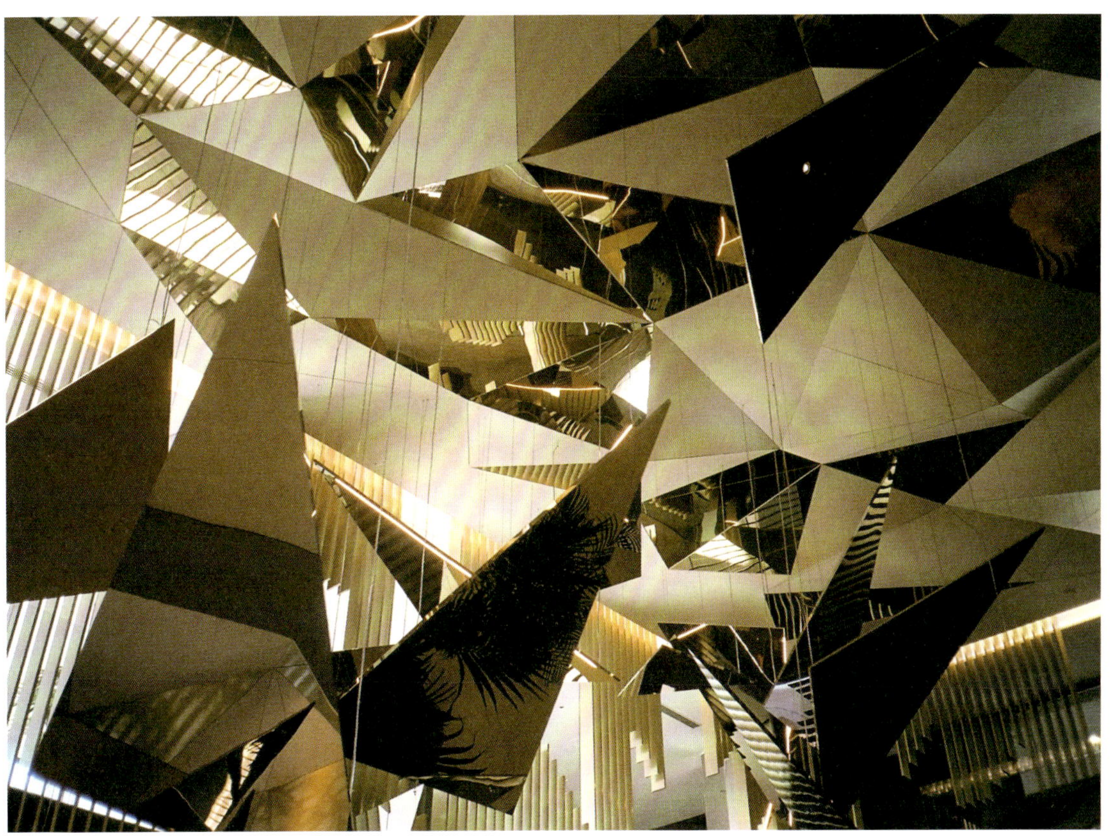

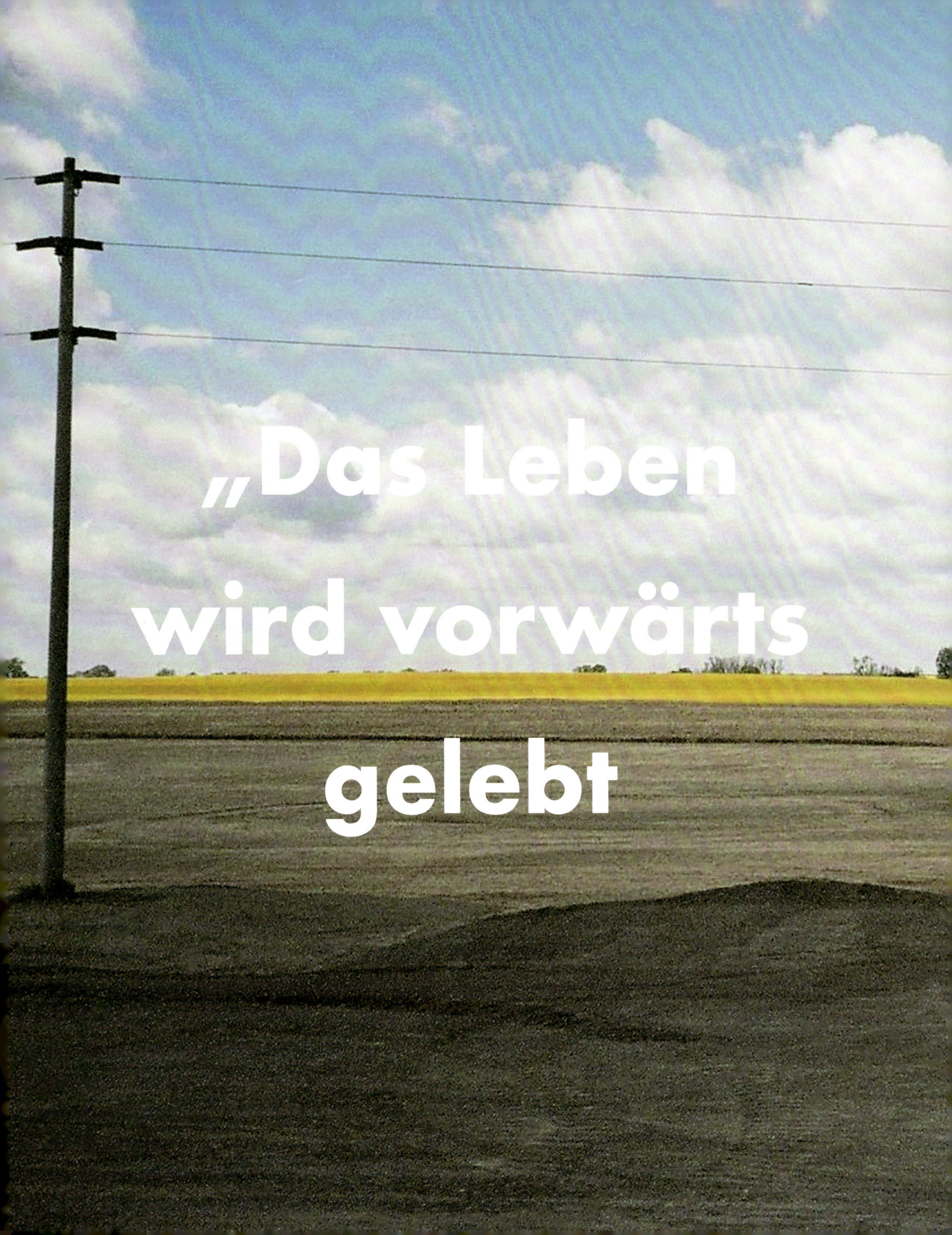
„Das Leben
wird vorwärts
gelebt

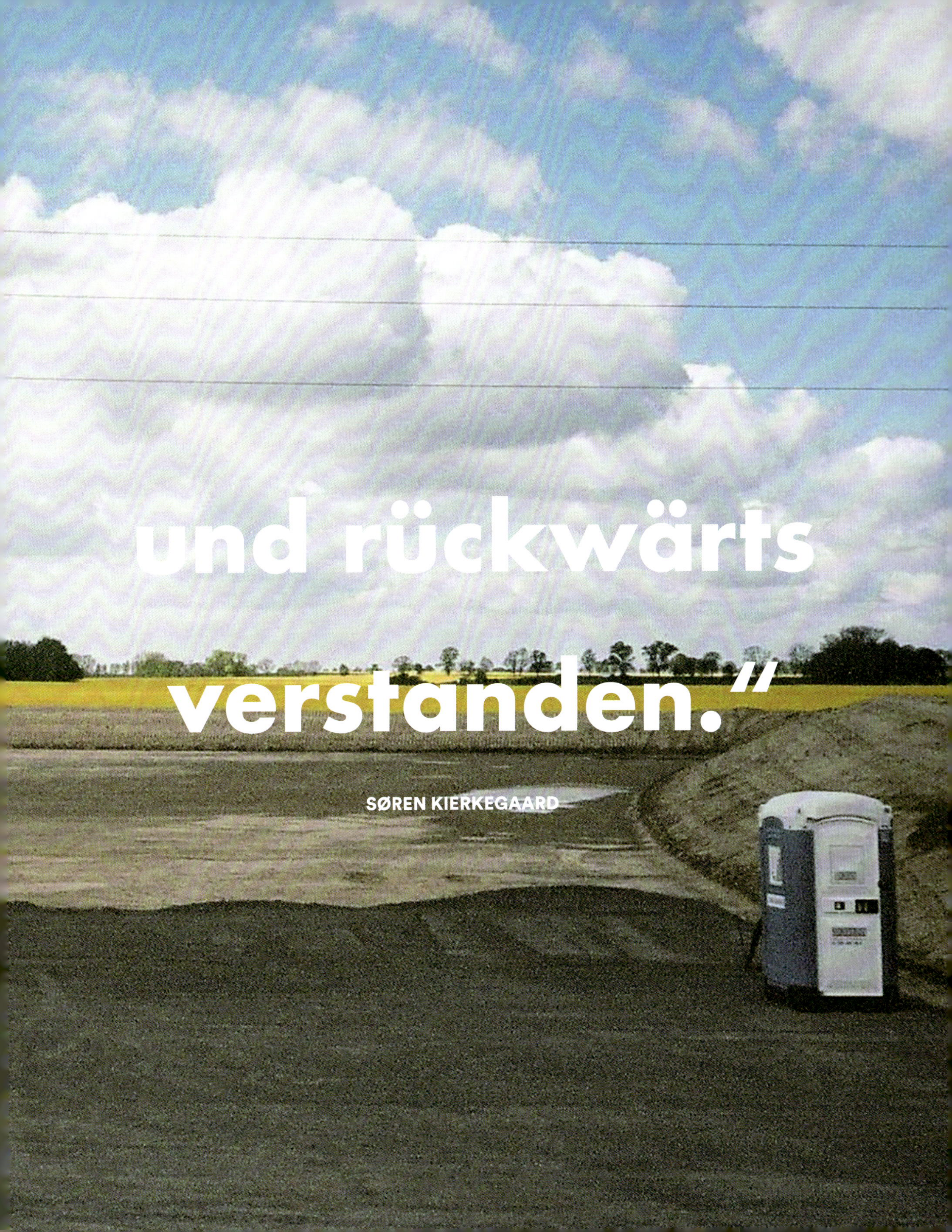
und rückwärts
verstanden.“
SØREN KIERKEGAARD

Was tun, wenn es körperlich bergab geht?

Manche Menschen gehen an einem Tag noch joggen und am nächsten Morgen liegen sie tot im Bett. Hört man immer wieder. Ihnen blieb eine Zeit des langsamen körperlichen Verfalls erspart. Sie sind sozusagen mitten im Leben gestorben.
Andere gehen einen langen Leidensweg, sind über viele Jahre nicht gesund oder sogar schwer krank und fragen sich, ob es jemals wieder bergauf geht. Denn viele körperliche Probleme, die sich mit dem Älterwerden einstellen, sind hartnäckig und schwer wieder loszuwerden. Wir alle spüren unseren körperlichen „Verfall" mehr oder weniger deutlich, oft in Wellen oder Phasen – denn auch wenn wir nicht erkranken, bauen wir körperlich irgendwann ab. Und uns ist allen klar, dass unser Leben irgendwann zu Ende gehen wird. So oder so. Diese körperlichen Themen anzunehmen ist schwer, aber oft bleibt uns nichts anderes übrig. Unser Geist muss da aber nicht mitziehen. Mental können wir frisch und jung bleiben – was zugegebenermaßen eine Herausforderung ist, vor allem wenn es uns körperlich schlecht geht. Ich kenne Menschen, die sehr alt und sehr bitter sind. Und ich kenne Menschen, die sehr alt und sehr neugierig, frisch und interessiert sind. Mein inzwischen fast 94-jähriger Patenonkel ist immer auf dem neusten Stand, was politische Themen angeht. Er macht zwar keine Sonnengrüße, aber er surft im Netz, schickt Textnachrichten und fragt immer interessiert nach, wie es den Menschen in seinem Leben geht. Er ist für mich ein großes Vorbild dafür, wie man, auch ohne eine spirituelle Praxis zu haben, immer noch frisch im Geist und offen für das Leben bleiben kann.

Was wir unbedingt gelernt haben sollten, ist, Dinge anzunehmen, wie sie sind. In gewissen Situationen hilft es nicht (mehr), sich aufzulehnen und zu kämpfen. Wenn wir alles tun, um im Prozess des Älterwerdens gut drauf zu sein, kommt vermutlich trotzdem irgendwann der Punkt, an dem unser Körper uns im Stich lässt. Wir haben dann immer noch die Möglichkeit, mit unserem Geist zu arbeiten und unserem Körper dafür zu danken, dass er uns unser ganzes Leben lang gedient hat. Meditationen sind ein sehr gutes Mittel, um angesichts der eigenen Vergänglichkeit nicht in Trauer, Mutlosigkeit, Resignation oder Depression zu verfallen. Yoga im Körper und im Geist zu üben ist also nur eine von vielen Möglichkeiten, lange jung und fit zu bleiben. Es ist allerdings eine sehr zuverlässige.

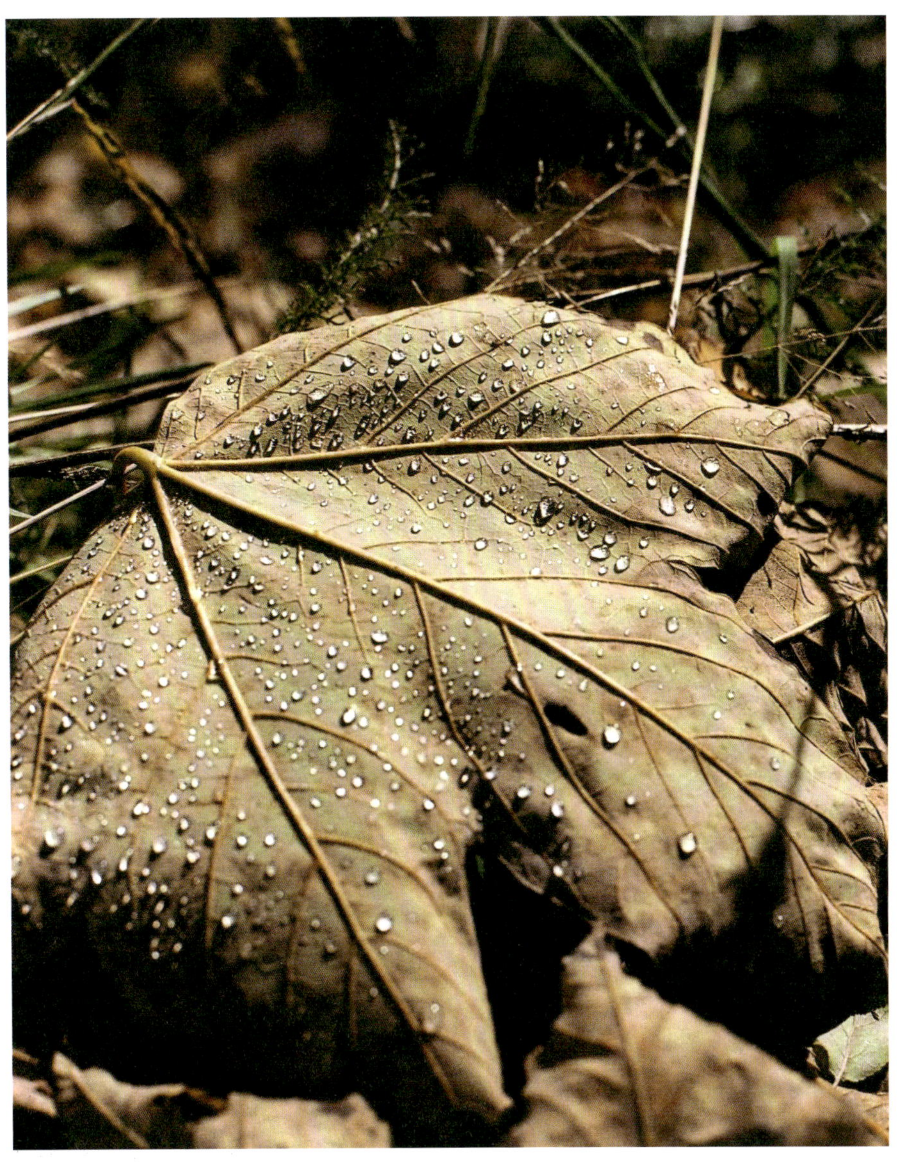

Wie mit Krankheit bei anderen oder mit Verlust umgehen?

Weil unser Immunsystem anfälliger wird, unsere Zellteilung sich verlangsamt und wir auf allen Ebenen altern, können sich irgendwann die ersten chronischen Krankheiten in unser Leben einschleichen, oder in das Leben der Menschen, die uns nahestehen. Wer kennt das nicht: Wir sitzen mit älteren Menschen zusammen und die Gespräche drehen sich darum, wer gerade welche gesundheitlichen Probleme hat und was man dagegen unternimmt. Natürlich werden wir durch altersbedingte Krankheiten stark eingeschränkt und unsere Gelassenheit wird auf die Probe gestellt. Aber auch hier gilt: Wenn wir unseren Problemen zu viel Raum geben, machen wir sie zum dominierenden Thema unseres Alltags und unseres Lebens. Dabei geht es natürlich nicht darum, so zu tun, als wäre nichts. Krankheiten sind etwas Ernstes und müssen ernst genommen werden. Aber wir brauchen positive Energie, um ihnen zu begegnen und um Heilung, Besserung oder zumindest Erleichterung zu finden. Wenn wir uns also selbst in der Situation befinden, krank zu sein, hilft es sehr, sich gezielt um positive Einflüsse zu kümmern. So können wir aufladen, entspannen und uns zumindest etwas besser fühlen. Wenn unsere Freunde oder Familienmitglieder erkranken, können wir selbst versuchen, die Quelle von Inspiration und Erleichterung zu sein. Aufmerksam zuzuhören ist eine super Maßnahme, aber irgendwann sollte das Thema weg von der Krankheit führen. Welche Ablenkungen auch immer möglich sind – wir sollten kreativ werden und mit ganz viel Liebe und Mitgefühl dafür sorgen, dass kranke Menschen, die uns wichtig sind, mit unserer Hilfe auftanken dürfen!

Leider enden, gerade im Alter, viele Krankheiten mit dem Tod. Wenn das bei einem Menschen, dem wir nahestehen, abzusehen ist, dann sollten wir versuchen, diesen Prozess bewusst zu begleiten und so viel positive Energie, wie wir irgendwie aufbringen können, mit auf den Weg zu geben. Für diejenigen, die gehen müssen, ist es schwer loszulassen. Wenn wir sie zusätzlich festhalten, wird es noch schwerer. Zu sterben ist nicht leicht. Genauso schwer ist es, jemanden bewusst gehen zu lassen. Mir hilft in solchen Situationen immer die Frage: Wie würde ich selbst gerne begleitet werden?

Irgendwann kommt das erste Mal: Der erste geliebte Mensch stirbt. Wenn die „richtige“ Reihenfolge eingehalten wird, sind es eventuell die eigenen Großeltern oder Eltern, eventuell Tanten oder Onkel oder aber gute Freunde. Dass Kinder vor ihren Eltern sterben, ist eine sehr schwere und kaum auszuhaltende Situation. Aber auch das passiert leider. Ob der Tod unerwartet kommt oder sich angekündigt hat: Der Verlust ist in beiden Fällen schmerzlich.

Und es gibt kein Mittel gegen Trauer, außer die Zeit. Ich höre oft, dass trauernden Menschen von außen auferlegt wird, dass die Trauerphase doch jetzt bitte langsam mal vorbei sein soll. Jeder trauert anders, und jede Trauer braucht ihre Zeit. Ich weine nach 15 Jahren manchmal immer noch um meine Mutter.

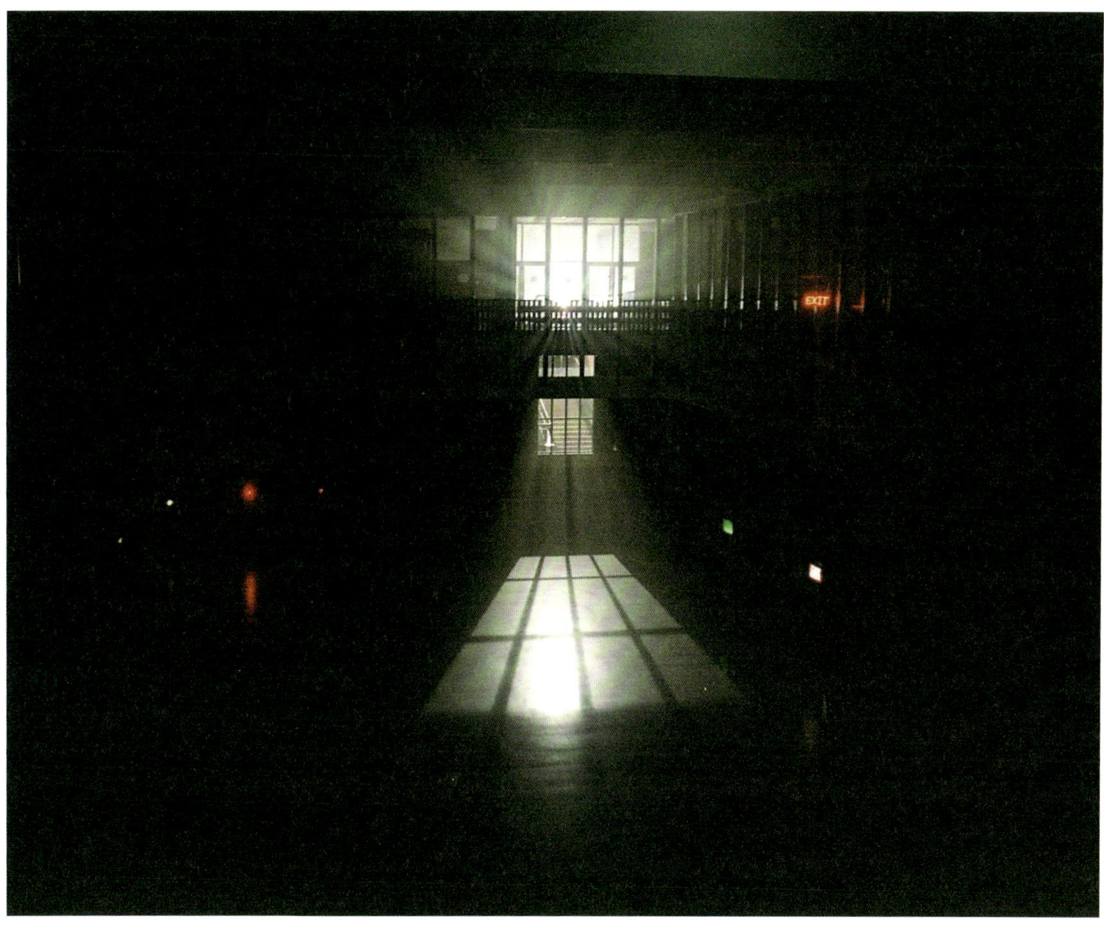

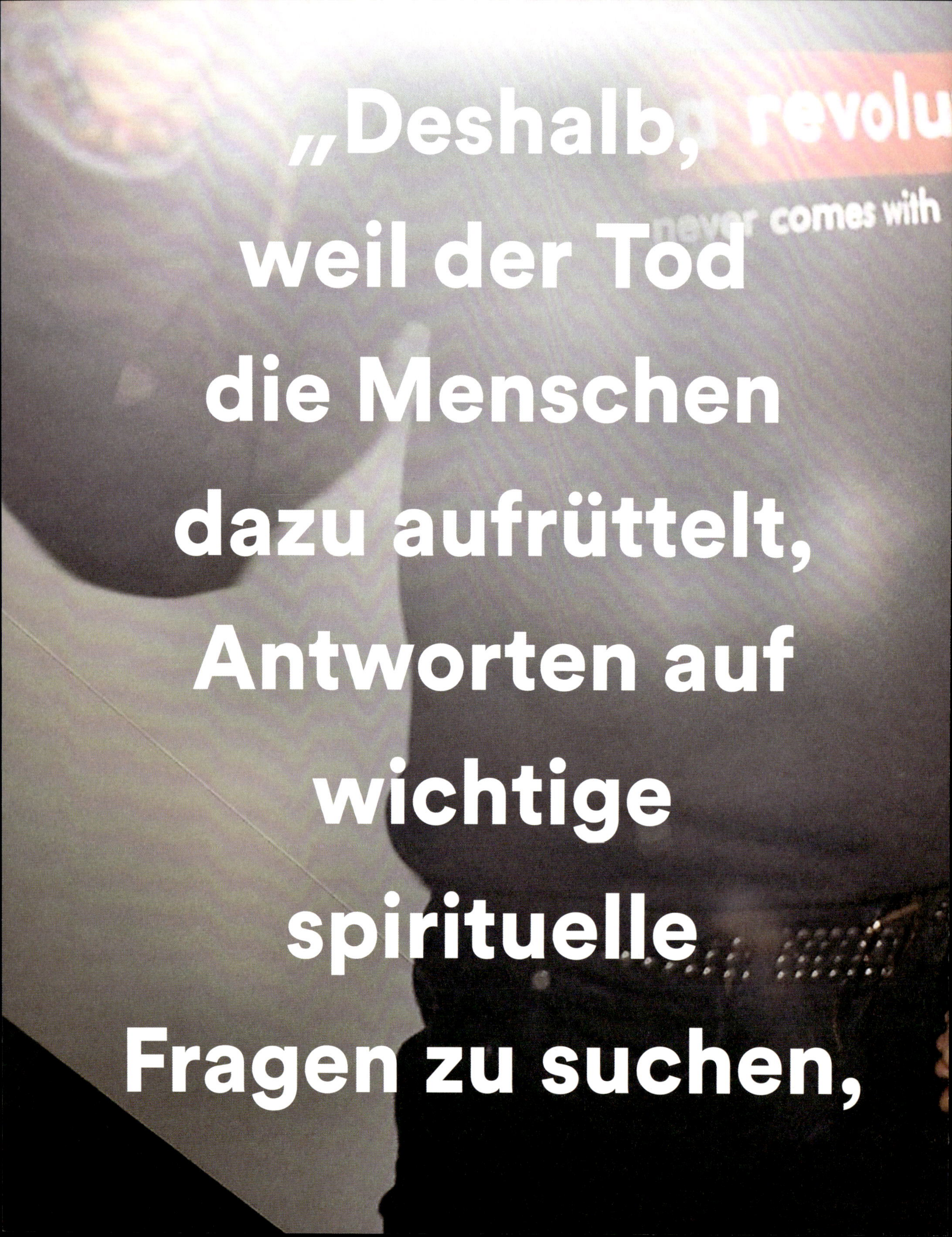

„Deshalb, weil der Tod die Menschen dazu aufrüttelt, Antworten auf wichtige spirituelle Fragen zu suchen, wird er eher zum größten Diener der Menschheit als zu ihrem am meisten gefürchteten Feind."

BHAGAVADGITA, VERS 7.29

Wie mit der Tatsache umgehen, dass die eigene Zeit abläuft?

Dem eigenen Tod entgegenzugehen bedeutet, mutig zu sein. Ich frage mich manchmal, wie ich mich fühlen werde, wenn ich (hoffentlich) mindestens 80 geworden bin und weiß, dass die Wahrscheinlichkeit, bald zu sterben, jetzt sehr viel größer ist als vor 10 oder 20 Jahren. Was ist dann noch wichtig? Was brauche ich dann noch? Und was kann weg? Dabei geht es nicht nur um Dinge, sondern auch um Kontakte, um Themen, um Probleme.

Unseren Nachkommen und Erben ist sehr geholfen, wenn wir unsere Dinge in Ordnung bringen, ausmisten, Papiere sortieren und vielleicht sogar bestimmen, wie wir beerdigt werden wollen. Wenn möglich, sollten wir dafür auch schon etwas Geld zurücklegen, denn Beerdigungen sind teuer.
Aber auch die nicht-materiellen Dinge brauchen Aufmerksamkeit. Wem schenke ich meine Zeit, die immer kostbarer wird, je weniger ich davon habe? Welche Menschen entlasse ich aus meinem Leben? Mit welchen Themen möchte ich mich noch beschäftigen? Mein Gefühl ist, dass NEIN zu sagen immer wichtiger wird mit fortschreitendem Alter. Denn ein Nein zu den Themen, Menschen oder Dingen, die uns belasten, ist immer auch ein Ja zu dem, was uns guttut, uns bereichert und inspiriert – und das bis zum Ende!

Natürlich können wir auch einfach den Kopf in den Sand stecken und so tun, als ginge uns das Ganze nichts an. Dann leben wir einfach so wie immer, und irgendwann steigen wir aus. Auch das ist eine Option. Die Frage ist nur: Was bereuen wir dann eventuell, weil wir es nicht gelebt oder gemacht haben? Deswegen ist mein Vorschlag, möglichst früh damit zu beginnen, sich auf das eigene Ende vorzubereiten. Denn so können wir lernen, Wichtiges von Unwichtigem zu unterscheiden – auf allen Ebenen.

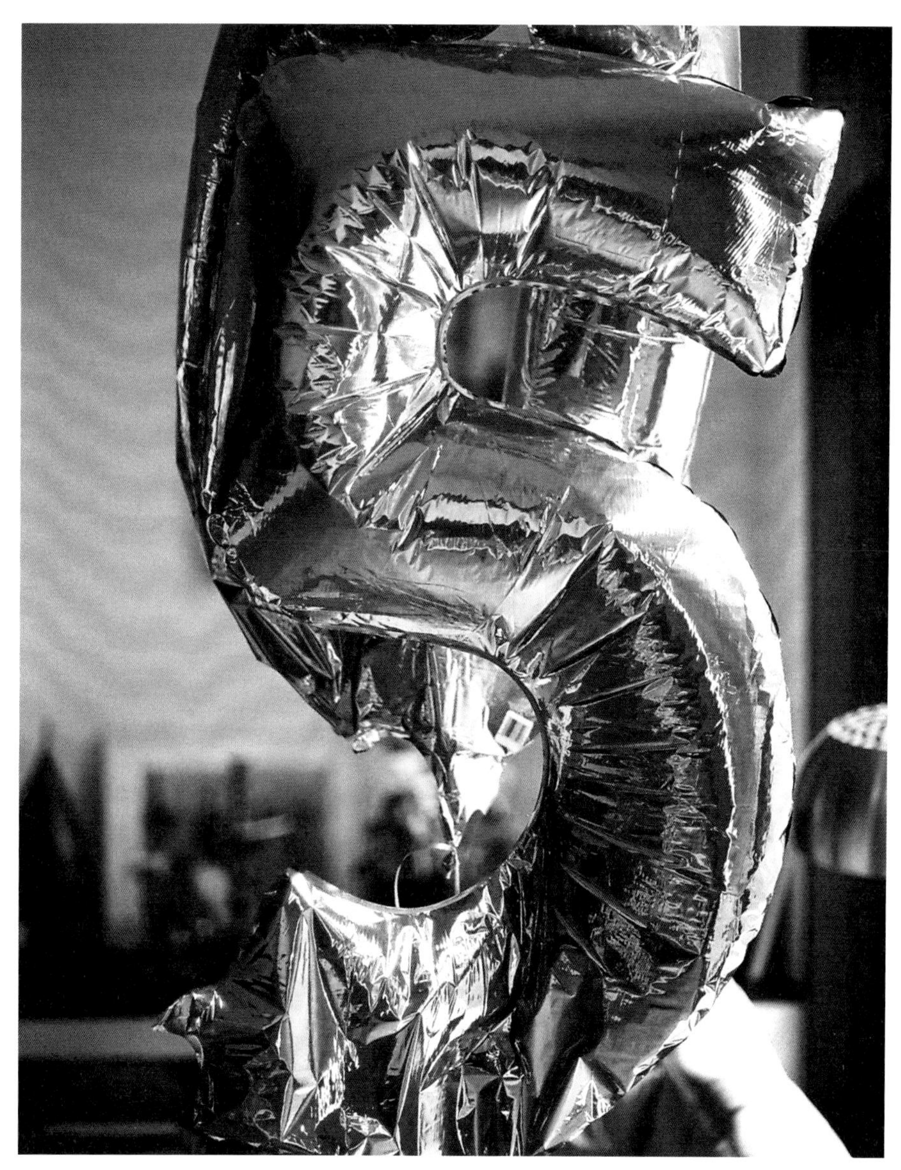

NEIN sagen zu lernen wird immer wichtiger.

Dinge zu sortieren und auszumisten fühlt sich erleichternd und klärend an.

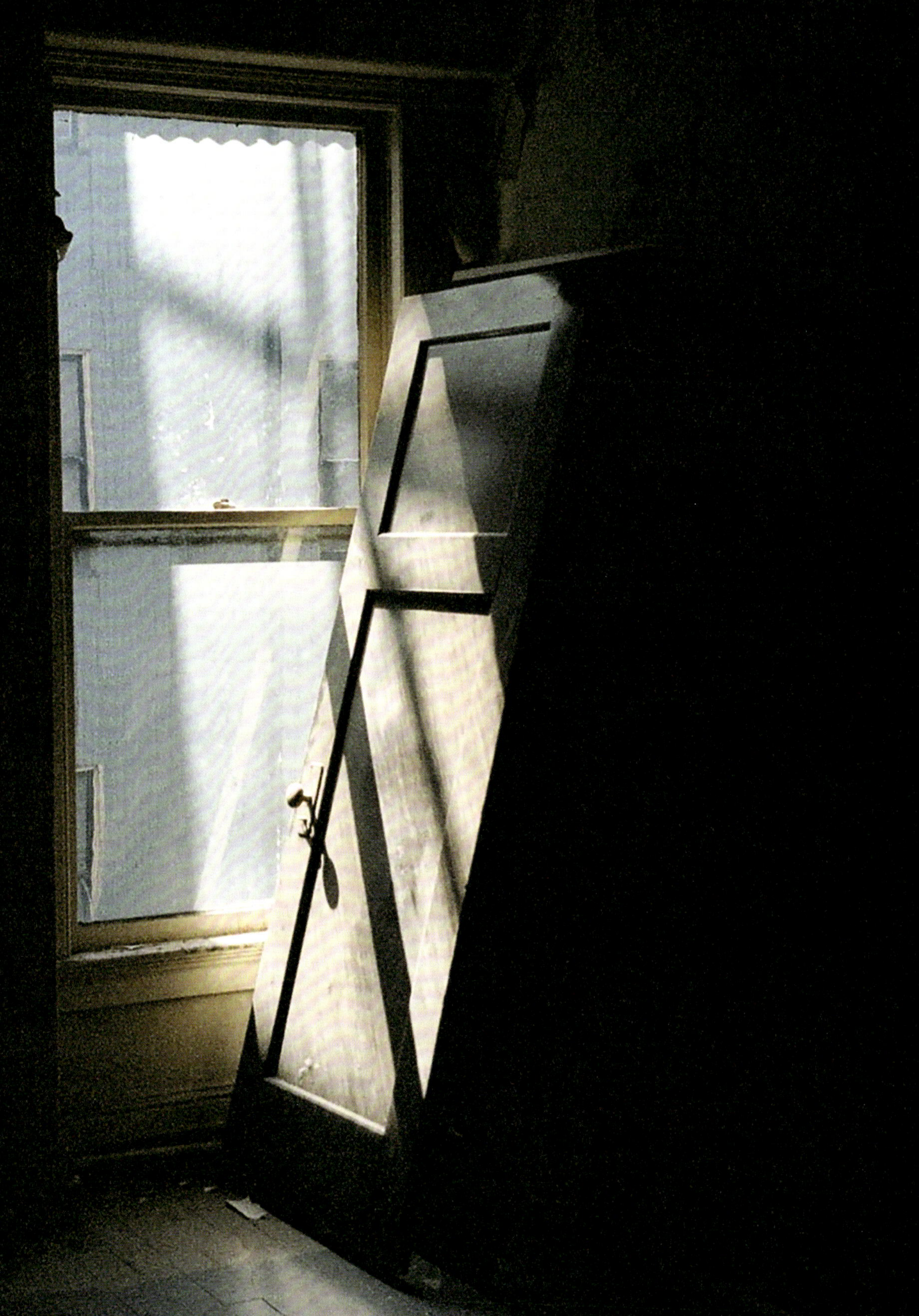

Was tun, wenn es mental bergab geht?

Wie können wir uns selbst und andere auffangen und unterstützen, wenn unsere geistigen Kräfte nachlassen? Demenz und Alzheimer sind leider auch Themen des Älterwerdens. Unsere Bevölkerung in Mitteleuropa wird immer älter, wodurch auch Demenz und Alzheimer immer häufiger auftreten.

Auf einem Retreat mit meinem buddhistischen Lehrer habe ich einmal eine sehr berührende Szene erlebt:
Eine alte Frau saß mit ihrem inzwischen dementen Mann im Publikum. Sie beide waren lange schon Schüler dieses Lehrers gewesen, und er entdeckte die beiden, wie sie da vor ihm saßen. Er rief sie zu sich auf das Podest, auf dem er saß, und der Mann brach in Tränen aus, weil er sich so freute, seinen Lehrer zu sehen, und gleichzeitig versuchte er sich zu erklären und zu entschuldigen wegen seines Zustandes. Seine Frau erzählte dem Lehrer, dass es ihrem Mann schon lange schlecht ging und er fast nichts mehr verstand und erinnerte. Der Lehrer nahm beide in den Arm und sagte, wie zu Kindern: „Alles ist gut. Entspannt euch. Ihr habt alles, was ihr braucht." Sein Mitgefühl und seine Liebe für diese beiden waren so umfassend, dass der gesamte Saal Tränen in den Augen hatte.

Wir können nichts dafür, wenn wir dement werden, genauso wenig können andere etwas dafür, wenn es sie erwischt. Es ist herausfordernd und gleichzeitig essenziell, Mitgefühl für die Menschen zu empfinden, die von Demenz betroffen sind, und uns nicht von ihnen abzuwenden.
Und es kann für Angehörige extrem anstrengend und sogar überfordernd sein, mit Demenzkranken zu leben und sich um sie zu kümmern. Wir sollten nicht zögern, uns Unterstützung zu suchen oder sogar einen Heimplatz in Erwägung zu ziehen, wenn wir es selbst nicht mehr schaffen. Auch hier ist Selbstfürsorge ein wichtiger Aspekt, denn wenn wir selbst zusammenbrechen, sind wir auch für andere keine Stütze mehr.

Die Vorstellung, selbst an Alzheimer oder Demenz zu erkranken, kann auch erschreckend sein, und es kann jedem und jeder von uns passieren. Zu merken, dass man abbaut, sich an einfache Dinge des Alltags nicht mehr erinnert, Menschen nicht mehr erkennt usw., fühlt sich beängstigend und bedrohlich an. Zumal wir sicherlich versuchen, diese Symptome vor uns selbst und anderen zu verleugnen – was auch ein Aspekt der Erkrankung sein kann.

Sollten wir also bemerken, dass wir uns auf eine irritierende Art verändern, wir uns selbst nicht mehr vertrauen und große Energie aufbringen müssen, um unseren Zustand nach außen zu verschleiern, machen wir es unter Umständen nur schlimmer.
Auch hier hilft: Ehrlichkeit mit uns selbst. Möglichst schnell ärztliche Hilfe zu suchen kann die Lebensqualität für Jahre deutlich verbessern!

Themen klären – Frieden schließen – Loslassen

Gerade wenn wir älter werden, fangen wir immer häufiger an zurückzublicken. Vielleicht erinnern wir uns dann an immer mehr Erlebnisse und Menschen auf unserem Weg, die uns verletzt haben, oder Situationen, in denen wir andere verletzt haben, ob wir das nun wollten oder nicht.
Im Laufe unseres Lebens müssen wir leider auch immer häufiger Abschied von Menschen nehmen, bei denen wir keine Gelegenheit mehr hatten, Themen in Zusammenhang mit Schuld und Vergebung persönlich zu klären. Oft tragen wir (unbewusst) einen großen Berg Schuld mit uns herum oder machen andere verantwortlich für die Dinge, die in unserem Leben passiert sind. Natürlich gibt es sehr eindeutige Situationen, in denen andere Menschen schuld daran sind, dass wir körperliche und seelische Verletzungen erlitten haben. Das möchte ich hier überhaupt nicht relativieren. Aber indem wir an der Schuld anderer festhalten, bleibt sie auch in uns erhalten. Ärger und Verbitterung aufrechtzuerhalten ist in gewisser Weise so, wie Gift zu trinken und dann zu erwarten, dass die andere Person daran stirbt. Vergebung ist ein Geschenk, das wir uns selbst machen können. Wir können uns unsere eigenen Fehler vergeben, aber auch die Fehler der Menschen, unter denen wir leiden.

Als meine Mutter auf dem Sterbebett lag, konnte ich ihr endlich eine Entscheidung verzeihen, die mich für mein ganzes Leben geprägt hat. Sie hatte diese Entscheidung gut gemeint und nicht verstanden, dass sie für mich nicht gut war! Um uns den Abschied zu erleichtern, um frei davon weiterleben zu können, habe ich ihren guten Willen endlich annehmen können und auch die Erkenntnis, dass ich aus ihrer Entscheidung letztendlich etwas für mich Positives machen konnte!

Was Menschen auf dem Sterbebett bereuen, ist oft, nicht genug Zeit mit der Familie oder den Freunden verbracht zu haben, und auch, zu wenig auf die eigenen Bedürfnisse und Gefühle gehört zu haben. Wie viele Jahre unsers Lebens beschäftigen wir uns damit, was andere von uns wollen und wie wir nach außen wirken?

Wie viel Zeit stecken wir in sinnlose Konflikte, die uns mit etwas Abstand plötzlich absurd vorkommen oder auf die wir zumindest nicht mehr so emotional reagieren?

Oft ist es leider so, dass wir Konflikte oder Themen, die uns belasten, nicht mit den Verursachern klären können, entweder weil sie nicht mehr leben oder weil sie nicht zur Verfügung stehen, aus welchem Grund auch immer. Das bedeutet, dass wir lernen müssen, eigenständig mit diesen Konflikten abzuschließen. Oft hilft es, die Perspektive der Person einzunehmen, mit der wir etwas zu klären haben:

Was ist ihr Hintergrund?
Warum kann oder konnte sie nicht anders handeln?
Ist sie im Reinen mit sich oder leidet sie eventuell auch unter dem Konflikt?
Brauche ich ihre Anerkennung oder die Anerkennung meines Schmerzes wirklich, um das Thema hinter mir lassen zu können?
Kann ich mich selbst ermächtigen, meine Themen allein und unabhängig von der anderen Person zu klären?

Es geht hierbei nicht darum, Verfehlungen schönzureden. Unsere Verletzungen sind real und schmerzen. Aber es bringt uns auch nicht weiter, Fronten aufrechtzuerhalten und uns in unserem Schmerz immer wieder im Kreis zu drehen. Indem wir nicht loslassen, bleiben unsere Verletzungen unsere Realität. Wenn wir aber lernen zu verzeihen, können wir sehr viel Ballast abwerfen. Jemandem ein schönes Leben zu wünschen und uns dann auf unser eigenes schönes Leben zu konzentrieren klingt einfach, ist schwer, aber möglich!

Die eigene Endlichkeit anzuerkennen ist das größte Geschenk, das wir uns machen können, um ins Handeln zu kommen.

Folgende Fragen können uns dabei unterstützen:
Welche Baustellen habe ich – zwischenmenschlich und mit mir selbst?
Mit welchem Menschen muss ich etwas klären?

Oder falls das nicht möglich ist:
In Bezug auf welchen Menschen muss ich etwas mit mir selbst klären?
Wem möchte ich verzeihen? Eventuell mir selbst?
Welchen Ballast möchte ich loswerden?
Wessen Meinung interessiert mich wirklich?
Ist ein hoher Anspruch an mich selbst immer zielführend?

Im Prinzip bräuchten wir alle ein Pro-Age-Coaching, das uns dabei hilft, uns über das klar zu werden, was für uns selbst und unser Leben essenziell ist, um es in Fülle und Erfüllung leben zu können.

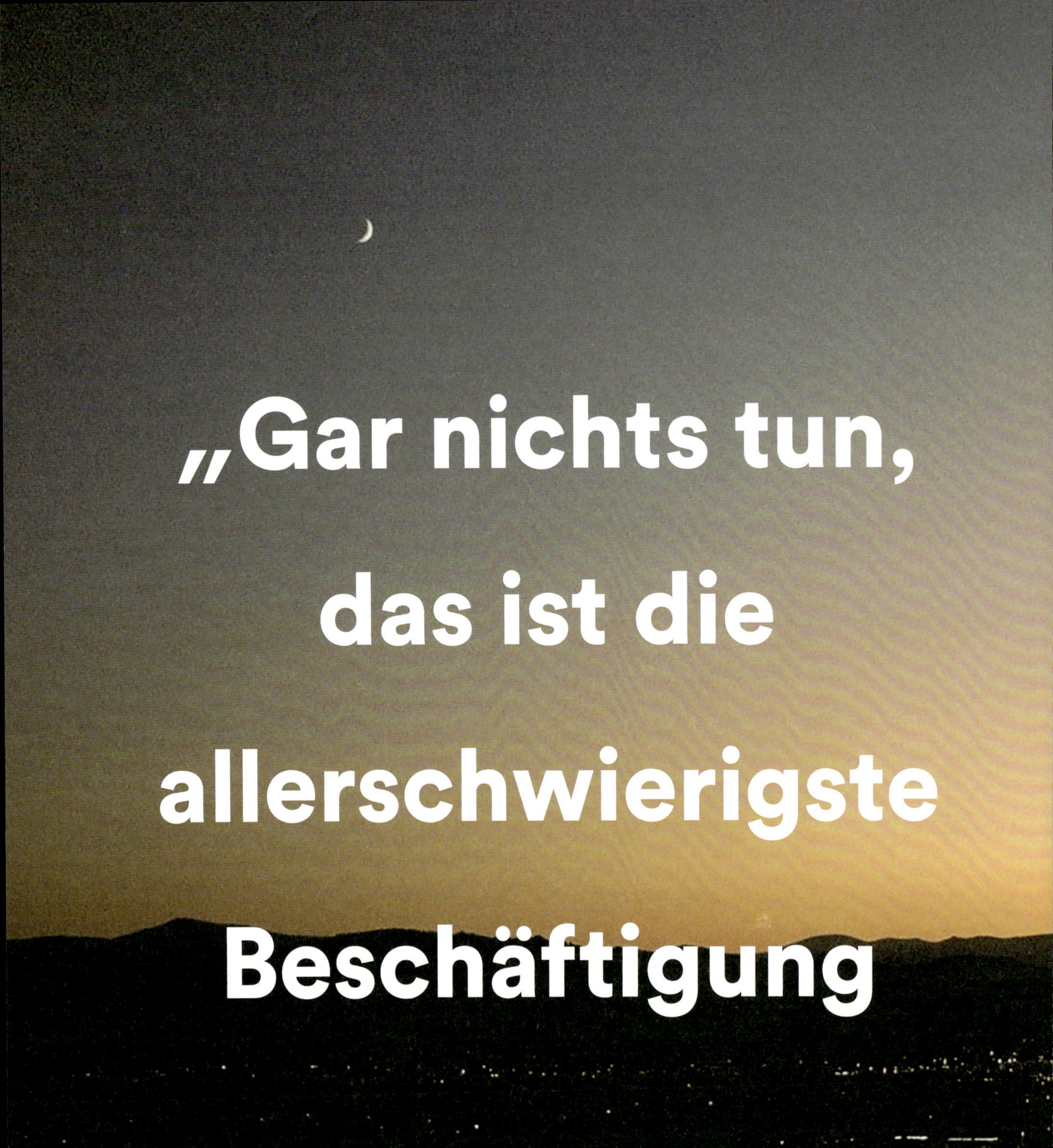

„Gar nichts tun, das ist die allerschwierigste Beschäftigung und zugleich diejenige, die am meisten Geist voraussetzt.“

OSCAR WILDE

MENTALE STABILITÄT: WELCHE MITTEL KÖNNEN WIR NUTZEN?

Es kann sehr beängstigend sein, das eigene Älterwerden zu beobachten und zu wissen, dass wir die Zeit nicht anhalten und diesen Prozess nicht umdrehen können. Um nicht in Angst, Sorge, Ablehnung oder sogar Depression abzurutschen, gibt es sehr gute mentale Methoden, um mit mehr Fürsorge und Zuversicht für uns selbst und andere zu leben. In meinem Buch „Pro Age Yoga“ erkläre ich, warum eine regelmäßige mentale Praxis Wunder wirken kann und was dabei im Gehirn passiert. Fakt ist: Übung macht den Meister. Genauso wie ein Pianist seine Meisterschaft im Laufe der Jahre durch sein stetiges Üben erwirbt oder eine Spitzensportlerin sich immer weiter steigert, speichert unser Gehirn unsere mentalen Übungen ab und baut die entsprechenden Nervenverbindungen aus. Bereits nach einigen Wochen Meditationspraxis können Veränderungen in der Gehirnstruktur nachgewiesen werden. Es lohnt sich also, einfach damit anzufangen.

Oft ist eine angeleitete Meditation zum Einstieg einfacher, als sich direkt auf sein Kissen oder seinen Stuhl zu setzen und an dem Versuch zu scheitern, an nichts zu denken. Denn das ist der größte Trugschluss beim Thema Meditation. Wenn es außen ruhig wird, wird es nicht automatisch auch in uns still, sondern tatsächlich passiert Folgendes: Wir laufen innerlich zur Höchstform auf. Die Gedanken und Gefühle legen dann erst so richtig los und machen uns klar, dass wir nicht Herr der Lage sind. Das ist normal. Und es geht jedem und jeder so. Was wir aber lernen können, wenn wir uns mit unserem eigenen Geist beschäftigen: Wir entscheiden, wie wichtig wir unsere Gedanken und Gefühle nehmen, und mit etwas Übung lernen wir, sie kommen aber auch wieder gehen zu lassen.

Bei angeleiteten Meditationen können wir uns besser entspannen und uns führen lassen. Die Frage ist also: Wollen wir uns eher mit unseren Themen konfrontieren oder brauchen wir Führung und Anleitung in eine bestimmte Richtung – zur Entspannung, für Zuversicht, für Mut oder Mitgefühl?

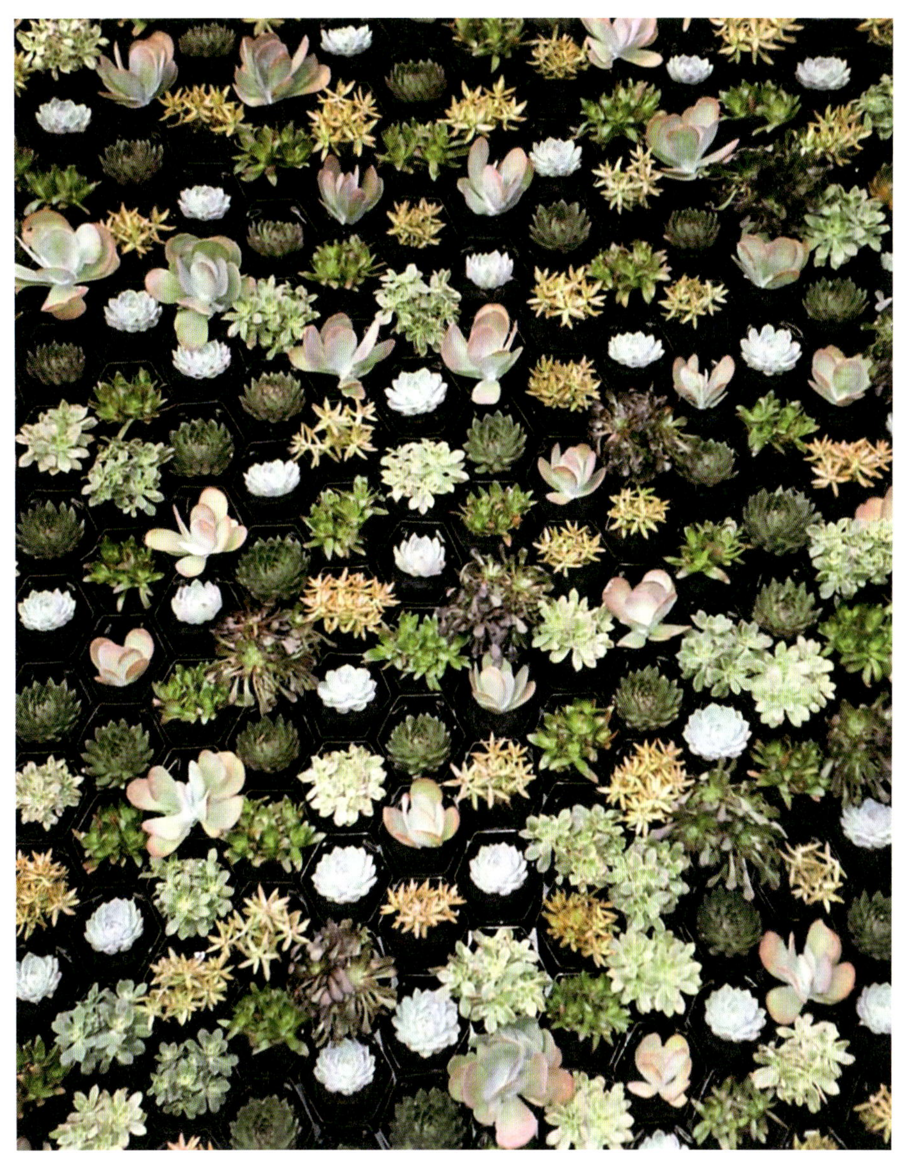

Timeline-Meditation

Diese Meditation dient dazu, die positiven, schönen und erfolgreichen Erlebnisse in deinem Leben hervorzuheben. So kannst du deine Lebensgeschichte um einige gute Kapitel bereichern und eventuell sogar stellenweise überschreiben. Denn unsere Vergangenheit ist vorbei und das, was wir von ihr erinnern, formt unser Heute und unsere Realität.

Praxis:
Setz dich bequem und aufrecht auf ein Kissen oder einen Stuhl. Entspanne die Schultern und die Kiefergelenke. Die Augen kannst du entweder halb schließen, den Blick vor dir auf den Boden gerichtet, oder du schließt die Augen ganz.

Atme lang, tief und entspannt ein und aus, ohne dich zu sehr auf den Atem zu konzentrieren. Beginne dann in deiner Erinnerung zurückzuwandern, so weit du kannst. Versuche dich an etwas zu erinnern aus deiner Kindheit, bei dem du das Gefühl hattest, es wirklich gut gemacht zu haben. Es geht hier nicht um die Anerkennung deiner Eltern, sondern um etwas, worauf du selbst stolz warst und was dich stark und unabhängig fühlen ließ. Ruhe dich in diesem Gefühl aus. Nimm alles wahr, was zu dieser Situation dazu gehört: den Ort, das Licht, den Geruch, die Geräusche, die anderen Menschen oder Tiere.
Dann wandere in deiner Timeline weiter zu dem nächsten Moment, der für dich positiv heraussticht. Was war das für eine Situation? Was hast du da für eine Entscheidung getroffen und was war die positive Konsequenz für dich daraus? Wie hat diese Situation dein weiteres Leben beeinflusst? Versuche auch hier, die Situation möglichst klar zu erkennen: Wer war dabei? Wer war noch beteiligt? Wo warst du?
Dann wandere weiter in Richtung heute und erinnere dich an die aktuellste Situation, die du aus deiner eigenen Kraft heraus für dich positiv entschieden und gemeistert hast. Was hat dich dazu befähigt, so zu handeln und nicht anders? Wie hast du dich gefühlt? Wo warst du? Wer war dabei? Ruhe dich in dem Gefühl aus, deine eigene Herrin oder dein eigener Herr zu sein, verbunden mit dem, was für dich wichtig ist. Wie fühlt es sich an, unabhängig und stark zu sein? Welche innere Quelle hast du dafür angezapft? Verbinde dich mit dieser Quelle, bade darin, sodass du, wenn du jetzt langsam diese Meditation beendest und die Erinnerung wieder auflöst, auch weiterhin Zugriff hast auf das, was dich auf DEINEM Weg voranbringt.

Du kannst bei dieser Meditation so viele Stationen in deinem Leben einbauen, wie du möchtest. Wichtig ist, dass es Situationen sind, in denen du dich selbst ermächtigt hast und aus denen du gestärkt hervorgegangen bist. Natürlich können es auch Krisen gewesen sein, die dich stärker gemacht haben. Und vielleicht findest du, wenn du diese Meditation öfter wiederholst, noch viel mehr dieser Momente auf deiner persönlichen Lebens-Timeline.

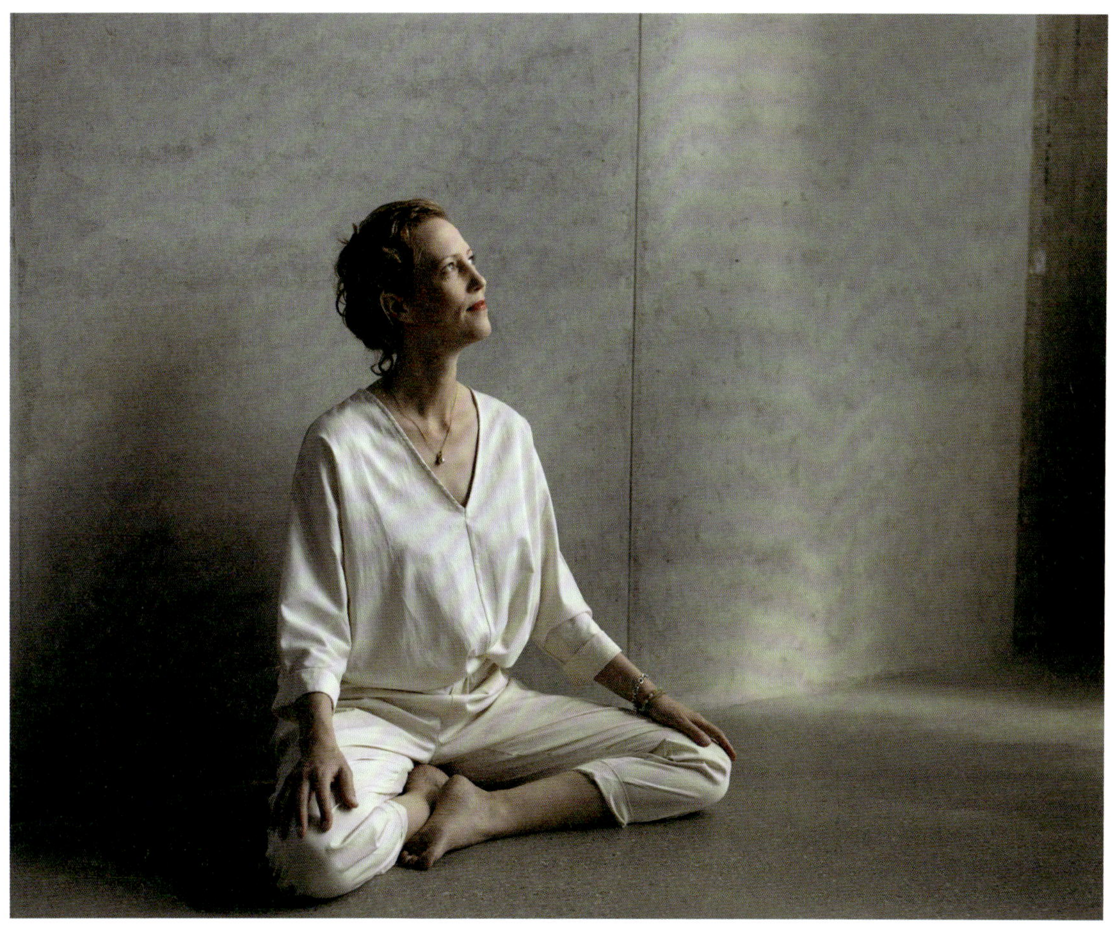

Mitgefühlspraxis

Die Mitgefühlspraxis habe ich so ähnlich schon in meinem Buch „Pro Age Yoga" vorgestellt. Ich halte sie für eine der wichtigsten Meditationen überhaupt, weil wir durch sie lernen, Mitgefühl mit uns selbst zu entwickeln und zu kultivieren und dieses Mitgefühl auf alle anderen Lebewesen dieses Planeten auszudehnen. So können wir friedlicher werden, weicher und gleichzeitig auch stärker, weil unsere innere Ausrichtung auf das Miteinander mehr Klarheit schafft.

Praxis:
Setze dich bequem und aufrecht auf ein Kissen oder einen Stuhl. Entspanne die Schultern und die Kiefergelenke. Die Augen kannst du entweder halb schließen, den Blick vor dir auf den Boden gerichtet, oder du schließt die Augen ganz. Lass deinen Atem frei und entspannt fließen. Erinnere dich an einen Moment in deinem Leben, in dem du dich von einem anderen Menschen vollkommen geliebt und angenommen gefühlt hast. Du kannst auch einen glücklichen Moment mit einem Haustier oder mit dir allein wählen. Bade innerlich in diesem schönen Gefühl. Wünsche dir aus vollem Herzen:
Möge ich glücklich sein.
Möge ich gesund sein.
Möge ich frei sein.
Möge es mir gut gehen.

Denke dann an die Menschen, die dir wichtig sind. Dehne das schöne Gefühl aus, lass sie daran teilhaben und wünsche auch ihnen:
Möget ihr glücklich sein.
Möget ihr gesund sein.
Möget ihr frei sein.
Möge es euch gut gehen.

Dann erweitere den Kreis der Menschen, die mit dir Glück erfahren dürfen, und dehne ihn aus auf alle Menschen, denen du im Alltag begegnest. Wünsche ihnen:
Möget ihr glücklich sein.
Möget ihr gesund sein.
Möget ihr frei sein.
Möge es euch gut gehen.

Und nimm schließlich alle lebenden Wesen in diesen Kreis auf: Menschen und Tiere, sichtbar und unsichtbar, Freunde und „Feinde". Wünsche ihnen allen:
Möget ihr glücklich sein.
Möget ihr gesund sein.
Möget ihr frei sein.
Möge es euch gut gehen.

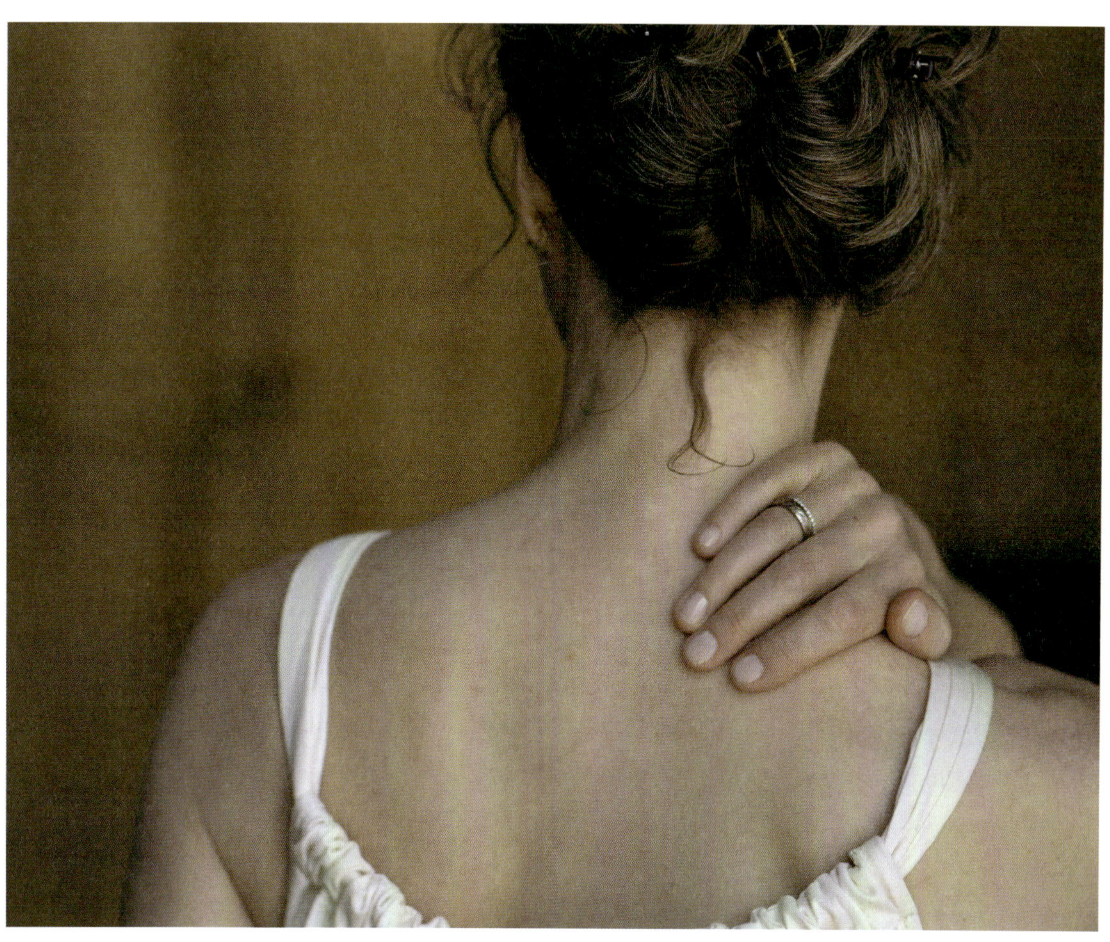

Pro-Age-Meditation

Die Absicht dieser Meditation ist die Anerkennung des eigenen Zustands und Frieden mit dem, was ist. Auch wenn wir älter werden und uns das vor gewisse Herausforderungen stellt: Wir haben die erstaunliche und wunderbare Fähigkeit zu heilen, mental und körperlich. Und auch wenn nicht alles perfekt läuft, sind wir doch wundervolle Wesen und in der Lage, mit Widrigkeiten umzugehen, Resilienz zu entwickeln und uns so anzunehmen, wie wir sind.

Praxis:
Setze dich bequem und aufrecht auf ein Kissen oder einen Stuhl. Entspanne die Schultern und die Kiefergelenke. Die Augen kannst du entweder halb schließen, den Blick vor dir auf den Boden gerichtet, oder du schließt die Augen ganz.

Nimm als Erstes deinen Körper wahr, von den Zehenspitzen bis zur Kopfkrone, von der Haut bis zu den inneren Organen. Dein Körper ist ein perfektes System, eine perfekte Symbiose von aufeinander abgestimmten Prozessen. Durch Luft, Nahrung und Wasser gibst du deinem Körper alles, was er zum Leben braucht. Alles ist ausreichend vorhanden. Dein Atem ist die Verbindung deines Inneren mit dem Äußeren, er ist ein Geben und Nehmen. Dein System ist darauf programmiert, sich selbst zu heilen. Deine Abwehrkräfte sind stark, deine Zellen regenerationsfähig, deine Selbstheilung funktioniert. Und selbst wenn dein Körper gerade mit etwas zu kämpfen hat, kannst du das anerkennen – das gehört zum Leben dazu. Vertraue darauf, dass dein System damit fertig wird. Du darfst Krankheit und Schwäche verabschieden und loslassen – sie dürfen gehen, deinen Körper verlassen und sich auflösen. Fokussiere dich auf das, was gesund und stark ist.

Beobachte deinen Geist, deine innere Haltung. Verbinde dich mit der Quelle von Liebe und Wohlbefinden, indem du dich an einen vollkommen glücklichen und wunderbaren Moment in deinem Leben erinnerst. Öffne dein Herz für die Möglichkeit, dieses Gefühl immer abrufen zu können, immer Zugang zu dem zu haben, was groß, weit, annehmend und liebend in dir ist.
Wenn in deinem Geist Probleme oder Sorgen auftauchen, erkenne sie an – das gehört zum Leben dazu. Sorgen sind da, werden gesehen und dürfen wieder verschwinden. Erlaube dir, das Enge und Begrenzende in dir loszulassen, und fokussiere dich auf das, was weit, offen und anerkennend ist.

Dann betrachte deinen Körper und deinen Geist liebevoll: wie sie zusammenspielen, sich gegenseitig beeinflussen, sich tragen und sich ergänzen.
Erkenne dieses vollkommene Wunder an, das dich selbst ausmacht, und übe dich in Dankbarkeit dafür, dass du da bist, ausgestattet mit einem wunderbaren Körper, der dich schon so lange beheimatet, und einem starken und wachen Geist, der dich zu dem macht, was du bist.

Sage dir: „Ich bin gut so, wie ich bin." Sag es am besten laut!

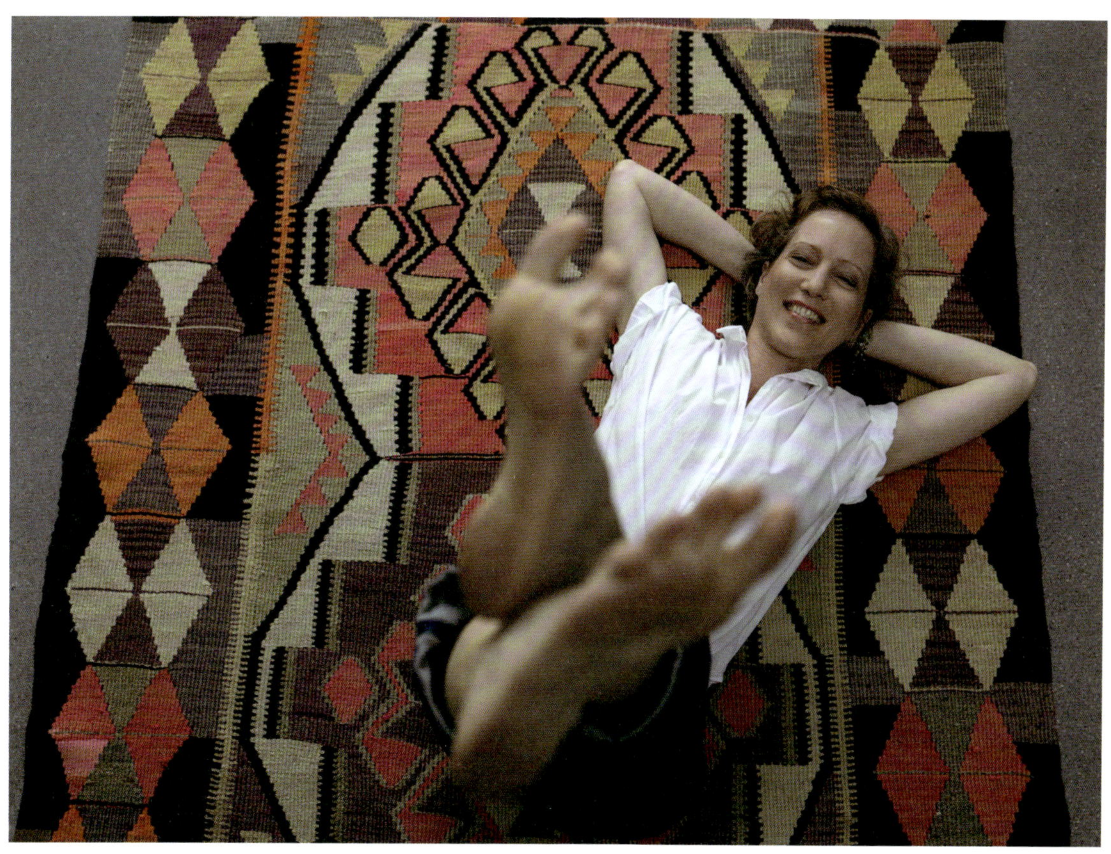

Tägliche Meditationspraxis

Einfach machen! Sich täglich für fünf Minuten auf ein Kissen zu setzen und die Augen zu schließen ist eigentlich schon ein guter Anfang. Aber genau daran scheitern wir meistens. Wir haben tausend Gründe, es jetzt nicht zu tun, sondern später, oder wir wissen, dass es heute nicht passt, aber morgen – vielleicht. Diese Meditation ist ein Appell für die Einfachheit der Praxis. Einfach hinsetzen, die Gedanken kommen und gehen lassen. Kein Anspruch an innere Stille, kein Frieden, kein Krieg, keine Erleuchtung. Einfach nur sitzen. Fertig.

Praxis:
Stell dir einen Timer auf fünf Minuten. Setze dich bequem und aufrecht auf ein Kissen oder einen Stuhl. Schließe die Augen oder schau mit halb geschlossenen Augen auf den Boden vor dir. Atme ruhig und gleichmäßig und beobachte deine Gedanken.

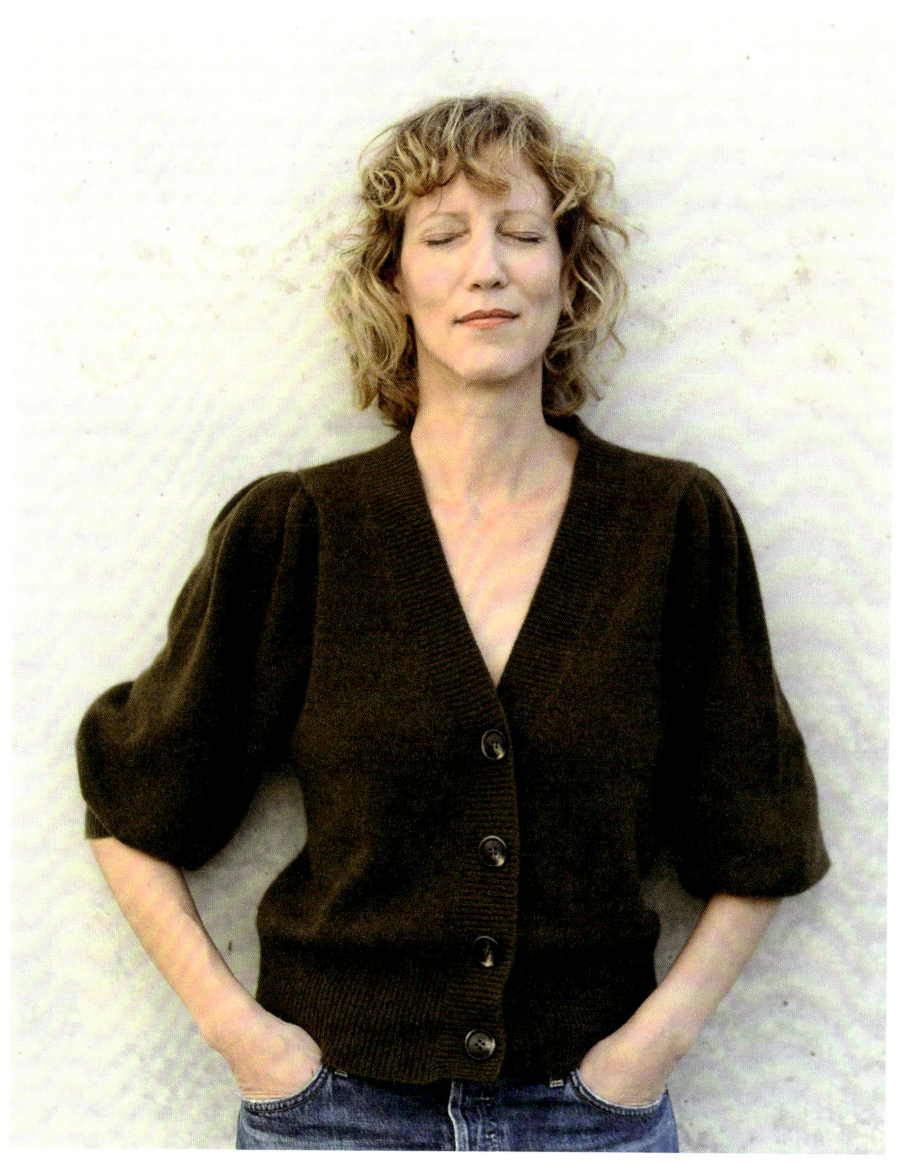

Atemmeditation

Unser Atem ist unsere direkte Verbindung zum Leben. Ohne Sauerstoff würden wir innerhalb von ein paar Minuten sterben. Deswegen ist das Atmen die oberste Priorität, wenn es darum geht, das Leben zu spüren, im Hier und Jetzt zu sein und ganz bei sich selbst anzukommen. Der Atem ist auch das zentrale Element der Yogapraxis. Diese Meditation lehrt uns eine ganz einfache Technik, die wir überall anwenden können und die die Basis und gleichzeitig Essenz aller Meditationen ist: die Achtsamkeit auf den Atem. Sie verbindet uns mit dem gegenwärtigen Moment und hilft uns, das, was war, und das, was noch kommt, auszublenden.

Praxis:
Setze dich bequem und aufrecht auf ein Kissen oder einen Stuhl. Entspanne die Schultern und die Kiefergelenke. Die Augen kannst du entweder halb schließen, den Blick vor dir auf den Boden gerichtet, oder du schließt die Augen ganz.

Beginne deine Einatmung wahrzunehmen:
In welchen Bereich deiner Lungen atmest du ein?
Wie lang ist deine Einatmung? Ist deine Einatmung länger als deine Ausatmung – oder kürzer?
Was fühlt sich leichter an, die Ein- oder die Ausatmung?
Wie ist die Temperatur deines Atems – bei der Ein- und bei der Ausatmung?
Atmest du durch die Nase?
Oder durch den Mund?
Welchen Weg nimmt deine Atemluft, bis sie in den Lungenbläschen ankommt?
Nimm die Lebensenergie wahr, die durch die Atmung in deinen Körper gelangt, und nimm auch wahr, wie die Ausatmung deinen Körper von verbrauchter Energie reinigt.
Wenn du merkst, dass deine Gedanken abschweifen und du mit etwas beschäftigt bist, das in der Vergangenheit oder in der Zukunft liegt, dann bringe deine Gedanken wieder zurück zu deinem Atem.

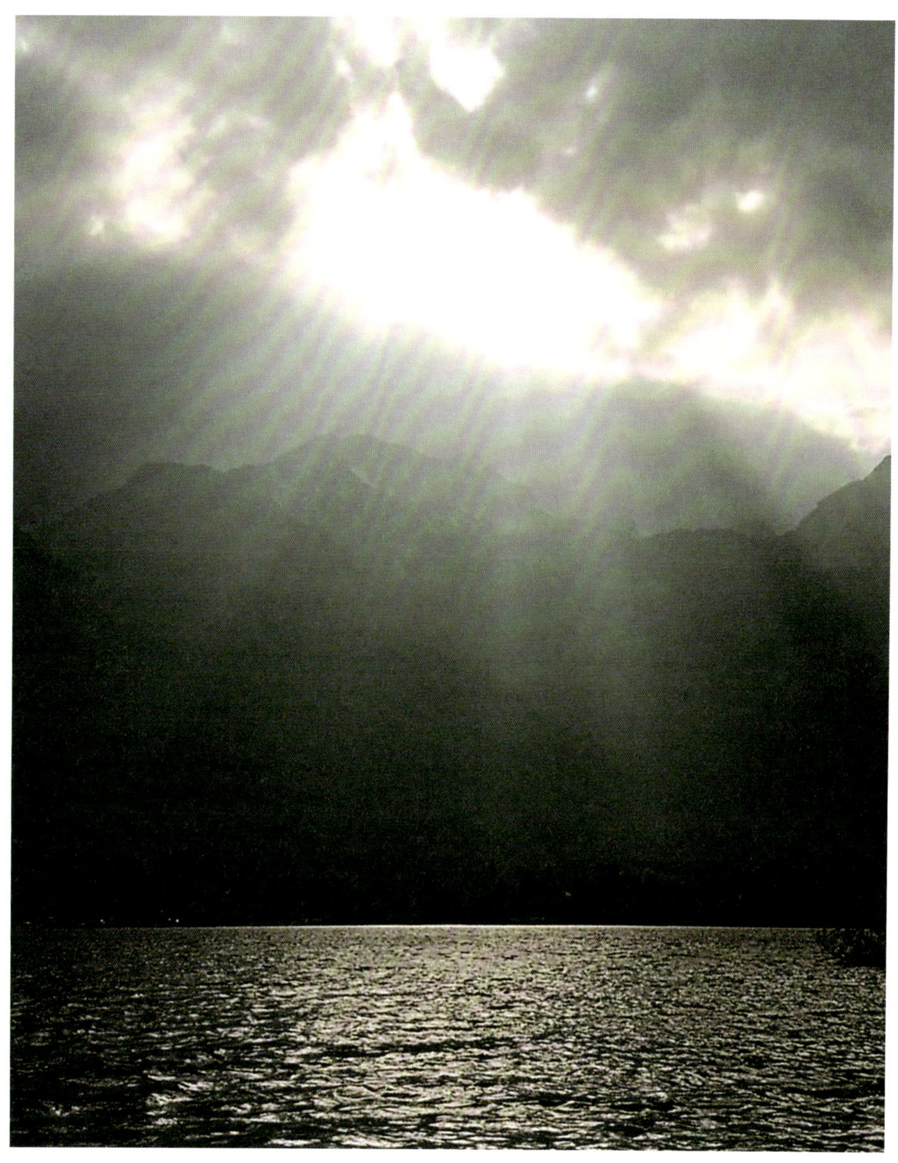

Vergebensübung

Wenn uns jemand Unrecht getan hat, sehnen wir uns danach, dass unser Leid, unser Ärger und unsere Trauer darüber von der anderen Person gesehen und anerkannt werden. Am liebsten wäre uns, dass die Person sich entschuldigt, damit wir verzeihen können. Leider steht der Verursacher unseres Leids nicht immer zur Verfügung, entweder weil diese Person sich mit unserem Leid nicht auseinandersetzen möchte, sich entzieht oder weil sie nicht mehr lebt.
Diese Übung hilft dir, die Dinge loszulassen, die du nicht direkt klären kannst. Sie verbindet dich mit deinem Potenzial, zu lieben und deinen eigenen Weg zu gehen – leicht und frei von Schuld.

Praxis:
Setze dich bequem und aufrecht auf ein Kissen oder einen Stuhl. Entspanne die Schultern und die Kiefergelenke. Lies dir diesen Text laut vor. Am besten mehrmals hintereinander. Spüre, wo Widerstände entstehen. Sie dürfen sein. Versuche trotzdem, die Übung zu beenden, mit einem weichen, offenen und starken Herzen.
Ich befreie meine Eltern von dem Gefühl, dass sie mit mir versagt haben.
Ich befreie meine Kinder von der Notwendigkeit, mich stolz machen zu müssen.
Mögen sie ihre eigenen Wege nach Herzenslust gehen. Mögen sie ihren Instinkten folgen und so ihre Träume verwirklichen.
Ich entbinde meinen Partner von der Verpflichtung, mich zu vervollständigen.
Mir fehlt nichts, ich lerne die ganze Zeit mit allen Wesen.
Ich danke meinen Großeltern und meinen Vorfahren, die zusammengekommen sind, damit ich heute das Leben atmen kann.
Ich befreie sie von früherem Versagen und unvollendeten Wünschen, wissend, dass sie ihr Bestes getan haben, um ihre Lebensumstände in bester Art und Weise zu tragen, wie es ihnen möglich war.
Ich ehre sie, liebe sie und erkenne sie als frei von aller Schuld an.
Ich ziehe meine Seele vor ihren Augen aus, deshalb wissen sie, dass ich nichts mehr verstecke oder schulde, als mir selbst und meiner eigenen Existenz treu zu sein, indem ich der Weisheit meines Herzens folge.
Ich erfülle meinen Lebensplan frei von familiärer Loyalität.
Ich weiß, dass mein Friede und mein Glück in meiner eigenen Verantwortung liegen.
Ich verzichte auf die Rolle des Retters, derjenige zu sein, der die Erwartungen anderer vereint oder erfüllt.

Indem ich durch und nur durch Liebe lerne, ehre ich meine Essenz und segne mein Wesen und meine Ausdrucksweise, auch wenn man mich vielleicht nicht versteht. Ich verstehe mich, weil nur ich meine Geschichte gelebt und erlebt habe. Weil ich mich selbst kenne, weiß ich, wer ich bin, was ich fühle, was ich tue und warum ich es tue.
Ich ehre mich, ich liebe mich und erkenne mich als frei von Schuld an.
Ich ehre dich, ich liebe dich und erkenne dich als frei von Schuld an.
Ich ehre die Göttlichkeit in mir und in dir.
Wir sind frei …[20]

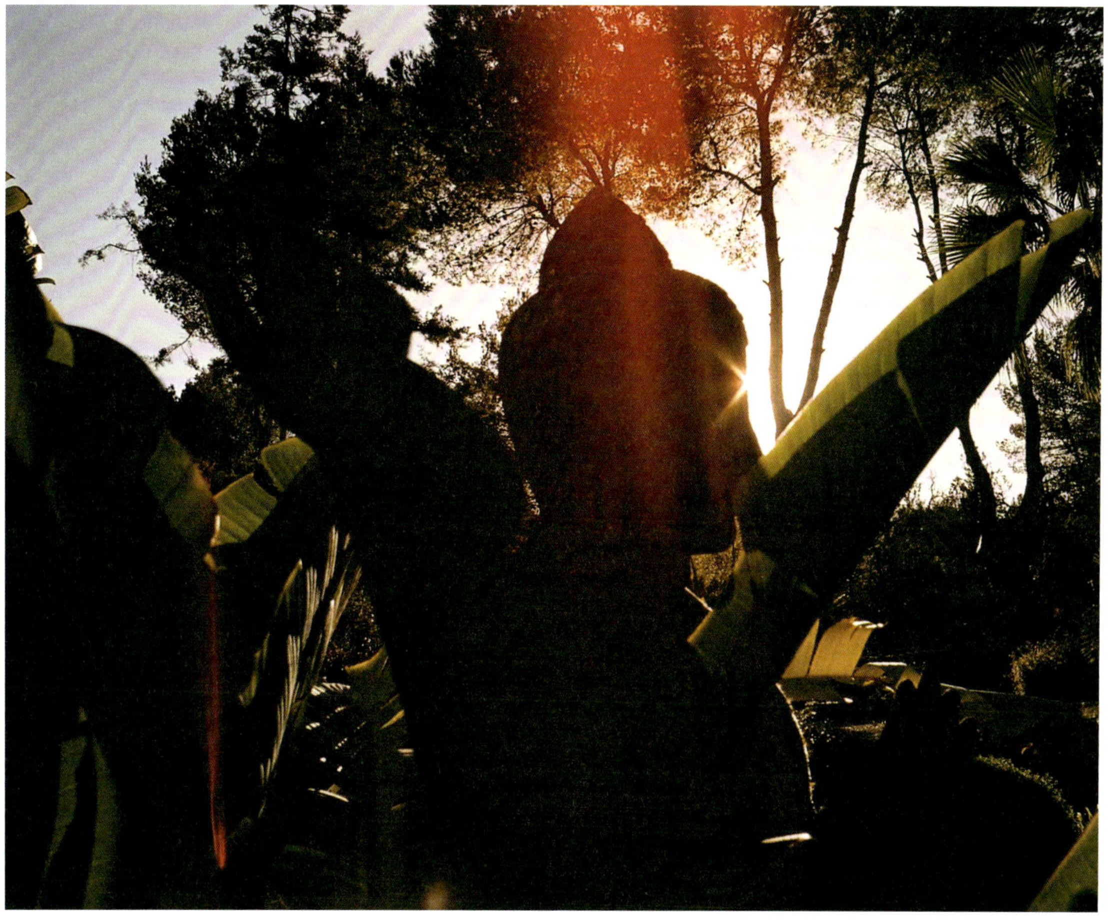

[20] Dieser Text ist ein Nahuatl-Segen und wurde wohl im 7. Jahrhundert in der Zentralregion von Mexiko aufgeschrieben. Die Quelle war nicht eindeutig zu klären.

WAS WOLLEN WIR HINTERLASSEN?

Mein inzwischen 14-jähriger Sohn sagte vor Kurzem zu mir: „Wenn junge Leute zwischen 14 und 18 schon wählen dürften, würden wir alle eine Partei wählen, die den Umweltschutz als Thema gewählt hat. Es kotzt mich an, dass alte Menschen über meine Zukunft entscheiden und darüber, wie die Erde aussehen wird, wenn ich erwachsen bin."

Damit ist eigentlich alles gesagt. Egal wie alt wir selbst sind: Wir haben die Verantwortung für das, was wir hinterlassen. Jede einzelne Entscheidung jedes einzelnen Menschen bedeutet eine Konsequenz für die nachfolgenden Generationen. Noch sind die unter 18-Jährigen scheinbar machtlos. Aber junge Menschen wie Greta Thunberg – um das prominenteste Beispiel zu nennen – sorgen schon jetzt dafür, dass ihre Sorgen gesehen und gehört werden.

Für mich ist es eine absolute Priorität, mein Leben so zu führen, dass ich auch über meine Lebenszeit hinaus für meinen Sohn – und nicht nur für ihn – so gut wie möglich gesorgt habe: indem ich versuche, eine lebenswerte Welt zurückzulassen.
Die x-te Kreuzfahrt oder der x-te Wochenendtrip in eine interessante Metropole führen in der Summe zu mehr unnötiger Belastung der Natur. Wir sollten uns bei allem, was wir tun, fragen, ob nur wir selbst davon profitieren, ob wir andere damit eventuell sogar schädigen und ob es eine Alternative gibt, bei der alle profitieren – auch die Natur.

Natürlich sollten wir Freude am Leben haben. Aber wie viel ist die Freude wert, wenn andere den Preis dafür zahlen?

Außerdem ist es interessant, sich zu fragen, wie man anderen in Erinnerung bleiben wird. Was wird das Hauptgefühl sein, das wir in anderen hinterlassen? Werden wir vermisst werden? Wird sich über unseren Tod hinaus noch eine Generation von Therapeuten an uns abarbeiten, weil unsere Kinder oder sogar Kindeskinder unseren Ballast mit sich herumtragen?
Wenn wir die Verantwortung für unser Leben übernehmen, heißt das auch, dass wir die Verantwortung für unser Erbe übernehmen. Je mehr wir unsere eigenen Themen geklärt haben und je liebevoller wir mit uns selbst sein können, desto mehr können wir davon abgeben und ein leichtes, schönes und friedvolles Umfeld schaffen.

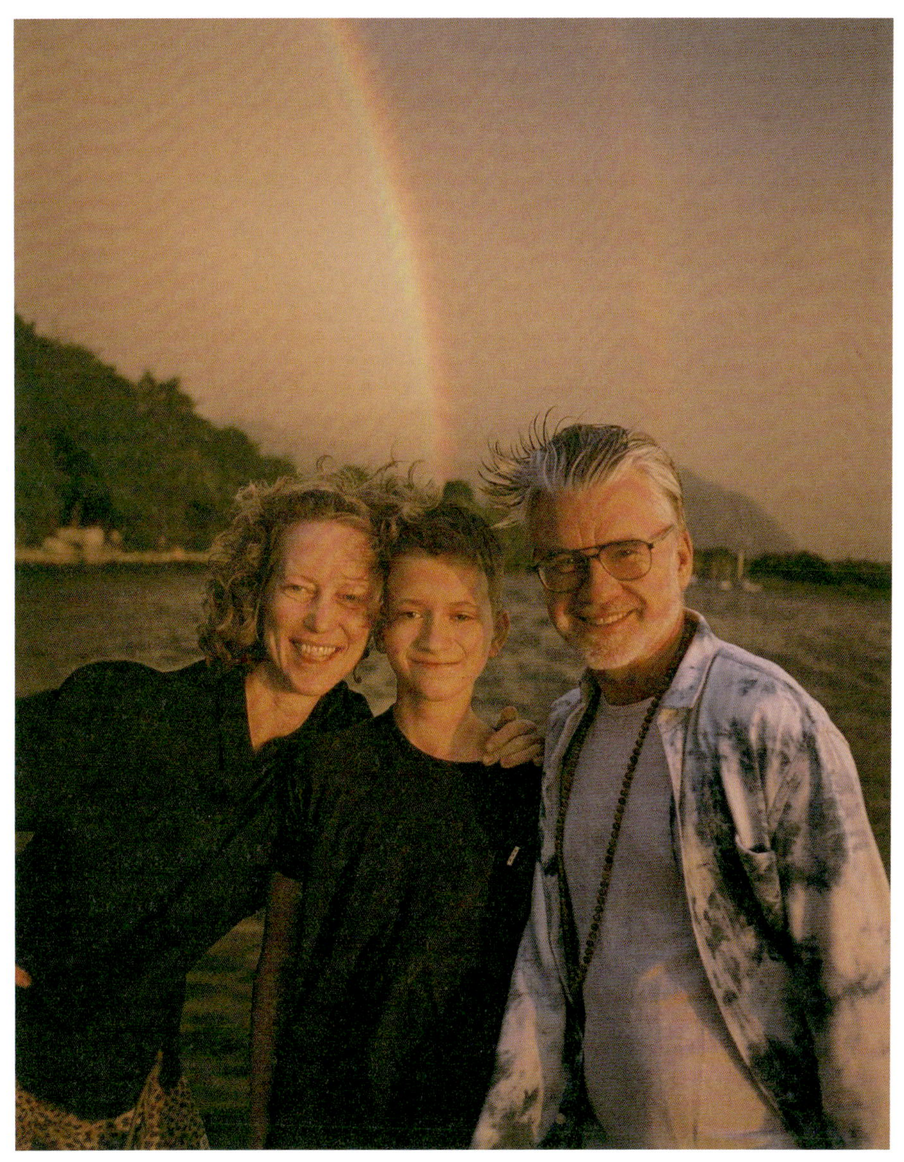

LEBEN NACH DEM LUSTPRINZIP

„Genau betrachtet lebte sie hintereinander zwei Leben. Das eine, erste, als Tochter, als Frau und als Mutter und das zweite einfach als Frau B." aus „Die unwürdige Greisin" von Bertolt Brecht.

In dieser Erzählung beschreibt Brecht eine Frau, die nach dem Tod ihres Mannes, inzwischen über 70 Jahre alt, nur noch das macht, worauf sie Lust hat. Sehr zum Leidwesen ihres Sohnes kümmert sie sich nicht mehr um ihre Kinder und nur selten um ihre Enkel. Sie weigert sich, die Erwartungen anderer zu erfüllen, und was die Leute von ihr denken, ist ihr egal. Sie macht, was sie will.

Das ist natürlich ein extremes Beispiel, aber es macht nachdenklich. Wie viele Jahre haben wir anderen gedient? Wie lange haben wir unsere eigenen Bedürfnisse zurückgestellt?

Auch hier gibt es einen Genderunterschied, der aber auch davon abhängt, ob wir eine Familie gegründet haben oder nicht. Oft bedeutet für Frauen die Tatsache, Kinder zu haben, auf allen Ebenen funktionieren zu müssen. Es geht jahrelang nicht mehr darum, was die Mutter braucht, sondern nur noch darum, was die Familie braucht. Sollte der Vater in der finanziellen Versorgerrolle gelandet sein, steht auch er unter Druck, seine Familie ernähren zu müssen. Und auch wenn Mütter weiterhin berufstätig bleiben, sind sie trotzdem meistens mehr für Haushalt und Familienmanagement zuständig als ihre Partner. Und gerade wenn Eltern sich trennen, solange die Kinder noch klein sind, ist es meisten erst recht die Mutter, die für alles zuständig ist, nur nicht für ihre eigene Selfcare.

Daher ist es spätestens, wenn die Kinder flügge werden, an der Zeit, sich damit zu beschäftigen, was wir für uns selbst wollen. Leider brechen an dieser Stelle oft Ehen auseinander: Denn solange man noch funktionieren musste, fiel nicht so sehr auf, was unterwegs auf der Strecke geblieben ist. Manchmal ist es dann einfach an der Zeit, loszulassen und einen eigenen Weg einzuschlagen.
Und Achtung: Die eigenen Bedürfnisse zu kennen und sich danach zu richten ist nicht egoistisch! Es ist eine gesunde Voraussetzung, auch um als Paar gemeinsam weiterzugehen.
Es kann sich lohnen herauszufinden, wozu man als Paar gemeinsam Lust hat. Vielleicht ein gemeinsames neues Projekt, ein Ortswechsel, eine große Reise, ein neuer Sport.

Wir sollten jedenfalls nicht – wie in Brechts Erzählung – warten, bis unser Partner tot ist, bevor wir damit anfangen, unser Leben mit neuer Energie aufzuladen und das zu tun, was uns bereichert, erfreut und worauf wir wirklich Lust haben!

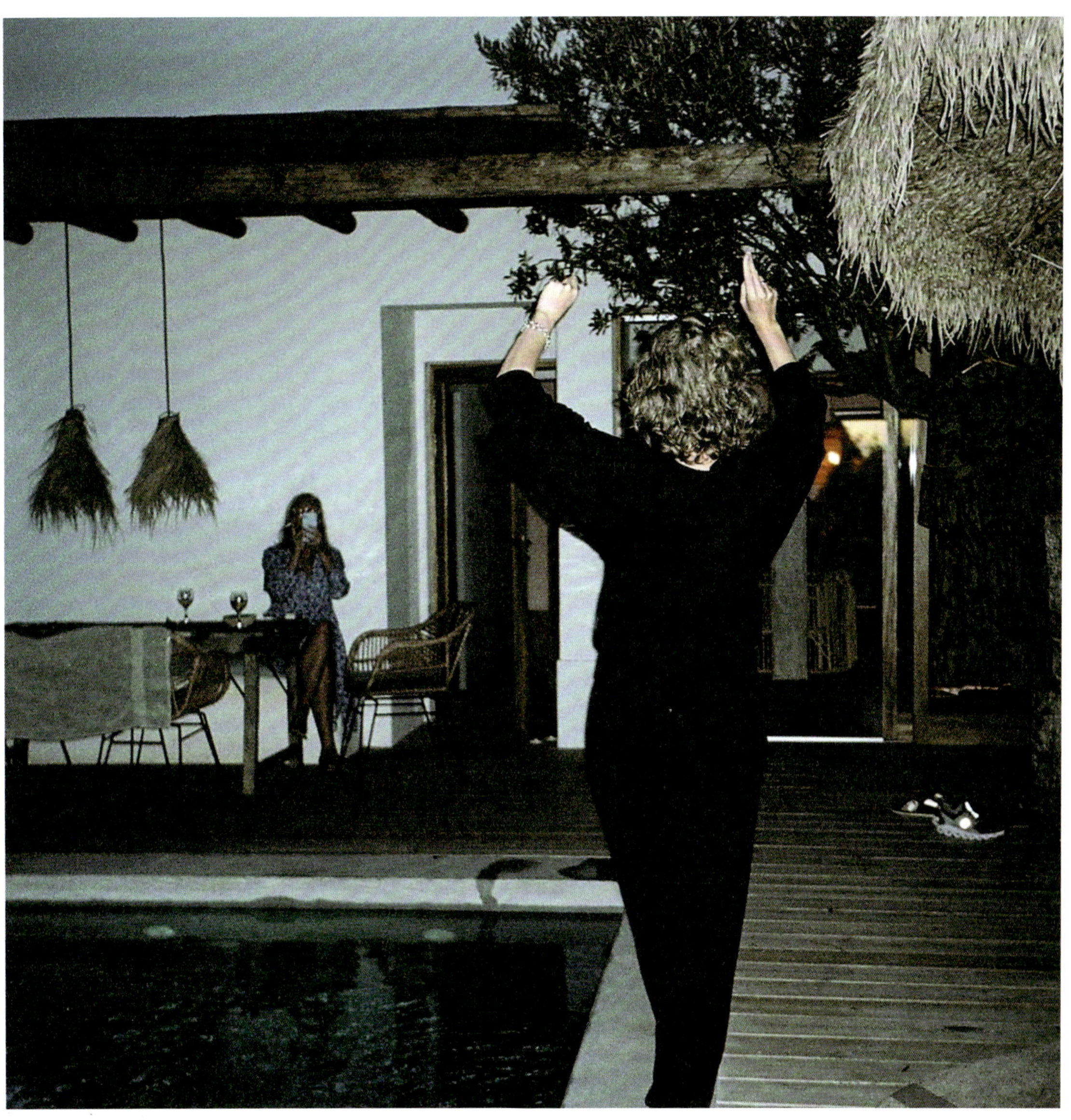

Wem schulden wir etwas?

Für wen leben wir?

Mit wem wollen wir unsere kostbare Zeit teilen?

Was wollten wir schon immer einmal machen?

Was haben wir in den letzten Jahren am meisten vermisst?

Welche Entscheidungen helfen uns, entspannt, zufrieden und glücklich zu leben?

Wie kann ich meinen Spaß haben, ohne dass es auf Kosten anderer geht?

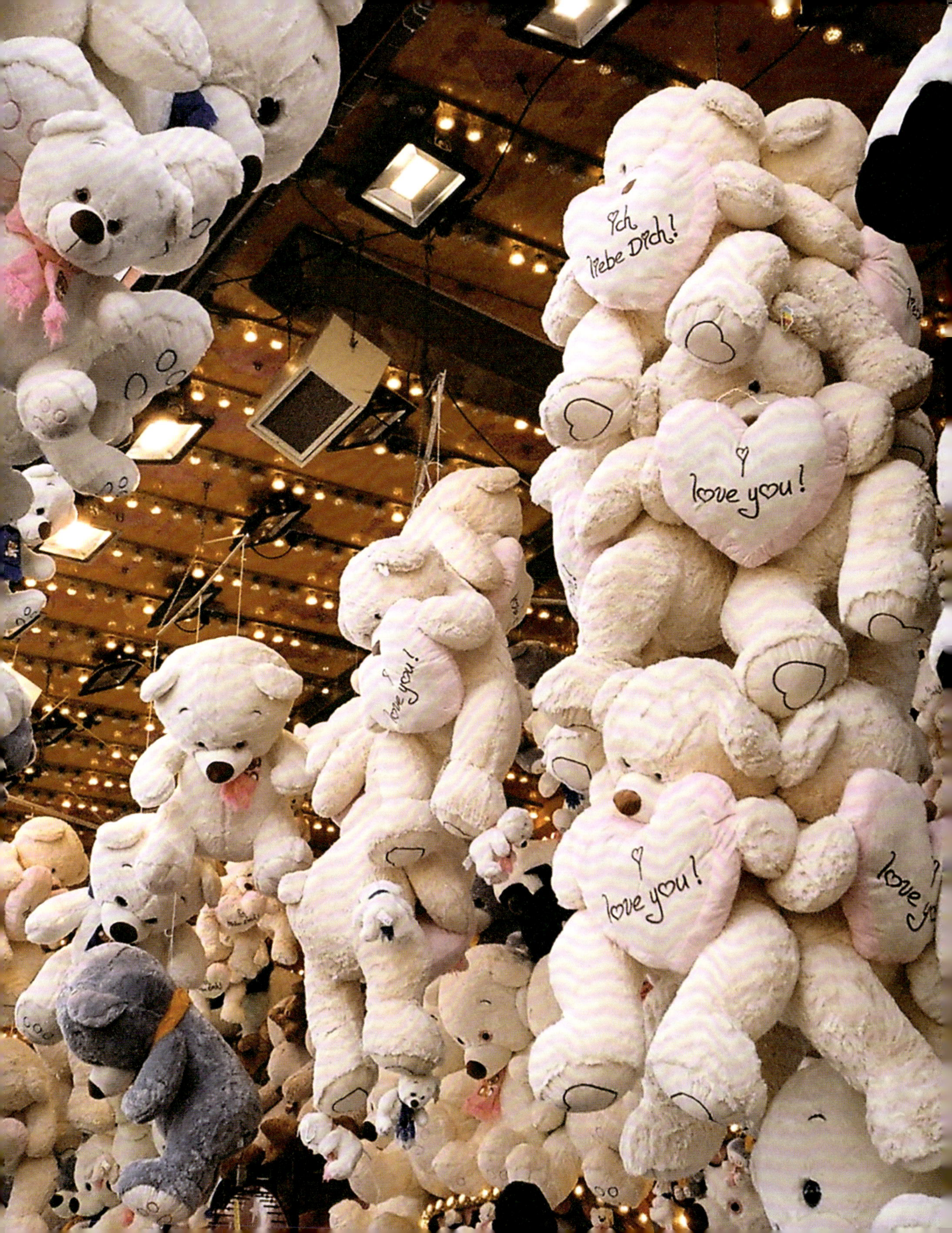
Ich liebe Dich!
I love you!
I love you!
I love you!

ERLEUCHTUNG LEICHT GEMACHT: DAS YOGASUTRA DES PATANJALI

Wäre es nicht toll, wenn wir nicht nur älter, sondern auch weiser werden würden?
Das Ziel des Yoga ist es ursprünglich, Erleuchtung zu erlangen. Erleuchtung heißt hier nicht, plötzlich alles verstanden zu haben, und die Erleuchtung findet vor allem nicht nur im Kopf statt. Erleuchtet zu sein bedeutet, die absolute Wirklichkeit zu erkennen, ein Zustand, der viele Ebenen des Seins berührt: die mentale, die spirituelle, die physische Ebene.
Die Yogaübungen auf der Matte dienen uns vor allem dazu, uns auf das Sitzen vorzubereiten um schmerzfrei meditieren zu können. Die mentalen Übungen im Yoga sind mindestens 2000 Jahre alt, ein Großteil der uns heute bekannten Yogaübungen auf der Matte höchstens 100 (bis auf Sukhasana – den Schneidersitz).

Wie schaffen wir also den Weg von der Matte zur Erleuchtung?

Glücklicherweise gibt es eine Art To-do-Liste des Yoga, um sich mental und körperlich immer weiterzuentwickeln.
Wenn wir diese „Liste" immer wieder verinnerlichen und uns in unserem täglichen Leben daran orientieren, ist der Weg zu innerer Freiheit und Verbundenheit mit der Natur nicht mehr weit – denn das ist es, was wir im Zustand der Erleuchtung erfahren.

Der indische Gelehrte Patanjali verfasste etwa 200 v. Christus eine Art Leitfaden für den Yoga. In den Yogasutren wird der achtgliedrige Weg zur Erleuchtung beschrieben, bei dem körperliches Yoga erst an dritter Stelle steht. Sein Werk ist angelegt wie eine Art Landkarte zu innerer Freiheit.

Die acht Stufen dieses Weges sind:

1. Yamas – Ethik im Umgang mit anderen
2. Niyamas – Ethik im Umgang mit sich selbst
3. Asanas – körperliche Übungen
4. Pranayama – Atemübungen
5. Pratyahara – Rückzug der Sinne nach innen
6. Dharana – Ausrichtung des Geistes

7. Dhyana – Meditation
8. Samadhi – vollkommene Erkenntnis, Einheit

Auf Platz 1 und 2 stehen also die Yamas und Niyamas, die man mit den zehn Geboten im Christentum vergleichen kann. Sie dienen der mentalen Entwicklung und stellen mit ihren Handlungsempfehlungen eine Orientierung für das gesamte Leben dar.

Wenn wir anfangen, die Yamas und Niyamas auf das Älterwerden anzuwenden, finden wir auch hier Hilfe und Unterstützung für unseren Weg in ein gesundes und erfülltes Alter – selbst wenn wir keine Erleuchtung anstreben!

Yamas – Ethik im Umgang mit anderen

Diese erste Stufe auf dem achtgliedrigen Pfad beinhaltet fünf Qualitäten bzw. Regeln, an denen wir unser Verhalten ausrichten können:

Ahimsa – Gewaltlosigkeit
Satya – Wahrhaftigkeit
Asteya – Nicht-Stehlen
Brahmacarya – Enthaltsamkeit
Aparigraha – Anspruchslosigkeit

Ahimsa – Gewaltlosigkeit
Mit Gewalt ist hier nicht nur körperliche Gewalt gemeint, sondern auch mentale oder verbale Gewalt, Abwertung von uns selbst und anderen. Oder um es umzukehren: Mitgefühl im Umgang mit sich selbst und anderen, auch in Bezug auf die körperliche Yogapraxis.

Älter zu werden ist ein ganz natürlicher und normaler Zustand und nichts, was wir ablehnen oder loswerden sollten. Uns selbst oder andere abzuwerten, weil wir faltiger und schwächer werden, bedeutet, mentale Gewalt einzusetzen.

Satya – Wahrhaftigkeit
Hier geht es um eine ehrliche und aufrichtige innere Haltung, auch zu den eigenen Fehlern, und einen bewussten Umgang mit Worten, um andere nicht zu verletzen.

Ein langes Leben bedeutet meist auch, ausreichend Zeit zu haben, um viele Fehler zu begehen! Unsere eigenen Fehler sind oft die Quelle von Weisheit, denn aus den eigenen Fehlern haben wir wohl am meisten gelernt. So können wir gute Berater für andere sein und die Weisheit des Alters nutzen.

Asteya – Nicht-Stehlen
Auch hier geht es nicht so sehr oder nicht nur um den materiellen Aspekt eines konkreten Diebstahls. Es bedeutet auch, sich Dinge selbst zu erarbeiten und nicht das (geistige) Eigentum anderer zu missbrauchen. Fragen wir uns also: Leben wir auf Kosten anderer? In welchem Maße basiert unser Erfolg auf der Arbeit anderer?

Die Anerkennung der Leistung anderer auf mentaler Ebene, das Aussprechen von Anerkennung und eine ausreichende Bezahlung für erhaltene Leistungen schaffen inneren und äußeren Frieden, den wir dringend brauchen, weil wir im Alter weniger belastbar werden und mehr auf die Hilfe anderer angewiesen sind.

Brahmacarya – Enthaltsamkeit
Aufgrund unserer (meist christlichen) Prägung denken hier die meisten sicherlich in erster Linie an sexuelle Enthaltsamkeit. Gemeint ist jedoch eher, sich generell von Unnötigem und Schädlichem für sich und andere fernzuhalten und den Fokus auf das Wesentliche zu setzen. Dies beinhaltet auch die Enthaltsamkeit in Bezug auf Suchtmittel (Alkohol, Drogen, Zigaretten, exzessive Nutzung sozialer Netzwerke etc.), um den Geist zu beruhigen.

Belohnungen sind oft nur kurzfristig wirksam. Oft fühlen wir uns hinterher schlecht – regelrecht verkatert. Manchmal ist es besser, ein kurzes Vergnügen auszulassen, als hinterher dafür zu bezahlen. Spätestens ab 40 sollten wir dringend auf schädliche Vergnügungen verzichten, denn der Preis dafür wird immer höher. Stattdessen sollten wir darüber nachdenken, warum und wovon wir uns damit ablenken wollen.

Aparigraha – Anspruchslosigkeit
Diese Verhaltensempfehlung weist uns darauf hin, dass wir nur so viel besitzen sollten, wie wir wirklich brauchen, um andere Menschen und die Natur nicht auszunutzen.

Es kann für uns im Prozess des Älterwerdens auch bedeuten, nach folgender Maxime zu leben: Verlasse diesen Planeten besser, als du ihn vorgefunden hast.
Und hierbei ist es auch hilfreich, uns bewusst zu machen: Wir kommen mit leeren Taschen und wir gehen auch wieder mit leeren Taschen. Was ist es also, das wir wirklich brauchen? Und wie können wir damit in Einklang mit der Natur leben?

Niyamas – Ethik im Umgang mit uns selbst

Bei dieser zweiten Stufe auf dem Yogapfad geht es eher darum, wie wir uns uns selbst gegenüber verhalten, und auch hier weist Patanjali auf fünf Einzelaspekte hin:

Sauca – Reinheit von Körper und Geist
Santosha – Genügsamkeit, Dankbarkeit, Zufriedenheit
Tapas – Disziplin
Svadhyaya – Selbststudium
Ishvara Pranidhana – Hingabe an das Höchste

Sauca – Reinheit
In unserem Alltag können wir dieses Prinzip vor allem umsetzen durch ein gepflegtes Äußeres, ein sauberes Wohnumfeld, indem wir kein unnötiges Zeug ansammeln und auch für innere und mentale Reinheit sorgen.

Anfangen können wir da mit gesunder Ernährung, die die Grundlage ist für eine reine Haut und schöne Haare. Sport und Körperpflege ergänzen die gesunde Nahrung. Und wir sollten entrümpeln und all das Zeug loswerden, was wir nicht brauchen, um unseren Lebensraum nicht zu vermüllen und auch damit unsere Erben nicht einmal für uns sortieren und entsorgen müssen.

Santosha – Genügsamkeit

Das Bewusstsein, dass wir genug haben, führt zu Zufriedenheit und zu einem positiven Geisteszustand, in dem wir eher die Möglichkeiten sehen und nicht den Mangel.

Ein langes Leben schenkt uns viele Momente, für die wir dankbar sein können. Auch in den dunkelsten Stunden kann uns immer etwas einfallen, das uns aufrichtet und erfreut. Der Blick auf die schönen Seiten des Lebens ist wie ein Training des Geistes mit dem Ziel, Dankbarkeit und Zufriedenheit zu kultivieren. So sind wir auch für andere angenehme Begleiter und Gesprächspartner.

Tapas – Disziplin

Disziplin ist in unseren Breiten meist nicht nur positiv besetzt und wird oft mit einer gewissen Härte und Strenge assoziiert. Doch in unserem Zusammenhang sind damit eher eine Stetigkeit und Regelmäßigkeit gemeint, die uns darin unterstützen, dranzubleiben und unseren inneren Schweinehund zu überwinden.

Use it or lose it! Das heißt auch, wer nicht regelmäßig trainiert, zahlt mit dem Abbau der körperlichen und geistigen Ressourcen. Und dies trifft beim Älterwerden doppelt zu: Wir müssen mehr tun, um das zu erhalten, was ist. Oder um es auf Deutsch zu sagen: Ohne Fleiß kein Preis.

Svadhyaya – Selbststudium

Bei diesem Aspekt der Niyamas geht es um die Selbsterforschung. Dabei schauen wir vor allem auch darauf, welche Auswirkung die Yogapraxis auf unseren körperlichen und mentalen Zustand hat.

Gelassenheit und Akzeptanz sind große Qualitäten, wenn es ums Älterwerden geht, da wir auch durch den größten Widerstand nichts daran ändern können, dass das Alter auch bei uns Spuren hinterlässt. Durch die Yogapraxis auf der Matte oder auf dem Meditationskissen lernen wir, mit Stress und Anspannung besser umzugehen. Wir werden achtsamer, können uns besser selbst wahrnehmen und so die Früchte dieser Praxis ernten. Und durch Selbstreflexion werden wir uns zunehmend bewusst, wo wir stehen, was wir wirklich brauchen und was eben nicht.

Ishvara Pranidhana – Hingabe an das Höchste

Indem wir uns selbst immer besser kennenlernen und die Ressourcen erforschen, die uns für den Alltag stärken, kommen wir auf Dauer auch in Kontakt mit unserer eigentlichen inneren Quelle, mit dem „Höchsten" in uns, was auch immer wir jeweils darunter verstehen. Die Hingabe an diese Quelle führt auch zu einer Offenheit für den gegenwärtigen Moment und unterstützt uns darin, ganz im Hier und Jetzt zu sein – konzentriert, fokussiert, anwesend.

Was gestern war, können wir nicht ändern. Wir wissen auch nicht, was kommen wird, wie unser Leben weitergeht, ob wir krank werden, wann wir sterben, wie viel Zeit wir noch haben. All diese Szenarien sind optional, und je pessimistischer wir in die Zukunft schauen, desto schwerer machen wir es uns selbst.

Angebunden zu sein an etwas Höheres, das über unser Alltagsverständnis hinausgeht, im Moment zu sein, voll und ganz anwesend, mit aller Aufmerksamkeit in der Gegenwart und beim Gegenüber, schafft uns Erfüllung und nimmt uns die Angst vor dem Ende.

Im Yoga geht es um wesentlich mehr als um komplizierte Stellungen auf einer Matte.

Yoga ist ein Weg, den wir durch mentale und physische Übungen beschreiten.

Das Richtige zu tun und das Richtige NICHT zu tun ist der Weg zur Erkenntnis.

Das eigene „Richtig" herauszufinden ist der Weg des Yoga.

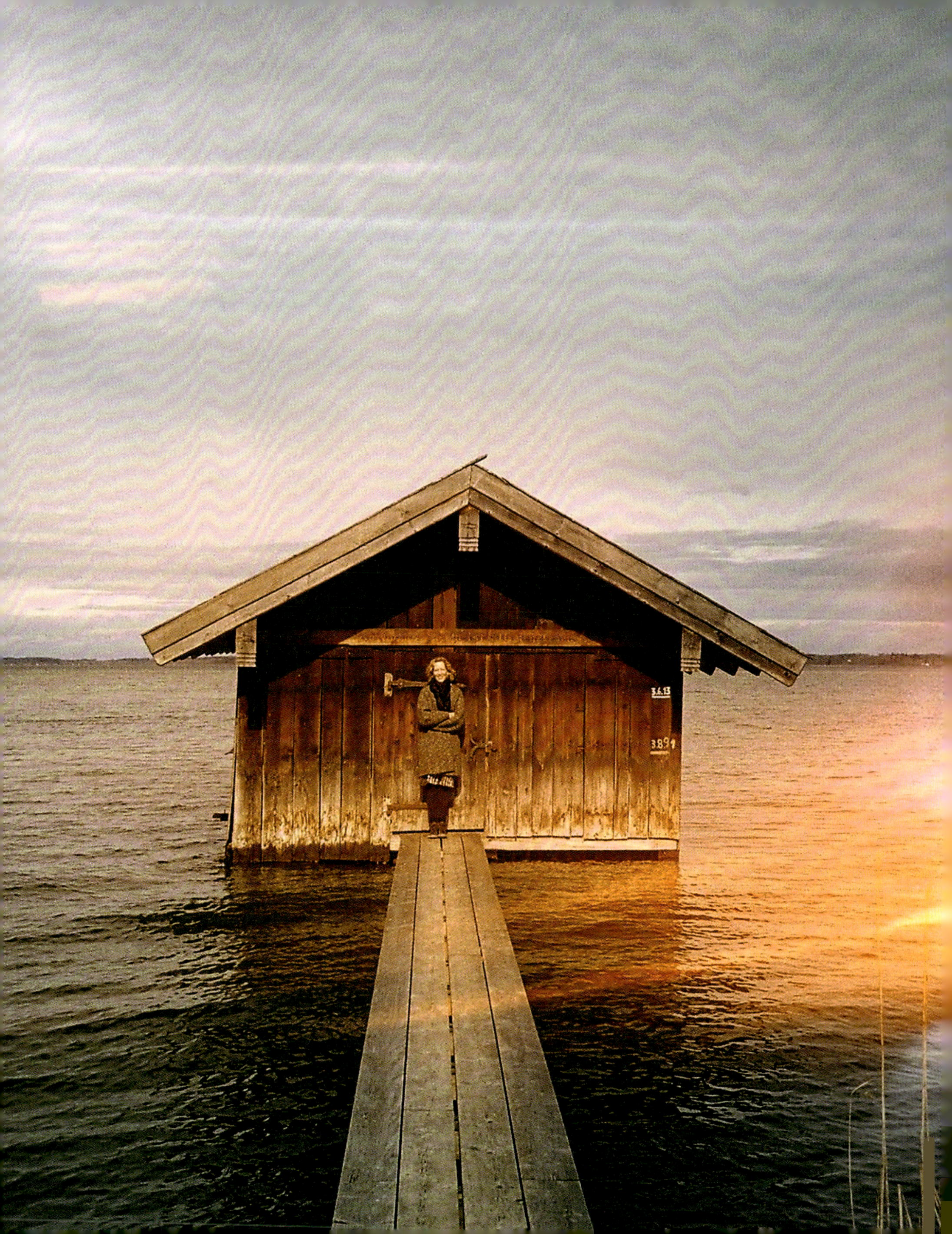

DAS ENDE IST DER ANFANG

Wir sind perfekt, so wie wir sind, mit allem, was wir auf diese Welt mitgebracht haben. Das ist unsere Buddha-Natur, zu der wir vielleicht nicht unbedingt direkten Zugang haben, die aber unser Innerstes ausmacht.
Falls wir unser Leben lang versucht haben, eine bessere Version unserer selbst zu werden, dürfen wir beim Älterwerden einfach damit aufhören. „Pro Age“ bedeutet nicht, Selbstoptimierung zu betreiben, sondern mit dem in Frieden zu sein, was ist, und so zu leben, dass wir uns damit wohlfühlen. Alles, was zu unserem Wohlbefinden beiträgt, sollten wir uns erlauben, aktiv und passiv, auch die kleinen „Sünden“.
Ich persönlich halte es für sehr erstrebenswert, inneren Frieden zu finden und mich irgendwann mit einem Gefühl der Erfüllung von der Welt verabschieden zu können. Und dafür lohnt es sich, zu arbeiten und dranzubleiben!
Die Fähigkeiten, die uns auf diesem Weg helfen, sind, nichts zu bereuen, darauf zu vertrauen, dass alles aus einem guten Grund passiert (ist), uns selbst und anderen zu verzeihen und unseren Körper so zu lieben, wie er ist oder wird.

Weil wir nicht wissen, wann unser Weg zu Ende ist, macht es Sinn, möglichst bald mit dieser „Arbeit“ anzufangen und uns um unsere Baustellen zu kümmern. Aber eben nicht mit dem Ziel, perfekt zu sein, sondern mit dem Wunsch, unseren Weg so leicht, angenehm, schön und erfüllt wie möglich zu machen und so viel gute Energie wie möglich zu hinterlassen, wenn wir gehen. Und falls wir an Wiedergeburt glauben: Na dann – bis zum nächsten Mal.

Das Sterben ist ein notwendiger Teil im Evolutionsprozess, nur durch den Tod ist neues Leben möglich, nur durch das Ende gibt es einen Anfang. Wir sind ein Teil davon.

Liebe Leserin, lieber Leser, bleib gesund, sei dir treu, lebe in vollen Zügen! Du bist mit der Buddha-Natur, einem vollkommenen Geist, auf die Welt gekommen, der immer da sein wird.

Ich wünsche dir den schönsten aller Wege – bis zum Schluss!

Deine Elena

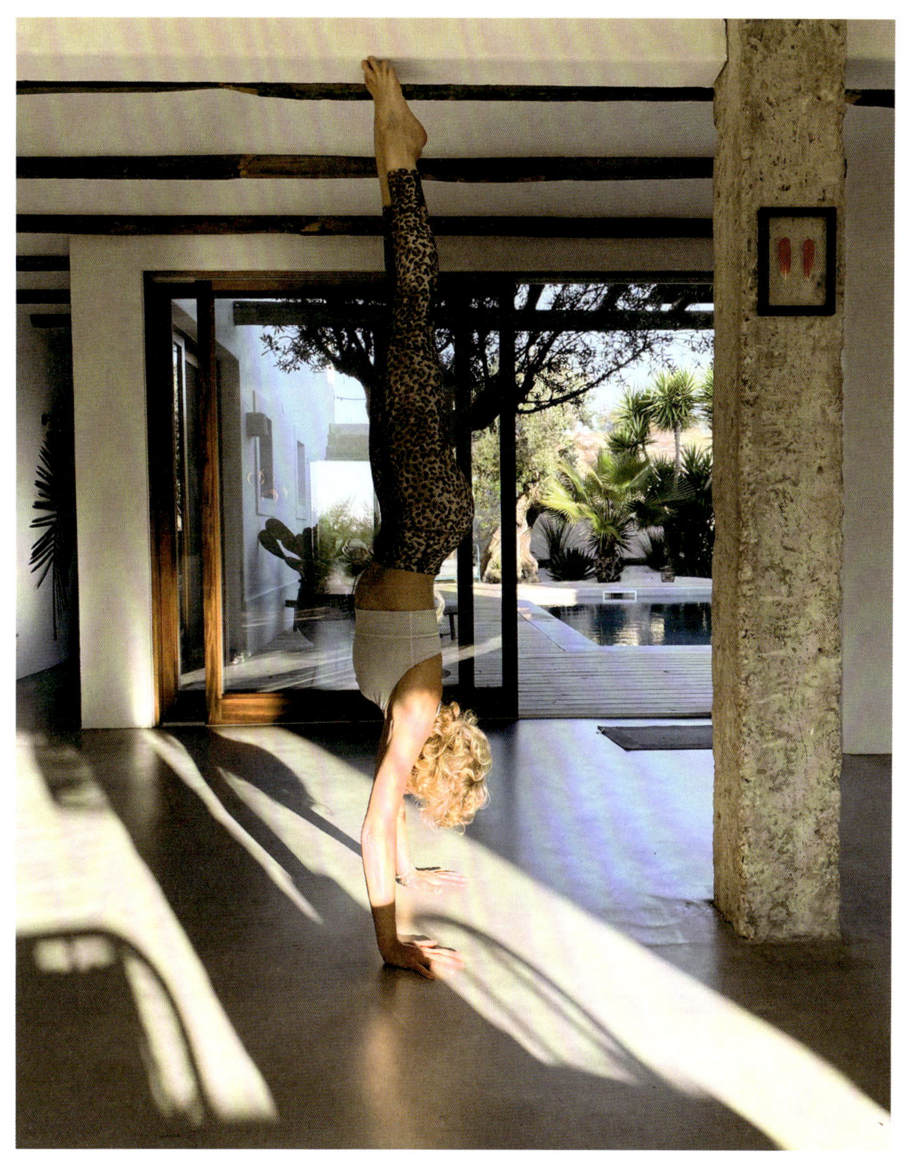

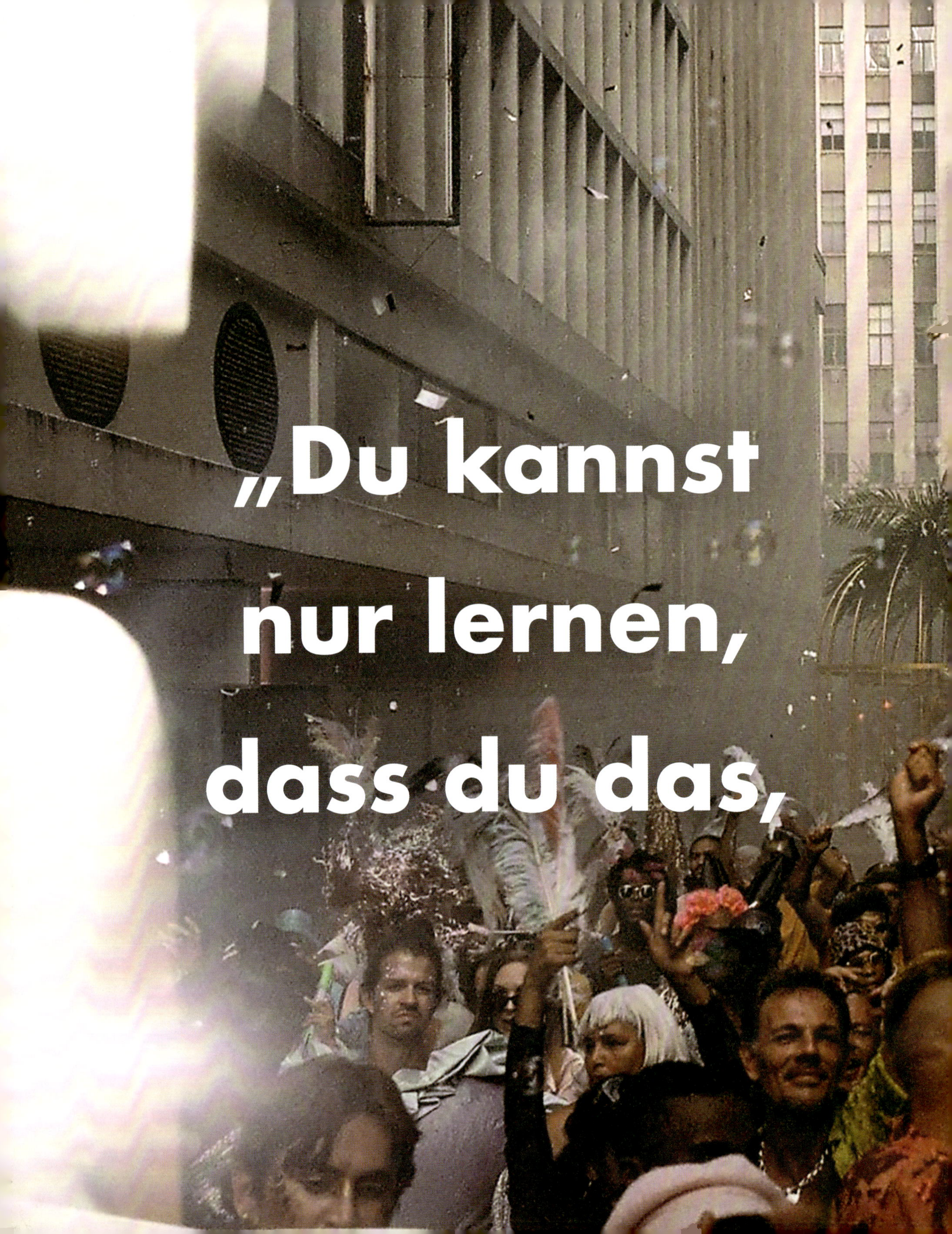
„Du kannst
nur lernen,
dass du das,

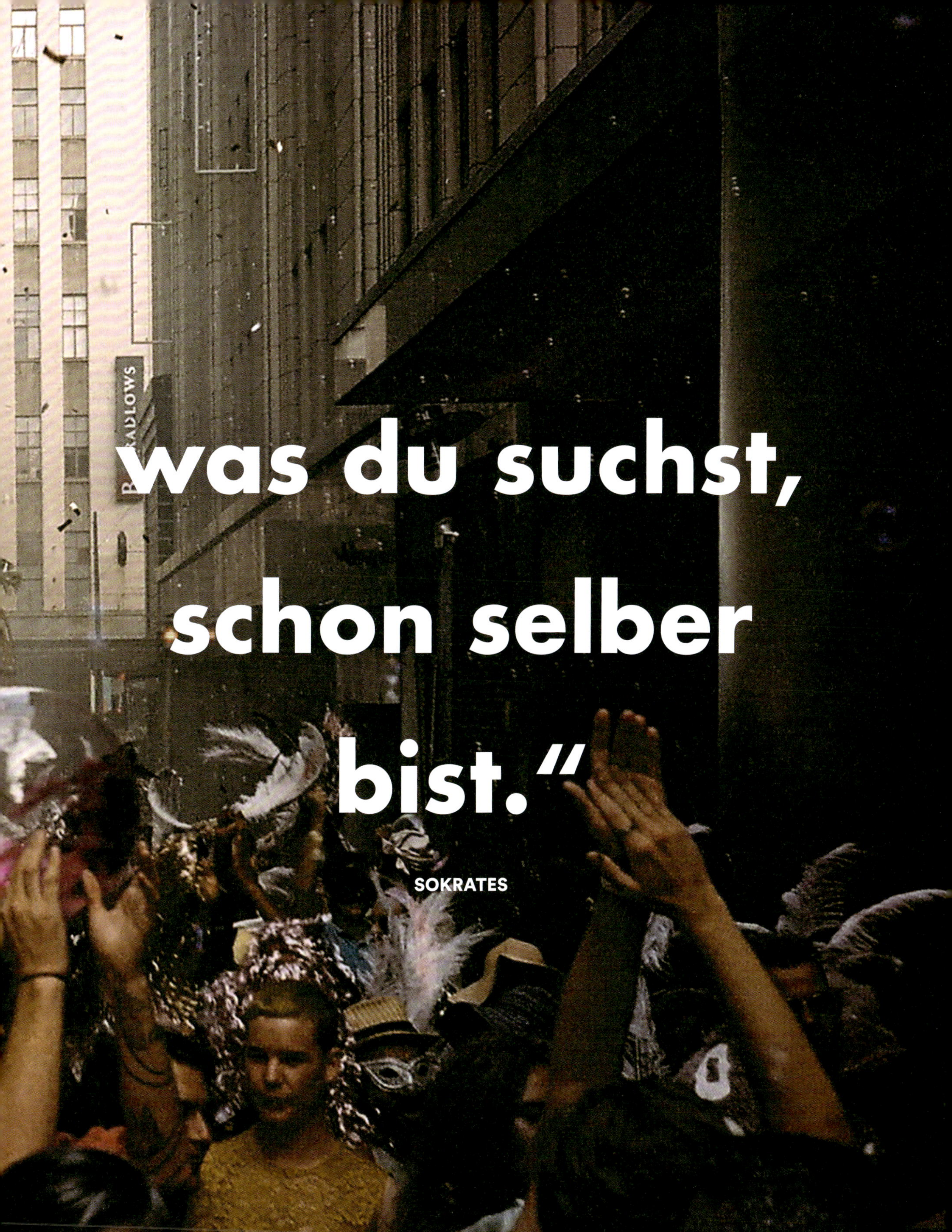
was du suchst,
schon selber
bist."
SOKRATES

ÜBER DIE AUTORIN

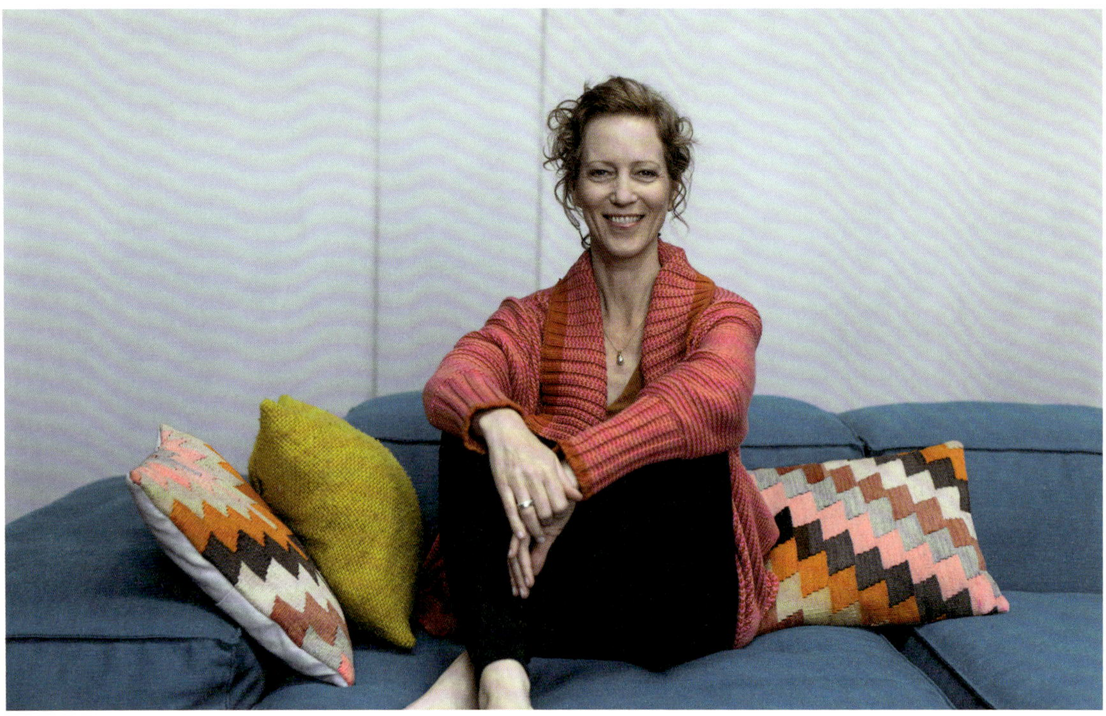

Elena Lustig, Jahrgang 1969, ist Yogalehrerin, Autorin, Coach und Gründerin von ProAgeYoga®. Sie hat sich dem Thema Älterwerden verschrieben: Ab wann werden wir älter? Wie können wir dabei gesund bleiben, glücklich sein, gut aussehen und erfüllt leben? Vor welche Herausforderungen stellt uns das Älterwerden persönlich und gesellschaftlich?
Als Pro-Age-Aktivistin lehrt Elena Lustig nicht nur Yoga auf der Matte, sondern dehnt den Begriff Yoga auf die Arbeit mit dem Geist aus: Gelassen zu bleiben, wenn das Älterwerden uns herausfordert, ist eins der Ziele von Pro Age Yoga.
Nach dem Motto „Älter zu werden bedeutet, besser zu werden" inspiriert sie durch ihre persönlichen Erfahrungen, ihren ganzheitlichen Ansatz und ihren Humor.

Zu diesem Buch hat Elena einen Online-Kurs entwickelt, der sämtliche Yogasequenzen und Meditationen aus „Pro Age Life" beinhaltet:
www.elenalustigyoga.com/onlinekurse

DANK

Danke an mein Team! Ihr seid so unglaublich toll. Ohne euch hätten Pro Age Yoga und Pro Age Life niemals ein Gesicht bekommen! Never change a winning team!

Design: Stephen Paris (mehnert / paris)
Fotos: Anne Smith
Maria Schiffer
Franz Lustig
Make-up: Martina Davidson
Design Thinking: Donia Hamdami

Denise Boomkens von @and.bloom danke ich sehr für das wunderbare Vorwort. Sie ist eine absolute Inspiration für die Schönheit des Älterwerdens.

Danke an alle Menschen, die mich nun schon seit über 50 Jahren begleiten. Manche nur ein Stück des Wegs, manche schon die ganze Zeit. Danke für die schönen und die schwierigen Momente. Aus allem lerne ich und wachse daran.

Meinem Mann Franz Lustig gehört schon wieder ein großer Dank für die tollen Fotos, die er von seinen vielen Reisen mitbringt und die ich auch für dieses Buch verwenden durfte. Danke vor allem dafür, dass du mich erträgst, wenn ich schreibe und wenn ich vorhabe zu schreiben. Danke für deine Liebe – schon so lange!

Mein Sohn Ziggy ist der tollste Sohn der Welt.
Danke für deine Geduld und deinen Humor.

Meiner Schwester Anina danke ich dafür, dass sie immer entspannt bleibt, egal, was ich anstelle.

An meinen Vater Dieter Bromund, der selbst Autor ist und mich immer bedingungslos unterstützt hat: Danke dir für deine Liebe und deinen wachen Geist!

Meine liebste Freundin Donia Hamdami ist meine klügste Beraterin, lustigste Nachbarin und immer mit einem offenen Ohr für mich da. Danke!

Susanne Klein, meiner Lektorin, bin ich für so viel mehr dankbar als für ihre großartige Arbeit an meinem Manuskript!

An Luise Tremel und Peter Kowalsky von INJU: Mit euch hat es echt gefunkt! Danke für die tolle Zusammenarbeit und INJU Pro-Age!

An meine Assistentin Heike Müller: Danke für alles! Was würde ich ohne dich machen?

Dafür, dass ich wieder Spaß an Social Media gefunden habe: Danke an Sina Dauernheim!

An Heyday Magazin, Stephanie Neubert, Thorsten Osterberger: Danke, dass ihr dem Älterwerden so eine stylishe Plattform gebt und ich daran mitarbeiten darf!

An Sabine und Christof Imdahl vom Chiemgauhof: Danke für die vielen Retreats, die guten Gespräche und dafür, dass ich mich im Chiemgauhof immer mehr wie zu Hause fühlen durfte und mit euch zu neuen Ufern aufbreche.

An Mymarini: Danke für die wunderschönen und nachhaltig produzierten Kleider, die ihr mir für das große Shooting zu diesem Buch zur Verfügung gestellt habt!

Danke auch an Manduka Europe für das Yogaequipment und die Yogakleidung, die ich beim Dreh für den Online-Kurs getragen habe.

An Beeathletica, mein liebster Yoga-Online-Shop: Danke, liebe Bee, für deine Unterstützung mit Worten, Taten und schönen Outfits!

Vielen Dank an Spielfeld Berlin – Olaf Heine und Ben Fuchs – für die tolle Shooting-Location, Wild Heart Free Soul für die wunderschönen Kelims und Paper & Tea für einen warmen Tee vor Ort.

Danke an Kamphausen Media und den Theseus Verlag dafür, dass ich nun schon mein drittes Buch dort veröffentlichen darf!

An Philipp Strohm und Yogamehome: Danke für die gute Zusammenarbeit und Unterstützung!

Meiner Kollegin Claudia Dahnelt danke ich für unsere vielen guten Gespräche über Yoga und ihr tiefes Wissen!

Außerdem muss ich unbedingt noch folgenden Menschen danken – ihr wisst wofür: Stephanie Renner, Britta Krause, Savina Schlüter, Petra Toedt, Sabine Jänicke, Elena von Martens, Bettina Steingass, Stephanie Neumann von Happiehaus und Lisa Burzin.

Durch meine Yogalehrerinnen und -lehrer hat sich mein Leben verändert, und ich trage sie immer voller Dankbarkeit in mir.

Und zuletzt noch einen großen Dank an alle meine Schülerinnen und Schüler. Von euch lerne ich am allermeisten – und dieses Buch ist für euch!

LITERATUR

Chaudhary, Kulreet & Adamson, Eve: Wie neugeboren durch modernes Ayurveda, riva Verlag, München 2017
Chödron, Pema: Geh an die Orte, die du fürchtest, Arbor Verlag, Freiburg 2007
Chödron, Pema: Wenn alles zusammenbricht, Goldmann Verlag, München 2001
De Liz, Dr. med. Sheila: Women on Fire, Rowohlt Polaris, Hamburg 2020
Karner, Dr. Brigitte & Gonder, Ulrike: Keto richtig gesund, ZS Verlag, München 2020
Kast, Bas: Der Ernährungskompass, C. Bertelsmann, München 2018
Konrad, Nicole: Yoga für jeden Körper, O. W. Barth Verlag, München 2021
Lustig, Elena: Pro Age Yoga, Theseus Verlag, Bielefeld 2019
Northrup, Dr. med. Christiane: Weisheit der Wechseljahre, ZS Verlag, München 2017
Roach, Geshe Michael & McNally, Christie: Die Essenz des Yoga nach Patanjali, Via nova, Petersberg 2006
Rosenberg, Kerstin: Ayurveda Kompakt, Südwest Verlag, München 2019
Sriram, R.: Patanjali – Das Yogasutra, Theseus Verlag, Bielefeld 2006
Wahls Dr., Terry: Multiple Sklerose erfolgreich behandeln mit dem Paläo-Programm, VAK Verlag, Freiburg 2014
Walker Dr. med., Matthew: Das große Buch vom Schlaf, Goldmann Verlag, München 2018

BILDNACHWEISE

Anne Smith: Cover und Backcover, Seiten 21, 51, 67, Yoga-Fotos 74-119, 205, 207, 209.

Maria Schiffer: Seiten 133, 135, 137, 145, 147, 149, 153, 161, 211, 234, 239 Cover ProAgeYoga.

Franz Lustig: Seiten 4, 16/17, 23, 25, 29, 35, 37, 39, 41, 42/43, 47, 53, 54/55, 63, 65, 69, 73, 123, 125, 128/129, 139, 165, 168/169, 175, 179, 183, 184/185, 187, 189, 190/191, 193, 195, 200/201, 203, 213, 215, 217, 219, 221, 229, 231, 232/233, 240.

NUTZE DEINE WERTVOLLE ZEIT

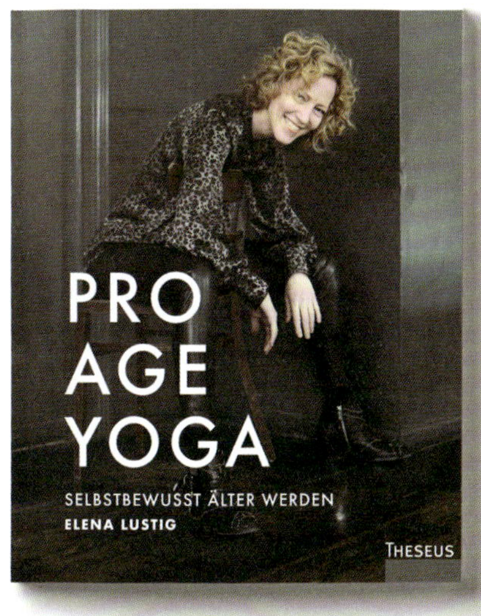

Elena Lustig

Pro Age Yoga

Selbstbewusst älter werden

Yoga ist keine Stellung,
Yoga ist eine innere Haltung!
Von praktischen Tipps über wissenschaftliche Erkenntnisse bis hin zu Yogastellungen bietet dieses Buch einen breiten Zugang zur äußeren und inneren Haltung – „Pro Age“ statt „Anti Age“.

Broschur
240 Seiten
ISBN 978-3-95883-325-8

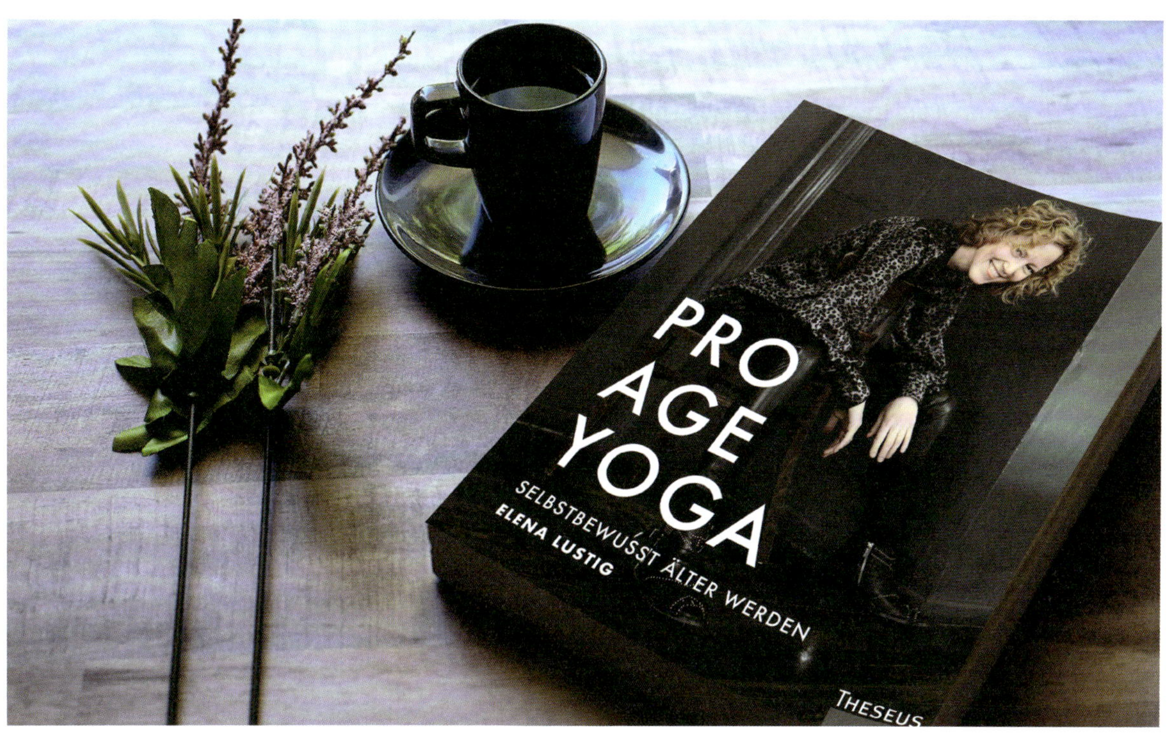